Erfahrungen mit Urin

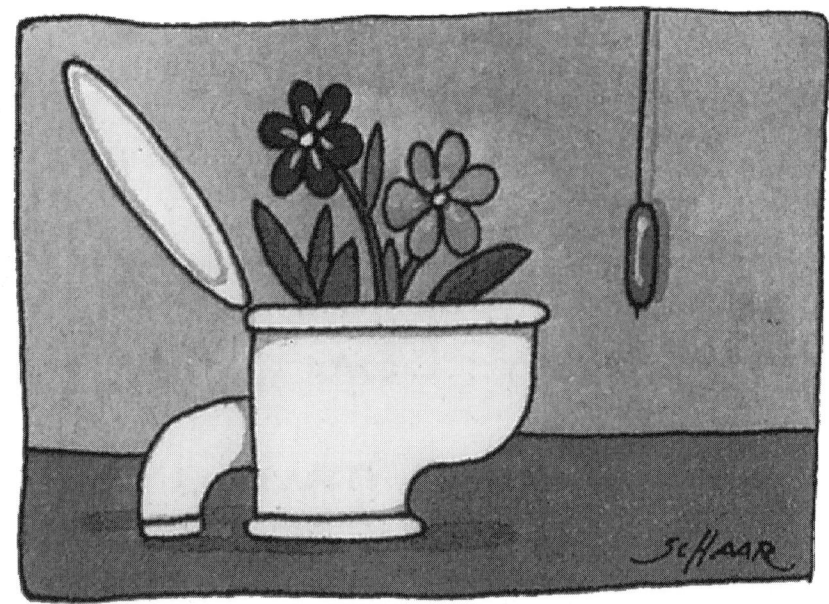

Diese Zeichnung wurde uns zugesandt von Daniela B. aus Hammersbach.

Carmen Thomas

Erfahrungen mit Urin

Briefe zum besonderen Saft

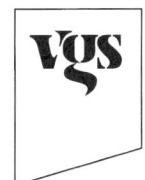

Über die Autorin:
Carmen Thomas, geboren 1946, ist Redakteurin und seit 1968 beim Westdeutschen Rundfunk in Köln. Dort leitet sie seit 1990 die Abteilung „Forum für Mitmachsendungen". Bis 1994 war sie 20 Jahre lang wöchentlich drei Stunden mit der ersten systematischen Mitmach-Sendung „Hallo Ü-Wagen" in NRW unterwegs. Aus dieser Arbeit entstanden ihre Bücher „Hallo Ü-Wagen, Rundfunk zum Mitmachen, Erlebnisse und Erfahrungen", München 1984 und „Willi, kannze mich hören?", Köln 1994. Bestseller wurden „Ein ganz besonderer Saft – Urin", Köln 1993 und „Berührungsängste? Vom Umgang mit der Leiche", Köln 1994. Ihr Buch über die weltweite Anwendung von Urin, „Blick über den Zaun, Erfolge und Erfahrungen mit Urin", erschien 1995. Der Besondere Saft ist jedoch nicht ihr Hauptthema. Der Schwerpunkt ihrer Arbeit stammt aus ihrem Umgang mit dem Publikum beim WDR, bei Veranstaltungen, bei zahlreichen Beratungen und halbjährigen Seminaren. Dort sammelte Carmen Thomas seit 1976 wichtige Erkenntnisse darüber, wie Kommunikation besser funktioniert (Monaktion = professioneller Umgang mit sich selbst/Koaktion = professioneller Umgang mit anderen). In ihrem neuesten Buch „Vistem – der klare schnelle Weg zur Sache", Weinheim 1996, faßt sie nützliche Erfahrungen und handfestes Wissen beim Ausdenken, Planen, Reden, Feedback geben und Austauschen für Profis und Lai-inn-en zusammen.

Die Deutsche Bibliothek – CIP-Einheitsaufnahme
Thomas, Carmen:
Erfahrungen mit Urin : Briefe zum ganz besonderen Saft /
Carmen Thomas. – 1. Aufl. – Köln : vgs, 1996
ISBN 3-8025-1299-5

1. Auflage 1996
© Text Carmen Thomas
© der deutschsprachigen Ausgabe vgs verlagsgesellschaft
Köln, 1996

Umschlaggestaltung: Christa Kochinke, Köln
Redaktion: Martina Weihe-Reckewitz
Satz: ICS Communications-Service, Bergisch Gladbach
Produktion: Ilse Rader
Druck: Universitätsdruckerei H. Stürtz, Würzburg
Printed in Germany
ISBN 3-8025-1299-5

Inhalt

Vorwort

„Dieser Selbstrespekt – das ist die tiefgreifendste Veränderung, seit ich mich mit meinem eigenen Urin befasse." „Daß ich innen nicht giftig bin, sondern gut, das war mir neu." „Egal ob's hilft oder nicht – ich habe viel Scheu vor mir selbst verloren." „Mich erstaunt, wieviel gelassener ich jetzt auch mit anderen Bäh-Dingen geworden bin." „Früher habe ich das Klohäuschen gewechselt, wenn jemand einen Spritzer auf der Brille hinterlassen hatte. Heute denke ich: Prima, schon vordesinfiziert: ein Tröpfchen von mir aufs Papier, abreiben und fertig ist mein Klositz für mich." „Meine: Bronchitis/Migräne/Allergie/Augenentzündung/Zahnschmerzen/Wechseljahresbeschwerden/Verbrennung/Prellung/Magenbeschwerden/Lungenentzündung . . . usw. ist weg." „Direkt in den halbgefüllten Wassereimer pinkele ich seit einiger Zeit, um Fenster und Fliesen zu putzen. Geht absolut streifenfrei und das Wunderbare: nachher dünge ich mit dem Putzwasser auch noch meine Pflanzen. Das nenne ich ökologisch-umweltschonend." „Mich hat das richtig stolz gemacht, daß ich meinem Hund bei seinem schwärenden Ohr, an dem er monatelang litt, habe helfen können. Einfach mit meinem eigenen Urin."

Anfangs kamen solche und vergleichbare Äußerungen meist ganz am Ende der Veranstaltungen, die ich durchführe, seit der erste Band *Ein ganz besonderer Saft – Urin* im Mai '93 erschien. Es war aufregend und witzig zu beobachten, wie das Publikum – in einer Anfangsrunde nach Vorkenntnissen befragt – sich zunächst im Wesentlichen „dumm stellte". Vielleicht eine Großmutter, eine Kriegsepisode. Aber eigene Erfahrungen? Nein – das nicht. Im Verlauf des Abends wuchs dann der Mut. Und gegen Ende kamen die erstaunlichsten Wendungen und Ergebnisse zutage. Im ersten Jahr klatschte das Publikum noch frenetisch, sobald es etwas angewärmt war, wenn jemand in der Öffentlichkeit eines Saales oder einer Buchhandlung bekannte, Urin getrunken zu haben. Das war wie eine Heldentat. In manchen Gesichtern war jedoch auch Skepsis und Ekel zu lesen.

Heute ist vieles anders. Gleich in der ersten Runde erzählen die elegantesten Damen, scheuesten Herren, Jugendliche und Alte, daß und wie sie Urin getestet bzw. in ihr Tagesritual integriert haben: als Bodylotion nach dem Duschen, als beruhigendes Fußbad nach dem Aufstehen oder vor dem Zu-Bett-Gehen, als morgendlichen Drink oder als Apéritif über den Tag verteilt, einen Löffel voll oder ganze Gläser. Manche stehen bei den Lesungen auf, um das dichter gewordene Haar zu präsentieren, oder um zu zeigen, daß es wieder seine alte Farbe annimmt. Demonstriert wurden gefestigtes Zahnfleisch und verschwundener Zahnstein dank Zähneputzen mit Urin, rheumalose Hände, schuppenflechtenfreie Arme.

Besonders beeindruckend ist, wenn das Publikum sich dann gegenseitig berät: Wer hat Erfahrung mit Neurodermitis bei Babies? Wer hat seine Katze, sein Pferd schon einmal behandelt? Wer kennt Tips, wie lange Wäsche bei Farb- oder Fettflecken in vergorenem Urin weichen soll? Wann haben Sie alten Urin angewendet und wann frischen? Wie tarnt man den Gebrauch vor widerwilligen Familienmitgliedern? Und wann hatten Sie keinen Erfolg?

Natürlich reagieren nicht alle locker. Aber es ist offensichtlich, wieviel mutiger und aufgeschlossener, neugieriger und unekliger das Publikum seit 1994/95 auf die Berichte reagiert, die bei diesen Veranstaltungen besonders spannend sind.

Effekt für mich ist, daß ich mir bald wie ein altes Kräuterweiblein des Mittelalters vorkomme, das weniger Wissen aus Büchern, als Erkenntnisse aus Erfahrungen, Berichten und Beispielen bezieht. Mit jeder Zeugnisaussage, jedem Brief, jeder Erzählung wächst das Gespür, was warum hilft. Meine Neugier, erkennen zu können, wo die Grenzen sind, wo verläßlich Hilfe zu erwarten ist und wo nicht, warum es bei den einen nützt und bei den anderen nicht, wächst weiter. Daß Urin jenseits von Placebo (also ein Mittel unter dem Motto: Der Glaube versetzt Berge) oder lediglich als Kochsalzlösung wirksam ist, steht für mich inzwischen durch die vielen Berichte über behandelte Tiere, Kleinstkinder, ohne ihr Wissen Behandelte, Widerwillige oder nur in Not Anwendende außer Frage. Aber selbst wenn es nur der Glaube wäre, warum verachten viele unserer Medizinerinnen und Mediziner den Placebo-Effekt, statt ihn zu nutzen – zumal Placebos doch absolut nebenwirkungsfrei sind und sicher billiger als manch anderes Medikament.

Gestatten Sie einen kurzen Nebenpfad: Die Lektüre des Buches „Diagnose Krebs" von Lawrence LeShan gibt zu diesem Punkt interessante Anregungen. Der Autor schreibt:

„Wie wichtig der Einsatz unserer Selbstheilungskräfte ist, zeigt sich vielleicht am deutlichsten an den in den letzten Jahren durchgeführten Forschungen über den Placeboeffekt. Der Begriff findet sich seit 1811 in den medizinischen Nachschlagewerken. Bei Patienten, die ein Placebo erhalten haben (also ein ‚Scheinmedikament' das keine biologische Wirkung auf das Problem hat; oft wurde Zucker oder Milch in veränderter Form verabreicht), zeigen sich häufig erstaunlich positive Ergebnisse, wenn sowohl sie selbst als auch der behandelnde Arzt der Ansicht sind, es handele sich um ein neues Mittel, das die Krankheit des Patienten garantiert heilen wird. Für die Medizin war der Placebo-Effekt im allgemeinen nur ein Ärgernis, das die Forschungsarbeit an neuen Medikamenten sehr erschwerte. Ihn zu ignorieren hat den medizinischen Fortschritt jedoch auf zweifache Weise erheblich verlangsamt. Erstens wurde die Rolle vernachlässigt, die die persönliche Einstellung des Patienten zu seiner Krankheit sowie seine Selbstheilungskräfte im Genesungsprozeß spiegeln. Zweitens zeigten viele medikamentöse Behandlungen und chirurgische Eingriffe nur solange positive Resultate, wie die Begeisterung des Arztes anhielt. Eine ausgezeichnete Abhandlung zu diesem Thema findet sich in Brian Inglis' ‚A Case for unorthodox Medicine' und in Gerôme Frank's ‚Per-

suation and Healing': Es gab mehr Patienten, die positiv auf die Placebos reagierten als auf eines der Medikamente… Solche Tests brachten Desillusionierung, und dies nicht nur wegen der Medikamente: Wenn der Placebo-Effekt so dramatisch war, konterten die Ärzte, konnte er dann nicht auch für den ‚Erfolg' so mancher Operation verantwortlich sein? Inzwischen hat es viele Beweise dafür gegeben, daß dies tatsächlich der Fall ist. … Unter vielen beeindruckenden Beispielen (wird) auch von dem Fall eines Arztes berichtet, der an Patienten mit blutenden Magengeschwüren Tests durchführte und ‚70% zeigten über einen Zeitraum von 1 Jahr ausgezeichnete Ergebnisse', wobei der Arzt ihnen destilliertes Wasser injizierte und versichert hatte, es handle sich dabei um eine neue Medizin, die sie bestimmt heilen würde. Bei einer Kontrollgruppe ‚welche die gleiche Injektion von einer Krankenschwester mit der Information erhielt, daß es sich um ein Medikament mit noch unbekannter Wirkung handle, das getestet würde, trat lediglich bei 25% eine Besserung ein'. Dies läßt darauf schließen, daß es den Ulkus-Patienten in den letzten 50 Jahren wesentlich besser ergangen wäre als mit sämtlichen an ihnen ausprobierten Heilmethoden, wenn die Medizin sich damit begnügt hätte, die Kraft der Suggestion voll zu nutzen – eine Überzeugung, die inzwischen auch offizielle Anerkennung findet".

Also – warum so viel Scheu vor dem Placebo-Effekt, wenn er denn helfen kann. Warum sowenig Respekt für die Menschen, die ihre Selbstheilungskräfte durch Vertrauen aktivieren können.

Die vielen Tausend Briefe und Berichte, die ich inzwischen bekommen habe, legen jedoch nahe, daß der Urin eine Wirksamkeit jenseits von Placebo besitzt. Was es genau ist, muß die Wissenschaft herausfinden. Ein Teil der Fragestellungen dazu sind im letzten Band *Blick über den Zaun – Erfolge und Erfahrungen mit Urin* dargelegt, und da an einer Universität die Forschung begonnen hat (s. S. 154, wofür Sie noch einen Beitrag leisten können), darf man gespannt darauf warten, was sich aus diesem hochinteressanten Gebiet noch alles entwickelt.

Das Gespräch mit einer Forscherin, die eine Arbeit über Sputum (Spucke und Auswurf) gemacht hat, führte dazu, daß ich die Vorbehalte und Reserve von Expert-inn-en – jenseits von Finanzängsten – inzwischen besser verstanden habe. Nicht nur, daß von ihr die interessante Information stammt, daß sich die Blutgruppe eines Menschen erst nach dem sechsten Lebensmonat im Blut nachweisen läßt, dafür aber schon sehr viel früher im Sputum. Sie erläuterte auch nachvollziehbar, daß diese Art Forschung viel schwerer mit den von der Industrie entwickelten Analysemaschinen übernommen werden könne, da jeder Urin jeder-s einzelnen in jeder Stunde so verschieden sei und ein Riesenaufwand durch notwendige Kontrollgruppen entstehe, was ausgesprochen viel Arbeit mache. Daher habe keine-r heute mehr genug Geld und sogar recht Lust, soviel Zeit aufzubringen, Ergebnisse derart mühselig zu ermitteln. Angesichts der möglichen Bedeutung des Themas stellt sich jedoch die Frage, ob sich nicht doch mehr Universitäten finden können, um sich dieser nobelpreisverdächtigen Forschung anzunehmen. Und die Sache mit dem Geld? Wir fliegen schließlich auch zum Mond.

In dem Band *Ein ganz besonderer Saft – Urin* habe ich den Leser-inne-n ein „Mitmach-Buch" versprochen, unter der Voraussetzung, daß sich Menschen die Mühe machten, den Fragebogen am Ende zu beantworten oder einfach so per Brief ihre Erfahrungen einzuschicken. Auf diese Weise können gesammelte Erfahrungen und Erkenntnisse von einzelnen, die sonst vielleicht schlechter ein Forum fänden, in die Öffentlichkeit gelangen. Was ich nicht wissen konnte, war, wie weit die Kreise des ins Wasser geworfenen Steins Wellen schlagen würden. Briefe aus aller Welt erreichten mich. Meine Reise nach Indien, weltweite Hinweise auf neue Bücher und Quellen, auf mir bis dahin unbekannte Forscher und Forscherinnen kamen hinzu. Auf diese Weise wurde das Material so vielfältig, daß ein Band nicht ausreichte, um das sich anstauende Wissen weiterzugeben. Denn die internationalen Ergebnisse waren so vielfältig und lohnend, daß die Zuschriften der Leser-innen eindeutig zu kurz gekommen

wären. Also entschloß sich der Verlag, zwei Bände zu veröffentlichen. Deshalb liegen Ihnen jetzt sowohl der Band *Blick über den Zaun – Erfolge und Erfahrungen mit Urin* vor, in dem weltweite Erkenntnisse mit dem besonderen Saft veröffentlicht sind – als auch dieses neue Buch, das buchstäblich „aus eigener Quelle" stammt. Es enthält im wahrsten Sinne des Wortes selbstgemachte Erfahrungen zum Urin. Menschen, die die mögliche Bedeutung der Sache unterschätzen, vermuten hinter dieser Trilogie natürlich nur Geschäftemacherei. Wer von der Faszination des Urins gepackt ist, sieht beim Vergleich der drei Bücher jedoch, daß jedes eine ganz eigene Facette des vielschichtigen Themas beleuchtet. Der-diejenige sieht daher vielmehr drei Dokumentationen einer sich offenkundig anbahnenden Entwicklung. Tatsächlich – welch ein Segen, daß es Bücher zur Sache gibt:

Da so viele Journalist-inn-en auf Tagesaktualität reagieren und dieser Arbeitsstil nur geringfügig vom Nachhalten lebt, ist das Bild über die Entwicklung in Sachen Urin in der Öffentlichkeit schief: Es ist ziemlich still nach außen, aber innen brodelt es. Ein zweites oder drittes Buch ist für viele Journalist-inn-en kein rechter „Aufhänger" mehr und das Thema gilt damit für viele meiner Kolleg-inn-en als „gestorben". Einmal berichten: o.k. Aber noch mal – das ist doch nicht neu. Na ja – und dann käme noch die Hürde hinzu – so wird mir zugetragen – daß das Buch einer Kollegin (und noch dazu eines mit viel Resonanz) die Begeisterung, zu berichten, nicht gerade steigere. Das war bereits bei dem – an sich ja medienwirksamen Thema *Berührungsängste? Vom Umgang mit der Leiche* zu spüren. Als ich kürzlich unter Journalist-inn-en mein Bedauern ausdrückte, daß nicht mehr Kolleg-inn-en ein eigenständiges Interesse am Thema „Urin" mit vielen Bürger-inne-n teilten, sagte einer in der Runde: „Wann verstehst Du bloß, daß die Schwester des Erfolgs der Neid ist." Eine andere setzte dagegen, daß es mehr am hartnäckigen Ekel und am System der Berichterstattung liege, das weniger Raum für Themen ließe, die bloß „auf den Nägeln brennen", und kaum Raum für journalistische Eigeninitiativen vorsähe. Den dritten Einfall, dahinter stecke die Pharma-Industrie, verwarfen alle. Das zeige, daß Presse wie TV in Teilen sehr wohl die sensationellen Krebs-Ergebnisse des zweiten Bandes *Blick über den Zaun – Erfolge und Erfahrungen mit Urin* herausgestellt hätten. Bilanz: Das Thema werde „klein gekocht". Klar stört mich, daß das offenkundig große Interesse in der Bevölkerung keine kontinuierliche öffentliche Debatte erfährt und die Sache personalisiert wird, statt die jahrtausendealte Tradition damit in allen Regionen und Schichten herauszustellen. Die Sache durch eigene Recherche beim eigenen Publikum ergründen – das könnte alle Beteiligten weiterbringen. Warum das geschehen sollte? Außer dem Leichen-Thema ist mir noch keines von solch politisch hautnaher Brisanz begegnet, wie das vom Urin: Gesamtwirtschaftlich, aber auch innenpolitisch, was Freiheit, Selbstrespekt und Manipulationsschutz betrifft. Die Folgen wären wohl ziemlich weitreichend, wenn möglichst viele Medien mit offener, kritischer Neugier durch eigene Nachforschungen mit echtem Sach- (statt Personen- oder Sensations-) Interesse den besonderen Saft beleuchteten und Anwendung und Wirkung im Hausgebrauch aus der Verdunklung von Scham, Angst und Ekel herausholten. Der Wissensdurst dazu ist ungebrochen, und es gilt noch soviel zu entdecken. Auch wenn ich um die Aktualitäts-Mechanismen auf dem Pressemarkt und den Originalitätsdruck weiß, bin ich guten Mutes, daß sich das Thema auf Dauer – auch wenn viele Medien dazu schweigen – in der Bevölkerung durchsetzen wird; vor allem, wenn immer mehr Menschen ihr Schweigen untereinander brechen!

Als ich mich an das neue Buch machte, stand ich zunächst ziemlich hilflos da. Wie sollte ich die Flut von Zuschriften ordnen? Wie sie Ihnen so darbieten, daß die Lektüre ein Gewinn wird? Vielleicht interessiert Sie ein Blick über die Autorinnen-Schulter: Mir half die Kommunikationstechnik, mit der ich alle Texte und Bücher schreibe und auch sonst sämtliche Arbeiten verrichte: Sie heißt *Vistem – Visualisieren mit System* und ist eine Krea-

Aufbau "Aus eigener Quelle"		1. Entwurf		
Kritisch	Buch	Urin-Therapie	Beipack-Denken	
	Ekel	Sexualität		
	Mißerfolg	Plus und Minus		
Angehörigen	verheimlicht	heimlich		
Historisches	Vorfahren	Krieg	Nach-Krieg	
Anwendung	Trinken	alter Urin	Fremd-Urin	
	Injektionen	Fasten		
Berichte	Ärzt-inn-e-n	Selbsterfahrung	Fragebogen	
Körper	Augen	Haare	Haut	HNO
	Inneres	Muskeln/Skelett	Neurologisches	
	"Neuteil-Senke"	AIDS	Krebs	TB
	Zähne			
Psyche	Müdigkeit	Wohlbefinden		
Fremde	Indien			
Kreatives	Gedichte	Bilder	Nachdenkliches	
Tiere				
Pflanzen	Düngen	Schädlinge		
Haushalt Handwerk	Färben	Leder	Putzen	Stahl / Waschen
Selbsthilfegruppen	Einschätzung	Tip für Neugründung		
	Rückmeldung	Adressen		
Grundsätzliches	Instinkt	Stolz		
Wissenschaftliche	Berichte	Fragebogen		
Literatur				
Register				

tiv-, Denk-, Kommunikations- und Handlungs-Methode, die mir u.a. erlaubt, erst einmal alle Einfälle zu sammeln, sie danach zu ordnen, zu strukturieren und vor allem zu gewichten.[1] Auf diese Weise klebte sich der Fahrplan dann fast von selbst: Mit Hilfe von farbigen Pits (= Post-its-Klebezettel), die die Basis der Methode darstellen.

---

[1] Vgl. Carmen Thomas: „Vistem, der klare schnelle Weg zur Sache", Weinheim 1996

Eines ist übrigens schief an dem Bild, das dieses Buch von den Erfahrungen gibt: Sie finden nämlich fast alle negativen Berichte – sowohl zum Buch, wie zum Urin – in diesem Band zu lesen, während Sie zahllose positive und Plus- und Minus-Erfahrungen gar nicht zu Gesicht bekommen oder nur auszugsweise anschauen können. Da eine Auswahl unumgänglich war, wuchs der Wunsch, Ihnen möglichst viele Einsatzgebiete vorzulegen und zugleich insgesamt eine „Pro-und-Contra"-Darstellung zu berücksichtigen. Schließlich macht die Auseinandersetzung mit Positivem und Negativem, Kritik und Zustimmung erfahrungsgemäß klüger. Beispiele wie Leser-in-nen Rundumberichte verfaßt und ihre guten und schlechten Erfahrungen verarbeitet haben, finden Sie ebenso wie ein Kapitel, das beschreibt, wie unterschiedlich die Reaktion von Ärzt-inn-en auf die Urintherapie und auf die Erfahrungen von Patient-inn-en war und ist und wie viele Benutzer-innen ihre Therapeut-inn-en im dunkeln tappen lassen.

Der Einfluß des Urins auf die Psyche, auf Depressionen, auf Potenz und Aktivität, auf die Fähigkeit, besser zu schlafen, oder im Gegenteil, weniger müde zu sein, wird dargestellt. Das läßt darauf schließen, daß manche ihren Urin wie ein Psychopharmakon einzusetzen scheinen. Einige Schilderungen geben auch Einblicke in Sexualpraktiken, die vielen Leser-inne-n sicher abstrus vorkommen werden. Aber auch die Erfahrungen solcher Zeitgenossen (hier haben interessanterweise nur Männer geschrieben) sollen nicht ausgeschlossen werden. Ansonsten haben nämlich eher mehr Frauen als Männer reagiert und mich auf der Straße, in Gesellschaft etc. offen angesprochen. Da Frauen doch das viel größere „Igitt-Image" haben, läßt sich über dieses Phänomen nur spekulieren. Entweder ist das eine Konsequenz aus der „naturgegebenen" Putz-, Wasch- und Pipi-Ecke, in die sich viele Frauen unbezahlt begeben. Schließlich macht Mutti dem Papi und den süßen Söhnen ja auch die Pinkelspritzer auf dem Klo so gern weg..., d. h. Mamis haben wohl ein endogeneres Verhältnis zum Urin – obwohl sie weniger „eigen-

leibliche" Berührung damit haben als Männer, die doch so locker voreinander und aller Orten pinkeln. Oder sie trauen sich eher, über das, was intim ist, offen zu reden. Oder – meinte kürzlich jemand – es sei für Frauen eventuell leichter, einer Autor*in* zu schreiben.

Was außer einer echten Erklärung zum Männer-Frauen-Unterschied in Sachen Urin fehlt, sind die zahlreichen Briefe mit Beratungsbitten. Dazu habe ich allen Schreiber-inne-n gern brieflich noch einmal meine Rolle definiert: Ich bin Berichterstatterin, jemand, der Informationen weitergibt, aber niemanden berät. Als einzige Hilfestellung kann ich auf Erfahrungen anderer verweisen und Adressen vermitteln. (s. S. 146) Leider konnte die Bundesärzte-innen-Kammer keine beisteuern – schade, daß die Computer hier keine Orientierungshilfe für Patient-inn-en bieten).

Selbstverständlich fehlen auch inhaltliche Bereiche. Z. B. ist die Beobachtung ungeklärt, wann und warum der Urin mit so unterschiedlicher Temperatur den Körper verläßt. Manche berichteten, daß er fast kalt, dann wieder warm oder fast heiß aus der Blase komme. Ungeklärt und interessant, daß viele Menschen Urin erfolgreich bei Haarausfall und im Hautbereich einsetzen, andere wiederum scheitern. Spannend auch, wie viele ganz von selbst darauf kamen, gerade ihre Füße mit Urin zu „laben" – was den Reflex-Zonen-Theoretiker-inne-n ja recht gäbe. Erstaunlich ist die Breite der Anwendungsvarianten: Urin als Lotion, zum Spülen und Gurgeln, zum Schlucken als Tropfen, in Schlückchen oder als ganze Menge, zum Urinfasten, als Klistier, als Badezusatz, zum Inhalieren, als Nasen-, Ohren- oder Augenspülung, kalt, körperwarm, erhitzt, gekühlt, versetzt und vergoren.

Auffällig ist, daß fast nur in Deutschland gespritzt wird. Man fragt sich, wieso? Hat es eine Extra- oder eine andere Wirkung, oder wird es dadurch vielleicht nur zur honorarfähigen ärztlichen Handlung?

Über die Gründe für Mißerfolge läßt sich nach mündlichen Schilderungen und der Lektüre der Zuschriften nur spekulieren. Einmal ist ja unmöglich, daß es etwas gibt, was bei allem nützt. Das wäre sicher Kinderglaube. Andererseits können Anwendungsfehler gemacht worden sein. Vielleicht hat bei manchen die Geduld nicht gereicht (manches verändert sich blitzartig positiv, anderes dauert richtig lange). Vielen ist sicher auch unbekannt, daß es zu einer sogenannten „Heilreaktion", einer „Erstverschlimmerung", kommen kann, wie sie bereits aus der Homöopathie bekannt ist. Die Zusatzwirkung von altem Urin, äußerlich angewandt (!), ist sicher noch nicht genug verbreitet und fällt vielen wegen des scharfen Ammoniakgeruchs anfangs schwerer. Dann wieder überfordern manche Menschen die Urin-Therapie sicher auch, wenn sie z. B. glauben, mit Harn das Gedächtnis, das Hören oder das Sehen von Grund auf verbessern zu können.

Viele Briefe sind Dokumente dafür, wie viele Menschen sich inzwischen „an der Garderobe abgegeben" haben, d. h. anderen die Verantwortung für ihre Gesundheit überantworten und nur noch die Profis fragen, wie es ihnen geht. Dabei macht die Urin-Therapie vielen klar, daß Erkranken und Gesunden kein maschineller Vorgang ist, wo nach x Kilometern der Motor überprüft werden muß, eine Tankladung und ein Ölwechsel fällig sind, und wo bei regelmäßiger Inspektion die Fehlerquellen grundsätzlich behoben werden können. Der eigene Harn macht Menschen begreiflich, daß jede-r einzelne ein ganz eigenes Wesen in einer einmaligen Situation und Konstellation ist. Daher lernen Urin-Anwender-innen offenbar besser, in sich hineinzuspüren und selbst zu merken, was mit ihnen los ist. Viele schaffen es inzwischen, einen eigenen Weg zu suchen und – wie beim Essen, beim Schlafen, in der Liebe – auch im Urin-Gebrauch für sich selbst das Passende zu finden. Bei der Urin-Therapie merken viele, wie absurd das Beipackzettel-Denken mit „dreimal zwei Tropfen täglich" ist, ohne zu berücksichtigen, wie groß, wie schwer, wie alt, wie temperamentvoll, wie beschaffen ein Mensch ist, wo er wohnt, wie er liebt, ißt, wie er lebt und arbeitet. Die Urin-Therapie scheint vielen die Chance zu geben, ein genau auf sie und auf ihre ganz einzig-

artige Situation zugeschnittenes Mittel zu finden – unter Berücksichtigung ihres Geschlechtes, ihrer sozialen Situation, des Klimas, der Lebensumstände, der Belastungen, der Vorgeschichte, des Charakters und allem, was sonst noch dazugehört. „Dadurch, daß ich mich morgens und abends probiere, auch wenn es nur ein kleines Schlückchen ist, merke ich erst, wie es mir geht, was ich gegessen habe, und wieviel Streß ich heute hatte – dann schmecke ich sauer" (ob der Ausdruck „sauer sein" daher kommt?), erzählte mir kürzlich ein Manager. „Und das tut mir gut, nützt und hilft mir, mich besser zu schützen." Daß Urin-Nehmen wie eine Polio-Schluck-Impfung funktioniert, so dem Körper die Erreger im Harn „gemeldet" werden können, und das Immunsystem auf diese Weise höchst individuell und schmerzlos stimuliert wird, ist inzwischen in vielen Köpfen als Erklärungsmodell verankert. Manche haben zusätzlich herausgefunden, daß ihnen Zähneputzen mit Urin, Nase spülen, drei Tropfen in die Ohren und Augen oder die Massage der Füße am Morgen reicht. Anderen hilft ein Eierlöffel voll als Morgentrunk, während wieder andere darauf schwören, daß ein halbes Glas bei jedem Wasserlassen die Konstitution verbessere. Und die, die alles trinken, spüren meist von selbst, wann es zuviel des Guten ist. Aber eine ganze Reihe sagen von sich, daß das Umdenken gar nicht so einfach sei. Daß aber Selbsterfahrung verallgemeinernden Betrachtungen gegenüber Vorzüge hat, erkennen Männer wie Frauen an.

Vielleicht brauchen Männer das Objektivieren und Messen auch deshalb stärker, weil vielen das Fühlen schwerer fällt. Und zweifellos könnte die Wissenschaft interessante und bedeutende Aspekte und Parameter zuliefern, wenn sie auf breiter Basis offen und neugierig in die Gänge käme. Dennoch behalten Abstraktion und Verallgemeinerung die Schwäche, das Unverwechselbare, Einmalige des Urins jedes Individuums, zu jeder unterschiedlichen Stunde verschieden zu sein, nicht angemessen herausstellen zu können. Die Wissenschaft kann schließlich – so wie es sträflicherweise bereits die Schule mit dem Durchschnittsschüler tut (die Schülerinnen fehlen dann bei dieser Betrachtung ganz) – nur vom Durchschnittspatienten, der Durchschnittspatientin ausgehen. Insofern wird niemand die Verantwortung vollständig auf die Wissenschaft abschieben können. Vielmehr kann jeder einzelne Mensch Verantwortung für sich selbst, sein Leben, seine Gesundheit, seine Krankheit, seinen Tod übernehmen, selbst Schritte – in welche Richtung auch immer – probieren, ohne dauernd Zuständigkeiten oder Schuld bei anderen zu suchen.

Nicht nur, weil die wissenschaftliche Forschung noch zu wenig tut, ist es ein Gewinn, daß sich mittlerweile Interessierte in Urin-Selbsthilfegruppen organisieren, um individuelles Erfahrungswissen zu allen Bereichen, im Haushalt, im Handwerk, in der Landwirtschaft, in der Medizin und in der Kosmetik zusammenzutragen. Grundsätzlich scheint vielen Menschen diese Form der Hilfe zur Selbsthilfe eine große Unterstützung. Adressen solcher Zusammenschlüsse finden Sie in diesem Buch. Da ich selbst in einem ganz anderen Zusammenhang in so einer Gruppe war, weiß ich um die Chancen solcher Kooperationen. Meine eigenen Erfahrungen, Alltagsthemen und -konflikte in einer Selbsthilfegruppe – sechs Jahre lang zwei Stunden wöchentlich – zu bearbeiten, hat mein Leben und meine Arbeitsweisen vollkommen verändert.[2]

Die Erfahrungen und Erkenntnisse, die die Gruppe und ich dadurch gewonnen haben, möchte ich Ihnen am Ende dieses Buches zur Verfügung stellen. So schaffen vielleicht auch andere es leichter, die naturgemäßen Aufs und Abs eines so spannenden Gruppentreffens konstruktiv, mit Gewinn für die Sache und sich selbst, nutzbar zu machen und durchhalten zu können.

An dieser Stelle möchte ich allen, die diesen Band ermöglicht haben, meinen ausdrücklichen Dank aussprechen. Es war Zeit und Mühe, die Sie, liebe Schreiber-in-

nen – abgesehen von Papier und der Briefmarke – investiert haben. Und das war wichtig, wertvoll und ungewöhnlich. Ich habe jede einzelne Zuschrift selbst gelesen – alle mit Interesse, manche mit Staunen, mit Lachen, mit Spaß und Gewinn, aber auch mit Entsetzen, Trauer und manche mit Tränen. Durch Stil und Darstellung war ich oft zwischen Anrührung und Bewunderung, Respekt und Achtung hin und her gerissen. Nur wenige fand ich nicht zitierfähig, weil sie persönliche Grenzen überschritten. Insgesamt verstärkte die Post den Eindruck und mein Wissen darum, wie wichtig es ist, daß viel mehr Menschen erfahren, wie bedeutend Briefe für Empfänger-innen (seien es Buchautor-inn-en, Politiker-innen, Krankenkassen, Chefs und Chefinnen oder andere) sein können, selbst dann, wenn die Schreiber-innen gar keine oder belanglose Antworten erhalten. Sicher wäre manches in unserer Gesellschaft anders, wenn Bürger-innen, die sich freuen oder ärgern, oder vielleicht beides auf einmal, zur Feder oder zur Tastatur griffen, um dies mitzuteilen. Die Kundschaftsorientierung in allen Bereichen wird immer größer geschrieben. Schon deshalb haben selbst kurze Mitteilungen – auch wenn die Absender-innen es nicht direkt erfahren – oft eine große Wirkung. Das weiß ich aus meiner eigenen Arbeit beim Rundfunk, bei Zeitungen, Fortbildungsveranstaltungen und beim Bücherschreiben. Natürlich kann die Kopie solch eines Briefes an eine Person mit Zugang zur Öffentlichkeit (Presse, Politik, Krankenkassen, Aufsichtsgremien etc.) die Effizienz weiter erhöhen, ja garantieren.

Zurück zu diesem Band: Mein Dank gilt auch all denen, die ich leider nicht zitieren konnte. Das Herz hat mir oft geblutet. Aber ich mußte auswählen. Bitte haben Sie Verständnis und seien Sie gewiß: Kein Brief, kein Gedicht, keine Zeichnung wurde umsonst geschrieben bzw. gezeichnet. Sie alle haben mit dazu beigetragen, die Relevanz für verschiedene Themen zu unterstreichen und das Gespür für die Einschätzung zu schärfen, den Horizont in der Sache zu erweitern.

Auch dieses Buch belegt, daß das Konzept der Mit-

---

[2] Vgl. „Die Hausfrauengruppe oder wie elf Frauen sich selbst helfen", Rowohlt 1978 und 1988, Hrsg. C. Thomas.

machphilosophie, an der ich seit langem arbeite, ebenso im Buch funktioniert. Was das beim Radio bringt[3], habe ich in zwei Jahrzehnten Arbeit vor Ort mit Spaß, Schweiß und Mühe erfahren und erlernen dürfen: nämlich welchen Gewinn es darstellt, ganz normalen Menschen ohne Amt, Forum und Beziehungen einen Zugang zur Öffentlichkeit zu bahnen. Das ist eine wichtige Form von Politik, unter dem Motto: „Wir sind das Volk" und „Das Politische ist auch im Persönlichen aufzufalten".

Die ersten beiden Urin-Bände wie auch das Buch *Berührungsängste? Vom Umgang mit der Leiche* verdeutlichen, daß oft lehrreich und spannender sein kann, was verschiedene Menschen persönlich erlebt haben, als wenn eine einzelne Person recherchiert und dann die Wirklichkeit anderer darstellt, die durch ihre eigene Sicht noch verändert wird. Von Lai-inn-en selbst Verfaßtes ist facettenreicher, authentisch, unverwechselbarer. Neue und andere Erkenntnisse entstehen, wenn unterschiedliche Realitäten verglichen werden können. Gemeinsam klüger werden, ist einfach ein Tacken mehr. Das ist auch der Grund, warum Sie zu den diversen Anwendungsbereichen möglichst verschiedene Briefe angeboten bekommen. So erleben Sie, wie ähnlich oder unterschiedlich Menschen ihre Erfahrungen gemacht und verwertet haben.

Bei der Lektüre wünsche ich Ihnen ebenso viele Erkenntnisse wie Vergnügen, und ich hoffe, daß Sie uns weiterhin Ihre Erfahrungen und Ergebnisse wissen lassen. Positive wie negative, eigene, erzählte, erlebte, gesammelte und gelesene. Dieses Wissen darf einfach nicht mehr versickern.

Mit freundlichen Grüßen

Carmen Thomas

---

[3] Vgl. „Willi, kannze mich hören", C. Thomas, Köln, 1994.

Von Kritik und Mißerfolg

Jetzt also hinein: Zu dem Buch *Ein ganz besonderer Saft – Urin* selbst (der *Blick über den Zaun – Erfolge und Erfahrungen zu Urin* ist noch zu frisch auf dem Markt) kam wenig direkte Kritik. Hier ein Einblick:

Kritik

Frau R. S. aus Hamburg:
. . . Sie sind mit Boulevard Bio in mein Leben getreten und haben mich zum spontanen Urintrinken inspiriert – herzlichen Glückwunsch! Als ich das Buch dann in meinen Händen hielt, traf mich ein mittlerer Schlag: wie kann eine so eindrucksvolle Frau ein so scheußliches Buch produzieren? Wenn ich nicht so brennend an Ihnen und am Inhalt interessiert gewesen wäre, hätte ich das Buch angeekelt liegenlassen. Außer meinem Telefon- und Sparbuch habe ich wirklich so manches andere Buch, aber dieses ist das eindeutig häßlichste von allen.

Eine Anregung dazu: wenn es um Natürlichkeit geht, warum nicht auch bei der Gestaltung und dem Papiermaterial des Buches? (Abschied vom häßlichsten Schmetterling der Welt! Abschied vom Dilettantismus. Lassen Sie lieber ein Kind den Umschlag gestalten, als jene, die sich in neue Computertechnik verliebt haben und wild damit herumsauen. Wie wäre es mit einem gläsernen Nachtpott, der edel mit güldenem lichtdurchflutetem Saft fotografiert wäre?)

Zur Sache: Als Mensch, der sehr viel mit anderen Menschen kommuniziert, habe ich sofort begonnen, die Reaktionen auf die Urin-Talkshow zu erforschen. Ergebnis: diejenigen, die Heilerfolge am nötigsten hätten, weil sie ohnehin voller Enge und Ängste, Knoten und Warzen sind, haben die größte Abwehr. Die Gesünderen, Naturbewußten waren schneller experimentierfreudig. Eine Freundin hat erfolgreich ein Furunkel in der Pofalte mit urinfeuchtem Finger gemildert. Dabei haben sich die chronisch kalten Finger nicht nur weicher, sondern auch durchbluteter verschönt. Ihre Gesichtshaut wird durch ein Heilerde-Urin-Gemisch täglich schöner. Etliche Frauen sind spontan bereit, bei diversen Beschwerden Urineinreibungen zu testen.

P.S. Im „Medicus" von Noah Gordon wurde auch in die Heiltinktur gepinkelt . . .

Ein Leser, der gern ungenannt sein möchte:
. . . Drei Punkte zum Buch: Das Register finde ich äußerst dürftig. Ich habe es um etwa 20 Stichwörter und viele Seitenangaben erweitert, wie z. B. Grauer Star, Gesichtswasser, Pubertäts-Akne, offene Beine.

Ich finde es nicht gut, daß Sie „man/frau" schreiben. „Man" ist nur ein unbestimmtes Fürwort wie jeder oder keiner, etwas oder nichts. So wird die Frau nicht aufgewertet, sondern herabgesetzt.

Die Alt-68iger (Seite 96) sind falsch geschrieben. Die Buchstaben i und g sind im Wort achtundsechzig schon enthalten . . .

Carlo N. aus Berlin:
. . . Haben Sie schon mal versucht, einem sechsjährigen Jungen die Einleitung Ihres Buches über den ganz besonderen Saft – Urin vorzulesen?

Leider ist es nicht sehr für Kinder geeignet, es gibt noch nicht mal besonders viel Abbildungen, die es ermöglichen würden, zu improvisieren . . .

Herta B. aus Hitzhusen:
Meiner Ansicht nach ist das Buch nicht konkret genug geschrieben. Mein Sohn, der das Buch auch gelesen hat, ist da gleicher Ansicht wie ich.

Ingrid K. aus München:
. . . Ihre Idee, noch ein weiteres Buch mit den verschiedenen Erfahrungen herauszugeben, finde ich gut. Das einzi-

ge, was mir manchmal gefehlt hat, war, daß ich einige Angaben zu ungenau beschrieben fand . . .

Frau L. E. aus Holzhausen:
. . . Auf Empfehlung meiner Schwester hin habe ich Ihr Buch aufmerksam gelesen. Angeregt dadurch, begann ich mit kleineren „Experimenten" – Blumendüngung, Warze am Unterarm (die auch langsam verflacht), Schuhe, die zwar wunderschön aussahen, aber verstaubten, können wieder getragen werden, Urin als Gesichtswasser – wunderbar! Nur finde ich in dem Buch zuwenig Information zu Urinanwendung bei Heuschnupfen . . .

Paulus J. L. aus Achberg-Liebenweiler:
. . . Sie haben ein sorgfältig redigiertes, alles in allem wunderbares Buch geschrieben! Das wirklich einzige, was mich störte und auch etwas enttäuschte, ist, daß ich nirgendwo einen Hinweis fand, daß die kranken Menschen sich letztlich mal überlegen sollten, was die Ur-Sachen für ihre Krankheit sind („Krankheit als Weg" von Thorwald Dethlefsen) und sich nicht (nur) mit einer Symptom-Behandlung – und sei es mit dem wunderbaren Eigenurin – begnügen . . .

Christa v. B.-H., Initiative gegen die Verletzung ökologischer Kinderrechte, Berlin:
. . . In Verbindung mit Ihrer uneingeschränkten Urinempfehlung erlauben wir uns heute, auf den Vergleich mit der extrem vergifteten Muttermilch einzugehen. Abgesehen davon, daß die wenigen seriösen Experten – aus umwelttoxikologischer Sicht – seit Jahren vor den gesundheitlichen Folgeschäden durch Stillen warnen, und diese Problematik lange genug bekannt ist, weiß die Öffentlichkeit kaum etwas über die Urinbelastung mit Strahlengiften, Schwermetallen, Dioxinen, flüchtigen Kohlenwasserstoffen, Pestiziden, Medikamentenrückständen und chlororganischen Verbindungen. Weil diese Vielzahl von Umweltgiften aus Nahrungskette und Luft nicht nur für Krebserkrankungen und Organschäden verantwortlich

sein können, sondern auch immuntoxisch, erbgutschädigend, teratogen, zellschädigend, fortpflanzungsbeeinträchtigend und nervenschädigend wirkt, wäre es einfach fair gewesen, diese Zusammenhänge in Ihrem Buch „Ein ganz besonderer Saft – Urin" zu erwähnen . . .

Günter D. aus Ganderkesee:
. . . Leider vermisse ich in Ihrem Buch den sehr wichtigen Hinweis auf den pH-Wert des Urins für das Wohlbefinden des Körpers des Menschen. Aber auch Pflanzen brauchen für ihr Gedeihen im Boden einen je nach ihrer Art günstigen pH-Wert und ebenso Pilze, Bakterien und Viren, oder, wenn sie nicht erwünscht sind, schafft man ein Milieu, welches für sie ungünstig ist. Es kommt auf das Säure-Basen-Gleichgewicht an, daher ein pH-Wert eben um 7. In den Leihbüchereien oder im Buchhandel sind Bücher darüber zu bekommen, die dieses wichtige gesundheitsfördernde-beeinflussende Gebiet erläutern. Eine vitamin- und mineralstoffreiche Ernährung, besonders der Anteil an unerhitzter Nahrung, verschiebt den pH-Wert auf über 7, während weißes Mehl und daraus hergestellte Backwaren sowie der Zucker und daraus und damit hergestellte Waren kaum oder gar keine Mineralstoffe enthalten und somit das Gleichgewicht zur sauren Seite verschieben. Der Körper versucht nun den Ausgleich herzustellen und holt sich die nötigen basischen Mineralien aus den im Skelett, in den Knochen (Zähnen) eingelagerten Reserven, um die Säure zu neutralisieren. Es gibt noch viel zu forschen und probieren, Wege zu suchen und zu finden, um auf so einfache Art und Weise die Gesundheit, Kreisläufe in naturgemäße Bahnen zu lenken. Meine Frau konnte ihre Gesundheit deutlich verbessern unter anderem auch als wesentliches Mittel durch eine Verschiebung des pH-Wertes im Urin um 7 herum und darüber. Dieser läßt sich leicht durch ein Indikator-Papier, in Apotheken erhältlich, feststellen. Man reißt ein kleines Stück des Streifens ab, hält es an den Urinstrahl und kann an der mitgegebenen Farbskala den Wert ablesen . . .

Johann Christian H. aus Erding:

... Was mir nicht gefällt, ist das verstümmelte Bibelzitat, das Sie mit einer uralten indischen Heilmethode in Verbindung bringen.

Das Zitat stammt aus dem Alten Testament, aus dem Buch der Sprüche, Kapitel 5, Vers 15. Die Überschrift zu diesem Kapitel lautet: Eheliche Treue!, und es heißt vollständig: „Trink Wasser nur aus eigener Zisterne und was aus deinem eigenen Brunnen quillt".

Wer nun, wenn auch nur oberflächlich, in die Bibel hineingeschaut hat, weiß, daß die Bibel hauptsächlich in Gleichnissen für die damaligen Mentalitäten der genannten Völker geschrieben ist und in vielen Ausdrücken eine bestimmte Symbolik enthalten ist.

In diesem Sinne ist bei allem, was in der Bibel mit „Wasser" zu tun hat, symbolisch der Heilige Geist gemeint.

Für einen denkenden Christen ist das in Ihrem Buchthema gebrachte Zitat beinahe ein Sakrileg; womit ich sagen will, daß bei allen journalistisch/literarischen Tätigkeiten unbedingt eine ernsthafte Quellenforschung nötig ist, um unbedarfte Menschen nicht aufs Glatteis zu führen ...

Franz M. aus Köln:

... Seit dem Januar 1994 bin ich Trinker meines Morgenurins. Ich fühle mich saufit, und ich bin immer wieder erstaunt, wie positiv mein Körper reagiert. Viele Warzen und Pickel, Leberflecke, Muttermale usw. sind verschwunden, meine ehemals ständigen Schmerzen im Lendenbereich sind fast weg.

Was ich in Ihrem zweiten Buch vermisse – und hier hab' ich mal für Sie über den Zaun geguckt – ist der Hinweis auf die einschlägigen Bibelstellen.

In der *Merian-Bibel, Ausgabe 1964,* heißt es unter „Sprüche":

5.15 Trinke Wasser aus deiner Zisterne und was quillt aus deinem Brunnen.

5.16 Sollen deine Quellen fließen auf die Straße und deine Wasserbäche auf die Gassen.

In *Jörg Zink, Altes Testament,* heißt es:

5.15 Trink Wasser aus deiner eigenen Quelle, trinke, was deinem eigenen Brunnen entquillt,

5.16 Damit nicht deine Quelle nach draußen verströme, die Wasserbäche auf die Gassen.

In der *Pattloch-Bibel, 26. Auflage, 1976,* heißt es:

5.15 Trink Wasser aus deiner eigenen Zisterne und was aus deinem eigenen Brunnen quillt.

5.16 Sollen denn nach außen deine Quelle sich ergießen, auf freie Plätze deine Wasserbäche? ...

Da das Bibelthema auch andere beschäftigte, hier ein Nebenausflug mit einem Pfarrer, der mit seiner Zuschrift eine weitere Bibel-Lesart beitrug:

Pfarrer Ulrich H. aus Aachen:

... Die Eigen-Urin-Therapie in der Bibel

Es ist für den „normaldenkenden" Christen unvorstellbar, daß Menschen der Bibel ihren eigenen Urin getrunken und aus verschiedenen Gründen auch anderweitig ausgenutzt haben sollen. Und doch gibt es Hinweise darauf.

1. Zunächst einmal das, was dagegen spricht:

In keiner Heilsgeschichte Jesu, noch sonstwo in der Bibel wird die Nutzung des Urins ausdrücklich erwähnt, oder gar anschaulich vorgeführt. Nirgends etwa findet sich ein Vers, in dem es heißt: „Und Jesus nahm das Wasser dieses Menschen und strich es auf die kranke Stelle, und siehe, er ward geheilt." Nur ein einziges Mal heilt Jesus auf eine vergleichbare Weise. Der Evangelist Johannes berichtet: Jesus nimmt Speichel – seinen eigenen Speichel – verrührt ihn mit etwas Staub und streicht ihn auf die Augen eines Blinden, der dadurch geheilt wird (Kapitel 9). Der Evangelist Markus erzählt einfacher und drastischer: „Jesus spuckte ihm in die Augen." (Kapitel 8). Hinweise oder Anspielungen, daß Jesus hier oder in anderen Fällen Urin zu Hilfe genommen hätte, gibt es nicht. Vielleicht wollten die Evangelisten bei den Hörern und Leserinnen ja keine unnötige Ablehnung hervorrufen? Das ist nicht mehr als eine vage Vermutung.

2. Doch finden sich verstreut über die ganze Bibel – also im Alten wie im Neuen Testament – Verse und Abschnitte, die darauf hinweisen, daß zum Beispiel die alttestamentlichen Propheten, aber auch Jesus um die Möglichkeit des Urintrinkens gewußt haben.

Eine eindeutige Aussage dazu findet sich an wichtiger Stelle im Johannes-Evangelium, Kapitel 4. Da begegnet Jesus einer Samariterin:

Die Frau aus Samarien kommt zum Brunnen, um Wasser zu schöpfen. Jesus spricht zu ihr: „Gib mir zu trinken" (. . .). Da spricht die samaritanische Frau zu ihm: „Was bittest du mich um etwas zu trinken, du bist doch ein Jude und ich bin eine samaritanische Frau" – denn die Juden haben keine Gemeinschaft mit den Samaritanern. Jesus antwortet ihr und spricht: „Wenn du erkennest die Gabe Gottes und wer der ist, der zu dir sagt: Gib mir zu trinken – du bätest ihn und er gäbe dir lebendiges Wasser." Spricht zu ihm die Frau: „Herr, hast du doch nichts, womit du schöpfen könntest und der Brunnen ist tief, woher hast du denn lebendiges Wasser?" (. . .) Jesus antwortete und sprach zu ihr: „Wer von diesem Wasser (d. h.: vom Wasser Eures Brunnens) trinkt, den wird wieder dürsten. Wer aber von dem Wasser trinken wird, das ich ihm gebe, den wird in Ewigkeit nicht dürsten, sondern das Wasser, was ich ihm geben werde, das wird in ihm eine Quelle des Wassers werden, das in das ewige Leben quillt."

Allgemein wird in der Theologie das „Wasser des Lebens", das „lebendige Wasser" allegorisch gedeutet: Es wird gleichgesetzt mit dem jüdischen Gesetz, der Torah. Sie ist nach dem Verständnis des Judentums Weisung Gottes, die die Menschen zum Leben bringt. Im Gespräch mit der samaritanischen Frau spricht Jesus aber von einer Quelle des Wassers „in ihm", also *im* Menschen, das in das ewige Leben quillt. Dafür habe ich bisher in der theologischen Literatur keine schlüssige Auslegung gefunden. Das ganze Gespräch entfaltet und erklärt sich jedoch in

dem Moment, in dem man es so versteht, daß Jesus der Frau erklärt, daß der Mensch seinen eigenen Urin trinken kann.

Wo hat Jesus diese Idee wohl her?

Jesus fühlte sich der Wüstentradition seines Volkes eng verbunden. Er zieht sich zu Beginn seines Werdeganges in die Wüste zurück, um vierzig Tage zu fasten, sich zu reinigen, und zu sich selbst zu kommen (Matthäus Kap. 4, Verse 1-13). Dabei dürfte ihm auch eine wichtige Überlebenstechnik der Wüstenbewohner bekannt gewesen sein – nämlich die, das eigene Wasser zu trinken, wenn in der Wüste das Wasser knapp und die Wege zwischen den Oasen zu lang wurden. Jesus empfiehlt der Samaritanerin, es genauso zu machen, und wenn es nur ist, um sich den mühsamen Weg von der Stadt zur Wasserstelle zu sparen.

Ein weiterer Vers aus dem Johannes-Evangelium, für den ich bisher noch keine schlüssige Erklärung gefunden habe, steht im 7. Kapitel: „Wen da dürstet, der komme zu mir und trinke. Wer an mich glaubt, wie die Schrift sagt, von dessen Leib werden Ströme lebendigen Wassers fließen." (Johannes 7, Vers 38). Meist wurde dieser Vers bisher so ausgelegt, daß Jesus mit dieser Rede von sich behauptet, *er* sei der neue Altar, der die Menschen mit lebendigem Wasser speisen könne. Jesus sei der neue Weg zu Gott und zum Leben – und nicht mehr der jüdische Tempelkult. Nur: Jesus spricht überhaupt nicht von sich selbst, sondern ganz allgemein von Menschen, von „ganz normalen" Menschen, von deren Körper Ströme lebendigen Wassers fließen können. Auch dieser Vers erklärt sich in dem Moment, wo man ihn so versteht, daß Jesus den Menschen etwas beibringt, was sie alle selbst können: Das Wasser, das von ihrem Leib fließt – also ihren Urin – als einen Strom lebendigen Wassers nutzen. Dann allerdings wirkt die Formulierung „*von* dessen Leib" etwas ungelenk. In der griechischen Bibel steht an dieser Stelle das Wörtchen „ek". Mit „von" kann man diese Präposition eigentlich nur im Sinne von „ausgehend von" übersetzen. Die korrekte Übersetzung des Verses lautet folglich: „. . . *aus* dessen Leib werden Ströme lebendigen Wassers fließen." In den Anmerkungen zu diesem Vers verweisen die Herausgeber der Luther-Bibel auf einen ähnlich lautenden alttestamentlichen Vers. Er steht beim Propheten Jesaja, Kapitel 58, Vers 11: „Und Gott wird dich immerdar führen und dich sättigen in der Dürre und deine Gebeine stärken, und du wirst sein wie ein bewässerter Garten und wie eine Wasserquelle, der es nie an Wasser fehlt." Auch diesen Vers kann man auf die eine oder andere Weise symbolisch deuten. Er zerfällt aber geradezu vor den Augen des Lesers und wird plausibel in dem Moment, wo man in ihm einen Hinweis auf das Trinken des eigenen Urins in Zeiten der Wasserknappheit sieht: „. . . in der Dürre wirst du sein wie eine Wasserquelle, der es nie an Wasser fehlt." Interessant ist auch der Zusammenhang, in dem dieser Vers steht. Es ist *der* alttestamentliche Bibelabschnitt über das Fasten (Jes. 58, 1–12). In der Tat führt ja ein wichtiger Zugang zur Eigen-Urin-Therapie über das Fasten. Der subjektiv reinere Fastenurin erleichtert es, den ersten Schluck Urin zu trinken. Das werden auch die Wüstenbewohner in und um Israel gewußt haben – und sicher haben sie es genauer gewußt als wir.

3. In der Bibel – besonders in den Prophetenbüchern des Alten Testaments und in den Schriften des Neuen Testaments, die den Verfassernamen des Johannes im Titel tragen – gibt es noch weitere Verse, die plötzlich einen klaren Sinn bekommen, wenn man sie als Aussage über die Anwendung des eigenen Urins liest (z. B. Jesaja 55, 1-2, Off. 7, 16-17, Jeremia 31, 12-13). Vor allem die Bibelstellen, wo von einem „Wasserbrunnen", einer „Wasserquelle", dem „lebendigen Wasser" oder „Wasser des Lebens" die Rede ist, könnte man einmal mit erhöhter Aufmerksamkeit ihren Sinn prüfen. Allerdings: Nirgends ist eine ausdrückliche und wörtliche Aufforderung zu finden – etwa: „Trinke dein eigenes Wasser, so wirst du leben."

Dafür, daß dieses Thema in der Bibel möglicherweise doch größere Bedeutung eingenommen hat, als es auf Anhieb scheint, spricht, daß in einem der letzten Verse der Bibel noch einmal vom „Wasser des Lebens" die Rede ist:

„Wen dürstet, der komme; wer da will, der nehme das Wasser des Lebens umsonst." (Offb. 22, Verse 17 – vgl. auch Offb. 21, Vers 6). Dies ist die letzte inhaltliche Aussage der Bibel. Ihr folgen nur noch vier Verse mit formalen Schlußbestimmungen darüber, wie Hörerinnen und Leser mit den Worten der Bibel umgehen sollen.

4. In den letzten anderthalb Jahrzehnten ist das medizinische Nachkriegskonzept, fast ausschließlich auf eine Heilung von außen – durch Arzt und pharmazeutische Medikamente – zu setzen, an seine Grenzen gekommen. Es ruft zum Teil unberechenbare Nebenwirkungen beim Menschen und in der Umwelt hervor. Die Krankheiten des menschlichen Körpers suchen sich zunehmend einen Weg an den pharmazeutischen Produkten vorbei, und sind immer schwieriger zu heilen. Die Rückbesinnung auf die seelischen und körperlichen Selbstheilungskräfte des Menschen hat im öffentlichen Bewußtsein zunehmend breiteren Raum eingenommen. Parallel dazu wird auch die Bibel in einem anderen Licht gelesen.

Ich persönlich bin nach dieser neuerlichen Lektüre der erwähnten Bibelabschnitte sicher, daß das Wissen um die heilende Kraft des Urins im Lebenshorizont des Volkes Israel und auch im Horizont des Lebens Jesu gelegen hat. Das heißt nicht, daß von nun an jeder Christ den eigenen Urin trinken muß. Aber es ist auch nicht abwegig, wenn sie es tun. Sie können aus mancher Bibelstelle Kraft dazu schöpfen. Und es kann sein, daß sie sich durch die Erfahrungen, die sie bei einem Eigenurin-Experiment mit sich selbst machen, auf ganz neue, unvermutete Weise mit Jesus, den Propheten – und überhaupt mit der Welt des Alten und des Neuen Testaments verbunden fühlen . . .

Viele Briefe belegen, wie unsicher Menschen mit sich geworden sind. Hier einer für viele:

Eine Leserin aus Neuhausen, die gern ungenannt sein möchte:
. . . Schreiben Sie mir doch bitte, welcher bei mir persönlich der Morgenurin ist, wenn ich abends 22 Uhr ins Bett

gehe, nachts 2-3x urinieren muß, danach nicht mehr einschlafe und dann morgens vor 7 Uhr die Toilette wieder aufsuche.

Ich bin da hin- und hergerissen.

Mein Mann (56) hat eine sehr fettige Haut. Akne besonders am Rücken und im Brustbereich und auf den Oberarmen. Wäre es möglich, mir eine kurze Mitteilung zu geben, wie und wann und wieviel Urin man zu sich nehmen sollte . . .

Skepsis

Verständlicherweise hält der Unglaube bei vielen an. Zwei urin-skeptische Briefe stellvertretend für weitere:

Dr. Werner K. aus Hürth:

. . . Was halten Sie von folgender ganz einfacher Erklärung (und ich kann mir nicht vorstellen, daß Frau Thomas sich dies noch nicht zurechtgelegt hat): Wer sich durchringt, sich überwindet, jeden Morgen eine Tasse seines Urins zu trinken, zeigt damit den Willen, gesund zu leben und die Fähigkeit, Dinge anzugehen. Und diese positive Lebenseinstellung ist es, die die positiven Wirkungen hervorruft. Darüber gibt es hinreichend Bücher. Der Mensch könnte genausogut jeden Morgen einen Eßlöffel Essig in einem Glas Wasser trinken oder Olivenöl im Mund schlürfen (und dann ausspucken, wenn er damit die positiven Erwartungen verbindet. Er muß es nur regelmäßig tun!) Der Mensch kann jeden beliebigen Anker nutzen. Der Anker muß nur passend sein. Sehr vielen Menschen ist das zuviel Aufwand. Und die werden krank, weil sie das eigene Immunsystem behindern, sich selbst nicht für wichtig genug halten . . .

Lilo T. aus Emmelhausen:
Der besondere Saft
Jedem ist die Zeit zum Leben
vom lieben Gott stets vorgegeben,

mit Pillen, Tricks und solchen Sachen
kann man es auch nicht länger machen.
Man lebt gesund, so geht es gut,
hält auch bisweilen mal Diät.
was dem Körper dienlich ist,
wenn er etwas weniger frißt.
Nun läßt es sich ganz leicht beweisen,
daß man beim Pinkeln und beim Scheißen
ausscheidet, was dem Leib entbehrlich
und was auch – seien wir mal ehrlich –
dieweil es Abfall – mächtig stinkt.
Und wer es dennoch täglich trinkt,
muß sich – aus eben diesen Gründen –
zumindest ziemlich überwinden.
Da hilft's auch nicht, wenn so ein Inder
oder seine vielen Kinder
morgens stets zum Frühstücksschinken
ein nettes Täßchen Pipi trinken.
Gut, er ist 90[1] Jahr geworden.
Doch meine Oma, hoch im Norden
wurde 94 gar,
und dieses – es ist wirklich wahr –,
ohne vom Pipi zu naschen,
sich drin zu baden oder waschen.
Drum halt' ich mich auch künftig dran,
wenn meine Zeit kommt, irgendwann,
dann tret' ich ab und bin's zufrieden.
Und alles, was ich ausgeschieden,
das spüle ich erleichtert, froh
jeden Tag durch unser Klo.

Scham

Scham – vor allem in der Öffentlichkeit – ist ebenfalls Nebenerscheinung im Umgang mit dem Thema und

---

[1] Anm. d. Red.: 99 Jahre, nur der Wahrheit zuliebe, das Versmaß bleibe unbehelligt.

dem Buch. Viele solcher Schilderungen erreichten mich mündlich und per Post:

Ursula F. aus Düsseldorf:
. . . Hochbetrieb in einer Buchhandlung auf der Zürcher Bahnhofstraße. Mein Mann fragt, den „anrüchigen" Titel vermeidend, nach dem „Buch von Carmen Thomas". Kein Begriff. Also müssen wir konkreter werden, und mein Mann präzisiert diskret „Carmen Thomas, Der besondere Saft". Worauf ein freudiges Verstehen das Gesicht des Buchhändlers überzieht. Im nächsten Augenblick dann die Anfrage beim Kollegen, laut und über alle Kunden hinweg, quer durch den Laden: „Ist das Pipibuch schon wieder da?" Rückfrage in gleicher Phonstärke: „Welches Pipibuch?" Und die Antwort: „Das, wo drinsteht, daß man sein Pipi trinken soll!" Ruckartiges Wenden sämtlicher Köpfe in unsere Richtung. Diese Blicke! Wie im Zoo. (Vermutete Spezies: „Großes deutsches Hausschwein".) Es war zu komisch! Übrigens: Bei Altersflecken Fehlanzeige, aber bei einer großen Brandwunde toll! . . .

Ekel

Nach wie vor ein Riesen-Thema, das der Pharma-Industrie und der ablehnenden Ärzteschaft jede Menge Gelassenheit ermöglicht: der Ekel. Für viele (die Masse – weniger bei den Zuschriften) ist er vollkommen unüberwindlich. Hier Beispiele aus der Post:

Petra T. aus Köln:
. . . Es ist Samstagmorgen 8.30 Uhr, der Tag, an dem ich ausschlafen kann/könnte/gekonnt hätte (egal). Ich habe zur Zeit einen dicken Kloß im Hals, welcher vor 2 Wochen schon mal da war. Bisher habe ich ausgewählte Tees getrunken, die letzten Tage abends heiße Milch + Honig, heiße Zitrone.

Gestern nun erzählte ich in einer befreundeten Familie von meinen Schmerzen beim Schlucken. Daraufhin sagte

mir die Mutter des Hauses, ich solle „einen Löffel Morgenurin trinken". Das Thema Heilkraft im Urin begann. Es wurde berichtet, Erfahrung und Neugierde ausgetauscht, Ihr Buch vorgelegt. Interessiert und aufgeschlossen las ich nach, was im Buch steht bzgl. Halsschmerzen. Aha, Gurgeln – na, das konnte ich mir gleich besser vorstellen. Habe mir meine schönste Schale in leuchtendem Rotorange genommen und hineingepinkelt. Kleinere Hürde genommen. Nun steh ich am Waschbecken und sehe skeptisch in meine Schale – rieche – . . . – o.k. Ich atme konzentriert und trinke, versuche zu gurgeln und spucke alles sofort aus. Aha – so schmeckt also mein Urin. 2. Chance, ansehen, Geschmack im Mundraum (noch relativ gut zu ertragen), Kopf in den Nacken, gurgeln, dasselbe: vorn überbeugen – ausspucken – schaudern. Ich lasse es auf sich beruhen, gehe ins Bett und denke, vielleicht doch besser Morgenurin. In der Aufwachphase denke ich immer wieder daran, beim ersten Mal Pinkeln einen neuen Versuch vor mir zu haben. Irgendwann muß ich einfach aufstehen . . . Gleiches Konzept (atmen), ich spucke alles in hohem Bogen aus und begebe mich erst mal, froh über die Ablenkung, daran, meinen Spiegel, Ablage . . . zu säubern. Aber noch will ich nicht resignieren. Ein letzter Versuch: Ich kann es nicht. Nun: Ist es Ekel? Ist es Scham? Ich weiß es nicht. Ich glaube daran, daß mir mein Urin helfen würde, und ich wäre dankbar bzgl. meines Halswehs, aber ich ertrage es nicht. Der Geschmack, das Beißen an der Gurgel. Im Mundraum kann ich es haben, aber sobald ich zum Gurgeln ansetze, sträubt sich in mir alles.

Ich wollte Ihnen das alles gerne erzählen, mitteilen, loswerden. In der Zwischenzeit habe ich mir einen versöhnlichen Kamillentee gekocht – mit welchem ich gleich gurgeln werde. Er ist auch extra in der gleichen Schale . . .

Ingeborg G. aus Freiburg:
. . . Schon seit meiner Kindheit wußte ich, daß Gicht durch Eintauchen in Pipi (unter welchen Verrenkungen

auch immer) sehr gut geheilt werden konnte – und das ist schließlich siebzig Jahre her. Als ich jedoch jüngst ein Kratzen im Hals verspürte, griff ich zum Becher . . . und fing an zu würgen. Es war nichts zu machen. Trotz meiner positiven und, wie ich meinte, verständnisvollen Einstellung. Es ist nicht zu begreifen. Natürlich sandte ich Ihr Buch gleich an meine Töchter. Eine davon lebt in Amerika und behandelt ihre drei kleinen Kinder . . . äußerlich bei Hautsachen. Zum Gurgeln oder Trinken hat sich noch keiner durchgerungen . . .

Albrecht M. aus Ramlingen:
. . . Im Juni schickte mir ein Freund Ihr Buch. Durch das Lesen vertiefte sich meine Überzeugung. Ich trank bei jedem Pinkeln 3 große Schluck des Tag-Urins. Am 2. 09. erkrankte ich an einer leichten Bronchitis mit leicht-lösendem Auswurf. Mein sonst so guter Appetit war verschwunden. Ich ernähre mich sonst vegetarisch so: früh Obst, mittags erst Rohkost, dann gekochte Kost, abends Obst. Das schönste Obst konnte nicht mehr verlocken. Ich sann nach, was ich anders gemacht hatte als früher: das Urintrinken. Damit hörte ich auf. Am 8. 09. hatte ich nach dem Genuß einer Tomate einen Schwindel-Anfall mit Erbrechen. Der alte Appetit ist noch nicht wiedergekommen. Sonst verdaute ich schnell. Jetzt liegen die Speisen lange im Magen. Aus diesen Erfahrungen ziehe ich die Lehre: Ich habe durch zu viel und zu häufiges Urintrinken meinen Magen verdorben. Wozu hat uns der Schöpfer den Ekel gegeben? Damit wir den Urin nicht trinken. Für äußerliche Anwendung lasse ich den Urin gelten. Ich hatte eine Schnittwunde am Finger. Ich hielt ihn in Urin. Er heilte schnell. Nachschrift: Ich habe das Gefühl, daß mein Magen geschrumpft ist: schnell satt, nicht so bald wieder Hunger. Ich nehme an, daß ich mir eine Harnstoff-Vergiftung für den Magen zugezogen habe . . .

Dr. Thomas A. aus Ennetach, katholischer Priester:
. . . Ich hatte als gebürtiger Inder schon von diesem Heilsaft gehört. Aber an die eigene Anwendung wagte ich

mich erst am 11. 11. 1994, nachdem ich eine TV-Sendung über dieses Thema gesehen hatte; bis jetzt mit erstaunlich positiven Ergebnissen. Trinken, Gurgeln oder Tropfen – das ist alles. Meine „Fast-Lebensbegleiter"-Allergie, teilweise auch Asthma, sind schnell abgeklungen. Bei Krampfadern und Venenentzündung stelle ich langsame Heilung fest. Die langjährigen Kopfschuppen und Ekzem an den Füßen sind merklich zurückgegangen. Halsschmerzen, Zahnschmerz, Nasenbluten und Augenjucken habe ich erfolgreich mit Urin behandelt. Daß ich jetzt wieder ruhig schlafen kann, ist auch ein großer Erfolg. Eine allgemeine Beruhigung und innere Gelassenheit wie jetzt, war mir bis dahin nicht bekannt.

Ich bin äußerst glücklich mit diesem „Lebenswasser", das man immer bei sich hat. Die Ayurveda-Heilkunde empfiehlt aber, möglichst Abstinenz vom Schweinefleisch, Rauchen und Alkohol, um diese Heilung voll genießen zu können. Mein Versuch aber, jemanden davon zu überzeugen, scheiterte; der Ekel davor soll ihn kränklich gemacht haben. Schade.

Um Himmels willen, überwinde den sinnlosen Ekel und die Vorurteile! Glaube dem eigenen Körper, der Selbstheilung herstellen will, und nicht dem Cortison. Schau einen Baum an. Wie er seine Schnittwunden heilt und so die verlorene Einheit wiederherstellt . . .

Welche Mühen Menschen auf sich nehmen, um den Ekel zu überwinden, zeigen die folgenden Zuschriften:

Brigitte M. aus Bergisch Gladbach:
. . . Das erste Mal, das ich mit diesem wunderbaren schaurigen Thema Urin konfrontiert wurde, war auf dem Weg zur Schule. Dort las ich in einem der Bild- oder Expreß-Kästen „Carmen Thomas -IGITT!" Ich wunderte mich und fragte am Abend meine Mutter, was es denn damit auf sich haben könnte. Sie erzählte mir von der Hallo-Ü-Wagen-Sendung. Doch im weiteren Verlauf vergaß ich dieses Thema wieder, und nun durch Zufall schaltete ich die Sendung „Boulevard Bio" ein. Ich war begeistert!

Sie und Herr Biolek haben auf eine so herrliche Art und Weise über dieses Tabuthema gesprochen, daß ich mich einige Tage später auf den Weg machte, um Ihr Buch zu kaufen. Doch, welche Überraschung, in ganz Köln war es vergriffen. Nun erst recht neugierig, machte ich mich am nächsten Tag wieder auf den Weg. Eines der letzten beiden Exemplare konnte ich in einem Geschäft erhaschen und huschte – noch ein wenig beschämt – damit von dannen. Gespannt fing ich an zu lesen und mußte feststellen, daß sich das Buch spannender als jeder Krimi lesen ließ. Doch nun war ich gefordert, und mit meiner Mutter zusammen nahmen wir die erste Probe. Ich war entsetzt, als ich meine Nase ins Glas steckte, um ersten Kontakt aufzunehmen! Was war das für ein Gestank und trinken sollte man dieses schreckliche Gebräu? Unsere Mägen drehten sich rechts und links, und nur durch derbe Witze entluden wir unser Unbehagen.

Nach einigen kläglichen Versuchen, bei denen der Ekel jedoch jedesmal siegte, bekam ich bei einem etwas mutigeren Versuch einen Schluck zu fassen. Wie von der Tarantel gestochen lief ich zum Waschbecken, spuckte alles aus und wusch mir den Mund aus. Das war ja salzig! Und außerdem – ja, es war IGITT! Ich war völlig demoralisiert! Doch immer wieder las ich die Zeilen im Buch und startete einen neuen Versuch. Zunächst rieb ich mir den Körper ein, dann verdünnte ich meinen Urin mit Wasser, und siehe da, Gurgeln wurde möglich. Mit neuem Mut wiederholte ich diese Vorgänge, und eines Abends war der erste Schluck getan (frischer, nicht verdünnter Eigenurin!). Gut, ich gebe zu, Limonade war es nicht gerade, aber der Ekel war nicht mehr so groß wie am Anfang. Ich führte nun regelmäßig die eine oder andere Methode durch. Auch ich möchte mich in die begeisterte Leser-innenreihe einordnen. Zwar kann ich noch keine konkreten Heilerfolge berichten, doch etwas Wichtiges anderes ist geschehen. Der am Anfang unüberwindbar scheinende Ekel ist besiegt, und mit neugierigem Staunen bewundere ich jeden Tag aufs neue die Farbe, Konsistenz und den Geruch meines Urins. Ich reibe mich gerne da-

mit ein und werde bald die ersten Versuche starten, ihn im Haus anzuwenden. Hoffentlich reicht der Vorrat! Außerdem gehe ich mit einer kindlichen Freude daran, über dieses Thema mit anderen zu sprechen und freue mich über deren Reaktionen . . .

Elfriede R. aus Bamberg:
. . . Zum Thema Ekel hätte ich noch was zu sagen. Wenn ich meinen Urin so trinken sollte, wie mein Körper ihn hergibt, würde ich mich ekeln. Dann kam mir eine Idee. Ich nahm Himbeer-Instant, gab 3 Teelöffel in den Urin. Und der Urin schmeckt nach Himbeersaft, nur ein klein wenig anders. Man kann das ohne Widerwillen gut trinken. Außerdem hat der Urin dann eine rote Farbe. Jeden Morgen trinke ich eine Teetasse voll, aber ich lasse den Urin vorher abkühlen . . .

Peter G. aus Aachen:
. . . Ihr Publikumsgespräch in Aachen (am Donnerstag, 18. Nov. 1993) hatte den letzten Anstoß für einen ersten Selbstversuch gegeben – „einfach mal ein Stückchen Haut einreiben". Tatsächlich. Es stinkt nicht!

Echte Testbedingungen stellten sich dann bereits einige Tage später ein, als ich eine Entzündung im Mund bekam – derartige Entzündungen bekam ich trotz regelmäßiger Mundpflege ziemlich häufig. Tapfer habe ich mit einem Schluck Urin gegurgelt (in der Tat eine ganz schöne Überwindung) und hinterher unverhältnismäßig gewissenhaft die Zähne geputzt. Zwei Tage später war die Entzündung verschwunden (normalerweise schmiere ich mir mindestens eine Woche so ein fies brennendes Zeug in den Mund). Anfangs dachte ich freilich vor allem an den Placebo-Effekt, aber nachdem es auch beim zweiten Mal funktioniert hatte – und ich überdies seitdem keinerlei Beschwerden mehr habe –, zähle ich mich endgültig zu den, hüstel, Pipi-Jüngern.

Ebenso behandele ich seit Ihrem Aachen-Besuch eine komische, rauhe, trockene, nicht juckende oder anderweitig störende, aber eben nicht besonders hübsche, etwa zwei Quadratzentimeter große Stelle auf meinem rechten Fuß, mit der auch die Ärzte nichts Vernünftiges anfangen konnten. Ich bin mir zwar noch nicht ganz sicher, aber nach zwei Monaten habe ich den Eindruck, daß die Haut an dieser Stelle – langsam, gaanz langsam – ihre Rauhigkeit verliert.

Natürlich erzähle ich seitdem hartnäckig meinen Bekannten von dem Wunderwasser. Die Reaktionen sind gespalten, es überwiegt kopfschüttelndes Unverständnis. Den meisten Erfolg (wobei „Erfolg" schon die Überführung von kopfschüttelndem Unverständnis in grüblerisches Unverständnis meint) habe ich mit dem Argument „Verhältnis zu sich selbst überdenken". Was Wunder: Das hat schließlich auch bei mir gewirkt . . .

Sigrun L. aus Konstanz:
. . . Ich bin Lehrerin für Pflegeberufe und bin ganz zufällig, durch meine Mutter, auf Ihr Buch gestoßen.

Als ehemalige Intensivschwester bin ich mittlerweile ins Gegenteil umgeschlagen und unterrichte mit Vehemenz „natürliche Heil- und Pflegemittel". Was also lag da näher, als Ihre Rezeptur auszuprobieren?

Die äußerlichen Anwendungen finde ich unproblematisch; oft muß ich innerlich lachen bei dem Gedanken, wie mein Freundeskreis reagieren würde, wenn man mich bei meinen Ritualen anträfe. Der orale „Genuß", z. B. Gurgeln, bereitet mir immer noch große Überwindung.

Mittlerweile habe ich mich in einer Klasse „geoutet", als das Thema auf die Urin-Therapie kam. Es war das 2. Outing – das erste fand in einem kleinen Freundeskreis statt. Da beide „Offenbarungen" sehr spontan passierten, kam erst im nachhinein der Schrecken: Wie wird man mit dieser Information umgehen? – Gelte ich jetzt als „Pißnelke"?

Die Reaktionen waren im übrigen bei Freunden und Schülern gleichgroßes Erstaunen . . . Sie?! . . ., teilweise Ekeläußerungen, die aber durch das Erstaunen und den fehlenden „Begleitgeruch" sehr schnell verdrängt wurden und dem Informationshunger Platz machten.

Jetzt bereite ich gerade mittels Ihres Buches ein Skript aus, das ich meinen Schülern an die Hand geben werde . . .

Evelyn H. aus Hamburg:
. . . Ich möchte gleich mal auf einen Punkt zu sprechen kommen, der immer wieder in der Sendung und auch im Buch aufgegriffen wurde. Das ist der „Ekel". Und das wundert mich ein bißchen. Warum sollte ich mich vor meinem eigenen Körper und was damit im Zusammenhang steht ekeln. Dann müßte man das, was man an Nahrung zu sich nimmt, auch mit einigem Ekel betrachten. Wenn auch in der heutigen Zeit unsere Landwirtschaft viel Kunstdünger verwendet, so gibt es doch noch Bauern, die Viehhaltung betreiben und somit auch Mist anfällt. Und diesen Mist bringen die Bauern aufs Feld – düngen damit, und kein Mensch sagt „Igitt-igitt, das esse ich nicht, das kommt ja vom Mist". Mir leuchtet es voll und ganz ein, daß Pflanzen, die in Urin vorgekeimt wurden, besser und kräftiger gedeihen, sind doch die Nährstoffe im Urin konzentriert vorhanden. Mist oder Dung ist ja auch mit Urin durchsetzt und Gülle stinkt auch. Nur hier sagt der heutige Mensch dann dazu „Frische Landluft" und nimmt ein paar Schnauferl mehr durch die Nase. Also – ich ekle mich nicht vor meinem eignen Urin . . .

Wolfgang P. aus Abensberg:
. . . Es ist beinahe schon erschreckend, wie weit sich der Mensch von seinen Ursprüngen und Wurzeln entfernt hat, wenn uns aber unsere Gesundheit etwas wert sein soll, so müssen wir wieder zu unseren Wurzeln zurückkehren und wieder mehr Selbstverantwortung übernehmen und nicht aus Bequemlichkeit alles den Therapeuten überlassen. Ich betrachte Ihr Buch als einen Denkanstoß in die richtige Richtung – mag dies anfangs auch nur der berühmte Tropfen auf den heißen Stein sein – ich wünsche Ihnen und mir, daß dieser Stein eine Lawine lostreten wird . . .

Sexualität und Urin

Und nun ein Sprung – oder doch nicht? Psychotherapeut-inn-en vermuten, daß die Spielart, Sexualität und Urin zu kombinieren, aus einer Ekel-Reaktionsbildung stamme, die Lust aus dem Verstoß gegen Verbotenes ziehe. Da auch dies zum Menschlichen gehört, ein kurzer Einblick ins Thema „Natursekt", wie der Terminus unter Spezialist-inn-en lautet:

Herr J. K.-K. aus Goslar:
. . . Das Thema Urin ist mir (43 Jahre alt) nicht unbekannt. Als kleiner Junge bekam ich bei starkem Halsweh/ Bronchitis u. ä. von meinem Vater die Anweisung, mit frischem Urin zu gurgeln. Meistens wurde jedoch zunächst der Arzt konsultiert und eine Arznei probiert. Wenn diese nicht half, kam ein Hinweis auf das Soldatenleben, und ich sollte doch gefälligst meinen Ekel überwinden. Der Ekel wurde mir jedoch von den gleichen Eltern vor Kot, Urin u. a. anerzogen – ich überwand ihn und gurgelte meine Schmerzen meist mit zwei bis drei Behandlungen weg.

Neue Schuhe mit Scheuerstellen nahm Vater mit aufs Klo und am nächsten Morgen hatten meine Schuhe weiches Leder.

In Ihrem Buch vermisse ich einen Hinweis auf den sexuellen Aspekt des Urins. Es soll nicht wenige Menschen geben, für die es ein Gefühl höchsten Glückes bedeutet, sich an dem „Goldenen Strahl" ihrer (dominanten) Partnerin laben zu dürfen. Hierbei handelt es sich ja um eine Fremdharn-Therapie – nur mit Glücksgefühlen verbunden oder auch mit gewisser Infektionsgefahr?

Da doch auch bei jedem Oralverkehr unweigerlich einige Tropfen Urin an den Partner übergehen, müßte doch diese Sexualpraktik aus Gründen der Volksgesundheit eigentlich staatlich empfohlen werden . . . Aber das verhindert natürlich die religiös-politische (gesunde?) Moral, die unsere Machthaber verbreiten lassen.

Ich jedenfalls habe gelernt, alle Tabus, die meinen Körper betreffen, zu überprüfen. Unberechtigte, überholte, unnatürliche Tabus verhärten die Seele und dann den Körper – sie machen krank. Auch in diesem Sinne hat mir Ihr Buch, das mir zwei Tage vor der Abfahrt zur OP in die Hände fiel und die Zeit im Klinikbett gut verkürzt hat, sehr gefallen . . .

Ein Leser aus dem Münsterland, der gern ungenannt sein möchte:
. . . Meine Erfahrung mit Urin hat mit Hautpflege zu tun und gleichzeitig mit Erotik! Denn dieser Aspekt der anregenden oder aufregenden Wirkung von Urin in einer Zweierbeziehung fehlt in Ihrem Buch. Schon immer und immer noch sind Urin und Sex sehr eng bei einigen Leuten miteinander verbunden. Nirgends sonst gibt es eine derart anregende, intime, warme Nähe zum Partner, wie durch den Urin! Der größte Beweis von Zuneigung und Hemmungslosigkeit ist der Kontakt mit dem Urin eines Partners.

Heute (oder besser schon seit längerem) wird mir deshalb meine Geschichte immer klarer. Als Junge wurde ich aufgrund der Arbeit meiner Eltern von einer mit in unserem Haus lebenden Frau großgezogen. So etwa seit meinem 12. Lebensjahr ließ sie mich morgens nach dem Aufstehen und abends vor dem Zubettgehen in eine Vase urinieren. Wie ich durch Spionieren und kindliche Neugier herausfand, wusch sie sich damit Hände, Gesicht und auch die Brust! Eine makellose Haut (noch heute) ist das Ergebnis. Für mich weiterhin prägend bis heute und als zusätzliche Info (ein neues Buch?) will ich noch anführen, daß diese „Oma" dann bei mir im pubertären Alter von 15 Jahren begann, mich abends vor dem Zubettgehen am Glied so lange zu manipulieren, bis ich meinen Samen in ein Glas spritzte! Es gefiel mir damals! In diesem Samen, wie auch im Urin, sollten Stoffe sein, die die Haut pflegen und schützen! So rieb sie sich jeden Abend meinen Samen ins Gesicht sozusagen als „Nachtcreme", nachdem sie es zuvor mit meinem Urin „gereinigt" hatte! Da ich heute diese

Frau (mittlerweile 74 Jahre alt) noch kenne und ab und zu sehe, muß ich feststellen, beide Stoffe haben gewirkt …

Ein Leser aus München, der gern ungenannt sein möchte:
… Thematisch möchte ich das, was ich hier schreibe, unter das Thema „Für die Seele" auf Seite 91 einordnen. Mich hat die Zuschrift der Hörerin aus Bonn besonders beeindruckt, weil sie aus dem Herzen gesprochen ist.

Lassen Sie mich „in medias res" gehen. Vor langer Zeit lernte ich ein Kollegenehepaar kennen, mit dem mich bald eine herzliche Freundschaft verband. Aus mir unerklärlichen Gründen scheiterte die Ehe, und es erfolgte die Scheidung. Ich bedauerte dies sehr, als ich davon hörte. Ich besuchte die Frau umgehend, und sie erzählte mir ihr Leid, es hätte viele Tränen gegeben. Ich besuchte sie daraufhin regelmäßig und wir genossen unsere Freundschaft noch mehr als zuvor. Sehr bald erklärte sie mir ihre tiefe Zuneigung und wünschte sich intime Kontakte, was sie sehr vorsichtig zum Ausdruck brachte … Sie betonte immer wieder, wie sehr sie sich dabei entspannen kann. Wir richteten es so ein, daß wir bei jedem Beisammensein Sex betrieben, und zwar ausschließlich oralen Sex. … Ich dachte darüber nach, was ich zur Abwechslung und Bereicherung noch tun könnte. Da erinnerte ich mich an meine Jugendzeit, es war Krieg, wo wir Kinder in den Malzkaffee statt Zucker nur Sacharin, wie es damals hieß, bekamen. Da ich als Junge damals auch schon sehr neugierig war, probierte ich einmal meinen Urin, ob der vielleicht deshalb auch süß schmeckt. Das war tatsächlich der Fall. Da schmiedete ich folgenden Plan: Ich bereitete wie bisher durch vieles Trinken eine Menge Urin vor und nahm etliche Stunden vorher einige Schluck des Diätsüßungsmittels „Natreen" flüssig zu mir. Durch einige Proben testete ich den Geschmack und glaubte an die süßende Wirkung meines Urins … Später drückte ich, und ein warmer sprudelnder Urinstrahl schoß in ihren Mund. Sie unterbrach nicht, ich auch nicht bis zum Ende. Ich drückte noch einige Male den Rest heraus. Da blickte sie freudig strahlend zu mir herauf, ich fragte sofort: „Nach was hat das geschmeckt?" Spontan antwortete sie: „Süß wie Aprikosen."… Da war ich doch sehr überrascht und ein wundervolles Gefühl durchströmte mich, und ich kann bis heute feststellen, es war das schönste Erlebnis, was ich je hatte …

Ich möchte noch einmal die Äußerung der Hörerin aus Bonn erwähnen: „Ich bin richtig froh, daß ich meinen eigenen Urin jetzt gern rieche und auch mag." …

H. B. aus Langebrück erinnert sich unter anderem an eine Kollegin:
… Bis zum Tage, da unser Arbeitsverhältnis beendet werden mußte, habe ich jede Gelegenheit genutzt, von einer Kollegin herrliches Pipi zu bekommen. Nahezu Tag für Tag. Infolge des phantastisch innigen Verstehens zwischen uns schenkten wir uns Möglichkeiten, wo ich mir von ihr meinen nackten Körper noch und noch bepinkeln ließ …

Mit zunehmendem Älterwerden ist wohl noch die Sehnsucht vorhanden. Wie jedoch soll ich noch das Glück haben können, für mich das bedeutungsvolle Pipi erbitten zu können. Dazu sind wohl verständlicherweise meine Chancen zu gering und auf eine unzärtliche Art könnte ich es niemals wagen. Somit muß ich mich damit begnügen, allenfalls davon zu träumen und mich in glücklichen Gedanken an einst Gewesenes zu erinnern …

Herr R. K. aus Ober-Mörlen:
… Ich kann nur Sachen sagen, die vom Hörensagen kommen, daß Mädchen in den Wüstenregionen, die auffallend schöne und dicke Haare haben, diese mit Kamelharn behandeln. Auch soll es bei Kleinkindern möglich sein, wenn der Haarwuchs nicht so gut kommt, mit Eigenurin dann ein besseres Ergebnis zu haben. Von einem Mitarbeiter einer Zigarrenfabrik weiß ich, daß Damen die auf dem Dachboden gelagerten Tabakblätter auch angefeuchtet haben, hier in Deutschland jetzt nicht mehr.

Beim Lesen des Buches ist auffallend, daß der Urin

von jungen Knaben oft erwähnt wird. Anscheinend besteht da ein Unterschied zwischen dem der Mädchen und der Damen überhaupt.

In einem Sex-Lexikon wird Urotopie als auch etwas bezeichnet, was auch eine Lustempfindung dabei hätte, aber es wird trotzdem als pervers eingestuft und die Personen als Patienten bezeichnet, die mit einer Therapie wieder davon wegkommen sollen. Hatte auch mal eine Krankenschwester, die als Nebenerwerb in einer Nachtbar arbeitete, darüber befragt, sie sagte, sie hätte auch einmal einen Kunden in der Bar gehabt, dem sie das Sektglas damit gefüllt habe. Als er das auch noch getrunken habe, bekam sie so einen Ekel, daß sie in der Bar gebrochen habe . . .

Von einigen Menschen werden positive Auswirkungen des Urins auf das Sexualleben beschrieben, die einerseits mit der Befreiung vom Ekel und andererseits tatsächlich mit hormonell-chemischen Effekten der Urin-Anwendung zusammenhängen könnten:

Ein Leser, der gern ungenannt sein möchte:
. . . Ich bin froh, daß ich durch Ihr Buch die Urin-Therapie kennengelernt habe, die in Fällen wie bei der Haut bei mir besser angeschlagen hat als Medikamente. Der weitere große Vorteil ist, daß Urin jederzeit verfügbar ist, und es entfallen Wege zum Arzt oder Apotheke, von den ersparten Kosten ganz zu schweigen. Weiter führen diese Erfahrungen zu einer viel positiveren und unbefangeneren Einstellung zum eigenen Körper und dem Körper des Partners . . .

Barbara L. aus München:
. . . Ich denke, wenn wir alle unsere „sterilen" Intimbereiche mehr akzeptieren, wird das ein Aufblühen der sexuellen Liebe.
Ich benutze frisch, vergoren, alles. Übrigens Klopapier nehme ich nur noch bei Stuhl. Die Feuchtigkeit nach dem Urinieren verteile ich auf meinen Körper. Da ich viel in der Natur bin, sehr praktisch . . .

Frau G. P. aus Beerfelden:
. . . Noch nie habe ich einen Leserbrief geschrieben, aber heute muß ich Ihnen einfach schreiben. Durch eine Bekannte bin ich auf Ihr Buch aufmerksam gemacht worden. Meine Augen brannten und juckten immer. Ich war beim Augenarzt. Er sprach von Allergie. Außerdem ließ ich mir eine neue Brille machen. Alles half nichts. Angeregt durch Ihr Buch kam ich dann auf die Idee, meine Augen mit Urin auszuwaschen, und siehe da, es half. Meine Blumen bekommen inzwischen meinen Urin als Dünger. Mein linker Zeigfingernagel kam immer gespalten aus der Nagelwurzel. Nachdem meine Hände mit meinem Urin gepflegt werden, ist mein Nagel inzwischen halb rausgewachsen, ohne daß er gleich wieder gespalten ist. Die Altersflecke auf den Handrücken sind schon ganz blaß. Während der Mittagspause schlief ich gar nicht mehr. Ich bin nicht mehr so müde wie früher. Und, jetzt lachen Sie aber nicht, das wirkt sich sogar auf mein Sexualverhalten aus. Ich kann das alles gar nicht fassen. Ich glaubte immer schon, ich hätte ein gutes Verhältnis zu meinem Körper, aber seitdem ich mit meinem Urin so umgehe, kann ich nur staunen, wie selbstverständlich alles geworden ist, was ich mache. In jungen Jahren, als ich noch im Rheinland wohnte, ich bin aus Köln, habe ich oft Ihren Ü-Wagen im Radio gehört, aber ich hätte nie gedacht, daß ich Ihnen einmal so dankbar sein würde . . .

Ein Leser aus Stuttgart, 81 Jahre, der gern ungenannt sein möchte:
. . . Das Allerwichtigste in Ihrem großartigen Buch sind die Hörer- und Leser-Zuschriften und die Art und Weise, wie sie verbreitet werden. Nämlich unter ungenannt.
. . . Da ja alles in Ihrem Buch schon beschrieben ist, wollte ich eigentlich nicht auch noch an Sie schreiben. Nun aber kam ich durch die Zuschriftenschreiberin aus Hüllhorst auf eine glänzende Idee. Sie schreibt auf der Seite 88 Ihres Buches, daß Urin milliliterweise in den Po injiziert, bei Hormonstörungen hilft. Also, ich tat es. Kurze Zeit darauf gelang mir eine wunderbare Liebesstunde mit meiner

Frau. Nun denke man an all die vielen geplagten Frauen, die ihre Wechseljahre durchquälen müssen! Das ist ja direkt eine epochemachende Erfindung! . . .

Mißerfolg

Nicht alle Urin-Anwender-innen hatten Erfolg. Manche beschreiben auch, daß sie kränker wurden. Ob es sich dabei um eine Erstverschlimmerung, Anwendungsfehler, Geduldmangel, Medikamentenunverträglichkeit oder tatsächlich um Negativfolgen des Urins handelt, ist ungeklärt:

Heide U. aus Flein:
. . . Ich behandle 2x täglich mit Morgenurin, anfangs klebte ich über Nacht ein getränktes Pflaster auf einen Dorn an meiner Fußsohle. Vor dem Urin habe ich keinen Ekel oder sonst eine negative Einstellung. Daß ich die Behandlung inzwischen lästig finde und an der Richtigkeit Ihrer Berichte zu zweifeln beginne, können Sie wohl verstehen . . .

Frau I. H. aus D.:
. . . Ich finde es gut, daß Naturheilmittel, wo möglich, angewandt werden.

Darum habe ich bei einer Halsentzündung dreimal mit Morgen-Mittelstrahlurin (frisch, jeweils $1/2$ Glas) gegurgelt. Dann hat sich die Erkältung so stark verschlimmert, daß ich sofort aufgehört habe und es bedauert habe, daß ich es getan habe. Ich habe mir überlegt, ob ich nicht mögliche, im Urin befindliche Bakterien, dadurch so richtig verteilt habe.

Ich habe bislang nur mit meinem Mann darüber gesprochen, würde aber bei evtl. Gesprächen mit Bekannten davor warnen oder doch zumindest zur Vorsicht mahnen. . . . Es macht mich im nachhinein skeptisch, daß in dem Buch nur positive Erfahrungen mitgeteilt werden . . .

H. S. aus Freiburg:
. . . Meine Hauterkrankungen – anders kann ich sie nicht bezeichnen – begannen in beiden Leisten vor ca. drei Jahren. Oftmals sprang die Haut in diesem Bereich auf, dann zog es sich hin bis zum After. Später entstand auch eine Stelle in der rechten Hand. Mehrere Hautärzte behandelten mich mit den unterschiedlichsten Salben, Tinkturen und Badezusätzen; in zwei Hautkliniken wurde ich auch behandelt, und dort meinte der Facharzt: in der Hand könnte es eine Art Schuppenflechte sein. Es bilden sich dort zeitweilig Pickel mit einer Flüssigkeit. Alle Behandlungen blieben ohne Erfolg. . . . Jetzt mache ich seit mehr als sechs Wochen gewissenhaft die Urinbehandlung, trinke sogar den eigenen Körpersaft – aber kein Erfolg. Selbst das Gerstenkorn wurde nur kleiner, verschwindet aber nicht . . .

Michaela K. aus Essen:
. . . Zunächst sah es nach Besserung aus, aber davon ist nichts übriggeblieben. Die Akne blüht trotz Urinbehandlung je nach Zyklusphase.

Ich bin enttäuscht, weil ich mir sehr viel von diesem so besonderen Körpersaft erhofft hatte . . .

Esther S. aus Wüstenrot:
. . . Ich hoffte zuversichtlich, daß die Kur mir helfen könnte, von meinen Kreuzschmerzen und den Schmerzen in Fuß- und Kniegelenken befreit zu werden. Nach zehn Tagen verschwanden die Schmerzen im linken Hüftgelenk, das war wunderbar, und ich trank tapfer weiter. Jeden Morgen ein Glas, nun schon seit Weihnachten. Doch leider stellt sich kein Erfolg ein. Ich reibe auch jeden Abend meine Beine mit Urin ein, weil sie sich über Nacht ganz „prall" anfühlen, die Fußgelenke geschwollen sind und die Fußsohlen wie taub sind. Es hat sich mein Zustand also eher verschlechtert. Sind das nun nur Altersbeschwerden, die nicht mehr zu beheben sind, oder was kann ich zusätzlich tun, daß ich wieder beweglicher werde? Ich bin 80 Jahre alt. Doch eins hat

sich wesentlich gebessert: mein Stuhlgang hat sich wieder normalisiert und das ist natürlich schon ein Erfolg! . . .

Eine Leserin aus Norddeutschland, die nicht genannt sein möchte:
. . . Ich empfand überhaupt keinen Ekel und habe es auch sofort ausprobiert wegen: a) Altersflecken an Handrücken und Stirn; b) nachlassendes Gedächtnis; c) Anfang zu Schwerhörigkeit (wurde beim Arzt festgestellt); trage aber noch kein Hörgerät; d) beginnender Sehschwäche. Seit ca. $^1/_4$ Jahr trinke ich täglich morgens den Mittelstrahl Urin, 1 Glas nüchtern, befeuchte abends mit dem Morgen-Urin meine Hände, Stirn, Augen und Ohren. Bisher habe ich noch keinen Erfolg verbuchen können . . .

Elisabeth G. aus Köln:
. . . Ich habe überhaupt keine Erfolgserlebnisse zu verzeichnen. Selbst die kleinsten Hautfehlerchen sind nach wie vor da. Ich bin überzeugt, daß im Urin wertvolle Stoffe enthalten sind. Jedoch auch der Glaube an die Medizin hat nicht geholfen. Wenn ich an die vielen Berichte in Ihrem Buch denke, kommen mir doch große Zweifel an der Glaubwürdigkeit. Auch fand ich die Beschreibung von großem Ekel und furchtbarer Überwindung vor dem Trinken des Eigenurins stark übertrieben. Ich kann dazu nur sagen, daß mir mein eigener Saft ganz gut schmeckt, gar nicht bitter und vor allem, daß ich den Geruch liebe. Sowas wie Ekel habe ich zu keiner Zeit gespürt. Eine Schreiberin schwört auf den Saft als Haarwaschmittel. Dafür sollte er einige Tage lang stehen. Ich habe diesen Vorschlag auch ausführen wollen. Aber zum ersten ergab der abgestandene Urin auch nach noch so langem Schütteln keinen Schaum[2], wie in Ihrem Buch berichtet wurde, und zum zweiten roch diese Brühe gar nicht gut, und ich

---

[2] Anm. d. Aut.: Funktioniert offenbar nur in Verbindung mit Fett.

brachte den Versuch nicht fertig. Ich gurgele, trinke, wasche mein Gesicht damit, reibe Arme und Beine ein und habe auch wochenlang Fußbäder genommen. Ich werde mit dieser Tätigkeit fortfahren; vielleicht kommt der Erfolg noch nach Jahren! In den Berichten Ihres Buches trat ja meistens die Besserung schon nach Tagen ein, und das scheint mir heute doch zum großen Teil eine enorme Übertreibung oder sogar Einbildung zu sein . . .

Martha Maria H. aus Höhenkirchen-Siegertsbrunn:
. . . Vor einiger Zeit habe ich mir Ihr Buch besorgt. Zwei Gründe haben dafür gesprochen: Erstens wurde mir in meiner Kindheit bei einer schweren Diphtherie-Infektion durch Eigenurin das Leben gerettet und zweitens leide ich seit 5–7 Jahren an einer schweren Mißbefindlichkeit meines Körpers, wogegen mir kein Arzt helfen kann und ich nun in der Hoffnung war, das könnte mir Heilung bringen. Ich leide an einer Nahrungsmittel- und Medikamenten-Intoleranz. Ich möchte den gleichen Wortlaut gebrauchen, wie Frau Helga R. aus Bochum, auf Seite 70 Ihres Buches. Diese Frau hat mir aus dem Herzen gesprochen, denn ich glaubte nicht, daß es noch jemanden mit einem solchen Krankheitsbild gibt, nachdem verschiedene Ärzte diese Symptome noch von keinem anderen Patienten/in gekannt haben. Nachdem Frau Helga R. ebenfalls ihre Hoffnung auf eine Heilung durch Eigenurin gesetzt hat, war es für mich klar, daß ich es damit versuchen mußte. Also habe ich 8 Tage lang morgens Mittelstrahl-Eigenurin, ein halbes Glas, mit Wasser aufgefüllt getrunken, 8 Tage lang ohne irgendeine Reaktion. Am 9. Tag wachte ich mit Schmerzen in der ganzen Unterleibsgegend auf und fühlte mich noch elender als sonst an vielen Tagen. Im Bad mußte ich feststellen, daß sich eine Gürtelrose mit leichter Bläschenbildung anbahnte und die begleitenden Schmerzen Nervenschmerzen waren, wie ich sie aus einer früheren Gürtelroseerkrankung bereits kannte. Ich hörte sofort auf Eigenurin zu trinken und behandelte die Bläschen und die Schmerzgegend mit Ringelblumensalbe mit Lavendelöl, die in solchem Falle

das beste Heilmittel ist. Ich hatte Glück, daß die Bläschen nicht noch mehr wurden und die Krankheit bald zum Abklingen kam. Es kann mit Sicherheit davon ausgegangen werden, daß das Urin-Trinken bei meiner Medikamenten-Intoleranz die Gürtelrose wieder hervorgebracht hat, wie ich sie vor drei Jahren hatte, sicher auch durch einen Versuch oder einfach Unverträglichkeit verschiedenster Dinge, fast aller Nahrungsmittel und Medikamente. Wie Sie also sehen, ist Urin nicht für alle Fälle das Heilmittel. Trotzdem möchte ich einräumen, daß es sicher vielen Menschen helfen kann und bei Halsinfektionen mit Sicherheit. Ich sehe bei mir eine allergische Reaktion, ausgelöst oder begünstigt durch die Wechseljahre – also hier Vorsicht! Auch möchte ich erwähnen, daß mir das Trinken von Eigenurin schon schwer gefallen ist. Aber ich dachte, wenn es hilft, nichts wie runter. Ja, ich habe meinen Töchtern und meiner Ärztin davon erzählt. Sie haben alle überrascht und aufmerksam zugehört ohne weiteren Kommentar . . .

Eine Leserin aus Neubrandenburg, die gern ungenannt sein möchte:
. . . Meine Medikamente, Hormontabletten (Östrogene, wegen einer Totaloperation) und verschiedene Augentropfen und -salbe wegen einer chronischen Bindehautentzündung, setzte ich einfach ab. Zweieinhalb Monate führte ich so meine Urinbehandlung durch, bis ich kürzlich, bei meiner vierteljährlichen Augenkontrolle von einer ziemlich starken Linsentrübung erfuhr. Zufall oder Folgeerscheinung? Jedenfalls geriet ich nun doch in Zweifel, hörte mit der Urin-Therapie auf und begann wieder mit allen Medikamenten . . .

Heinrich G. aus Nürnberg:
. . . Ich nehme also seit sechs Wochen täglich früh meinen Urin, obwohl ich außer starkem Schwitzen in der Nacht keine Probleme habe, also vorbeugend. Das Schwitzen hat sich leider nicht gebessert. Ich bemerke, daß ich bereits 82 Jahre alt bin. Als ich neulich bei mei-

nem Hausarzt einen Gesundheitstest machen ließ, erfuhr ich leider, daß im Blut ein hoher Harnsäurewert festgestellt wurde, was der Arzt auf die Einnahme des Urins zurückführte. Er meint, daß dadurch evt. Gelenkprobleme entstehen könnten . . .

Ein Leser, der gern ungenannt sein möchte:
. . . Da es ja frischer und noch ganz warmer Urin war, hat es schon etwas Überwindung gekostet (nicht das Ansetzen überhaupt, da ich mir einredete, es sei ja wie Apfelsaft), aber dann das Schlucken! Die Wärme und der leicht salzige Maggigeschmack waren schon recht ungewöhnlich. Am nächsten Morgen habe ich dann ein weiteres Gläschen zu mir genommen. Erfolge stellten sich leider nicht ein – im Gegenteil. Ich bekam, nachdem ich das nächste Morgengläschen getrunken hatte (also insgesamt drei Gläser an drei Tagen), stark juckenden Hautausschlag und habe dann erst nachgeschlagen, welche Nebenwirkungen es geben könnte. Außerdem war ich etwas enttäuscht, daß eine kleine Blase an der Lippe (ob diese vorher schon verhanden war oder erst nach Einnahme des Urins entstand, kann ich nicht mehr sagen), welche ich während der Einnahme ständig mit Urin betupfte, nicht verheilte, obwohl ja manche vom Verheilen weit größerer Wunden nach nur einmaligem Betupfen wie über wahre Wunder berichteten. . . . Erst einmal hat diese Erfahrung bewirkt, daß ich die Therapie einstellte, und trotzdem hatte ich noch ein bis zwei Tage juckenden Ausschlag. Ich habe noch niemandem über meinen „Selbstversuch" berichtet, werde dies bei Erfolg aber tun. . . . Möglicherweise liegt der Mißerfolg auch an der Unverträglichkeit mit dem Medikament, welches ich erwähnte (da ja auch davon gesprochen wird, nicht Eigenurin einzunehmen, wenn man chemische Medikamente zu sich nimmt) . . .

Ernestine Z. aus Butzbach:
. . . Mein Ekzem befindet sich am linken Fußknöchel und zieht sich etwa zur Mitte des Fußes hin. So betupfte ich

und schüttete auch auf die wunden Stellen morgens und abends den Urin, so wie im Buch beschrieben. Am Anfang glaubte ich an eine Besserung, da morgens das Bein ziemlich blaß war. Bald aber merkte ich, daß dem nicht so war. Die wunden Stellen wurden größer und röter, ziehen sich jetzt rund um die Fessel und jucken wieder. Habe heute aufgehört, Urin darauf zu geben, muß die Therapie beenden. Was habe ich falsch gemacht? Bin zwar 83 Jahre, aber sonst noch auf dem Damm . . .

Kirsten F. aus Weierrodt:
. . . Leider bewirkte die Therapie nicht die geringste Verbesserung, ganz im Gegensatz zu dem, was ich erwartet hatte. Dadurch komme ich mir schon regelrecht betrogen vor, wenn ich die vorwiegend positiven Berichte lese. Ich frage mich, was ich falsch gemacht habe, denn ich möchte immer noch an die Wirkung des „besonderen Saftes" glauben. Muß ich doch eine Trinkkur machen? . . .

Hildegard H. aus Hamburg:
. . . Mit großem Interesse las ich Ihr Buch und war sehr davon angetan, ein Medikament kostenlos immer bei mir zu haben. So probierte ich Verschiedenes aus. Meine Haut wurde weich und geschmeidig, die Haare ebenso, waren aber nicht ganz zufriedenstellend. Vor allem aber hoffte ich, meinen jahrelangen Fußpilz und die Entzündungsanfälligkeit der Gehörgänge beheben zu können. Die Füße badete ich anfangs abends in gesammeltem Urin, später legte ich Mullstreifen mit frischem Morgenurin um die Zehen. Anfangs wurde es besser; später wurde es dann aber schlechter und resistent. Ich träufelte mit einer sauberen Pipette frischen Urin in die Gehörgänge. Diese schwollen an. Als es auf die Knochen überging und ich eine „Maulsperre" bekam, bestellte ich den Notarzt, dem ich meine Eigenmedikation verheimlichte – wie meinem HNO-Arzt auch. Nach Überwindung trank ich auch und spülte ausgiebig meinen Mund, da ich oft Zahnfleischbluten hatte und mir Abhilfe erhoffte.

Nach einiger Zeit begannen meine Zähne weh zu tun und wackelten sehr. Dem Zahnarzt gestand ich meine Eigenmedikation. Er nannte mir zur Abhilfe ein pflanzliches Mittel und griff nicht, wie der Notarzt, zu Antibiotika. Jetzt, nach einem Jahr, sind die Zähne etwa so fest, wie sie waren. Ich nahm hier in Hamburg an einer Tagung teil, „Medizin im Wandel", wo auch die Eigenharnbehandlung vorgestellt wurde. Es wurde aber gesagt, daß es Menschen gäbe, die es nicht vertrügen (dazu gehöre ich wohl). Man müsse es auf sechs verschiedene Arten testen. Sie sollten Ihrem Buch dringend die Handhabung der Eigenmedikation hinzufügen. Vermutlich habe ich zuviel getrunken, zu lange gespült und die Zehen zu lange feucht gehalten. Nach meinen Erfahrungen mache ich ein großes Fragezeichen hinter Ihre Vorschläge.
P.S.: Ich bin gespannt, ob Sie meinen Brief auch einfügen . . .

Marion B. aus Lautertal:
. . . Bis vor fünf Wochen wußte ich nichts über die Urin-Therapie. Ich leide seit ca. neun Jahren an einem Kopfekzem. Ich wanderte von einem Arzt zum anderen. Ich mache es nun schon seit vier Wochen, aber ohne Erfolg. Vielleicht mache ich etwas falsch? Ich versuche es noch zwei bis drei Wochen. Dann gebe ich es auf . . .

Robert J. aus Luxemburg:
. . . Ich bin 35 Jahre alt und bin seit etwa 7 Jahren in der EDV tätig. Früher arbeitete ich als med. techn. Assistent (MTA). Seit etwa 2 Jahren habe ich brennende Augen oder Schwierigkeiten, das Auge zu befeuchten. Der Besuch beim Augenarzt war angesagt und man gab mir wie üblich Augentropfen. Ich kann nicht behaupten, daß diese (verschiedenen) Tropfen geholfen haben. Leider entwickelten sich mit der Zeit (es ist etwa 1 Jahr her) knotenartige Verdickungen auf den Augenlidern, und ich mußte deswegen sogar schon zweimal operiert werden. Die Operation ist nicht gerade schmerzlos und es bilden sich auch häßliche Narben, die die Augen verunstalten. Nach

der letzten Operation begannen sich an meinem rechten Auge (unten) und an dem linken Augenlid wieder diese Verdickungen zu bilden. In Ihrem Buch geht mehrfach die Rede von Gerstenkörnern. Ich nehme an, daß es sich bei mir um solche „Körner" handelt, obwohl an meinem rechten Auge die Verdickung besonders groß (und häßlich) ist, aber mehr nach einer Linse, also rund aussieht.

So, in diesem Zustand also habe ich Ihr Buch gelesen. Als die 3. Operation bevorstand (der Termin war in etwa 1 Woche, bevor ich das Buch gelesen hatte), sagte ich die Operation kurzerhand ab und begann mit der Urintherapie. Beim ersten Mal, als ich meinen eigenen Urin auf die Augenlider auftupfte, brannten meine Augen noch sehr, aber von Mal zu Mal immer weniger. Zu Beginn habe ich nur Morgenurin genommen, dann, später, jedesmal beim Wasserlassen. Und siehe da, nach etwa 10 Tagen begann die besonders häßliche Verdickung am rechten Auge eitrig zu werden. Sie können sich nicht vorstellen, wie ich mich über den Erfolg freute. Nach 1–2 Tagen öffnete ich die Eiterpustel mit sanftem Druck mit den sauberen Fingern. Selbstverständlich fuhr ich mit der Urinbehandlung fort. Es sah so aus, als ob das „Ganze" zusammenschrumpfen würde. Leider bin ich seit etwa 3 Wochen auf diesem Punkt stehengeblieben, d. h. die Verdickung ist etwa linsengroß und bleibt so . . .

Anneliese K. aus Westerrönfeld:
. . . Alles zusammen dauerte meine Urin-Anwendung etwa drei Wochen. Ich bekam dann aber ein trockenes Ekzem, das sich in großen roten Flecken zeigte und über den ganzen Körper verbreitete. Ich sah aus wie eine Aussätzige und litt unter einem furchtbaren Juckreiz, der mich Tag und Nacht nicht zur Ruhe kommen ließ, auch waschen mit Urin half nicht, ganz im Gegenteil, es wurde noch schlimmer. Ich bekam trockene Schuppen auf dem Haarboden und auch meine Gehörgänge waren dicht. Ich wußte mir keinen anderen Rat, als den Urin abzusetzen und zu einem Arzt zu gehen, der große Augen machte und sofort fragte:

„Was haben Sie denn nur gemacht?" Ich muß gestehen, daß ich nicht den Mut hatte, die Wahrheit zu sagen, sondern nur mit den Achseln zuckte und um cortisonhaltige Salbe bat, die ich dann auch bekam. Es dauerte ca. zwei Wochen, bis ich den furchtbaren Juckreiz einigermaßen los wurde und wieder „Mensch" war. Jetzt wage ich mich natürlich nicht mehr an diese Behandlungsweise heran. Was habe ich nur falsch gemacht? . . .

Plus und Minus

Manche Schreiber-innen berichten von geteilten Erfahrungen. Das ist tatsächlich ein besonders interessantes Phänomen. Warum nützt Urin einmal ja und einmal nicht, warum bei manchen und bei anderen nicht:

Anita P. aus Oberstdorf:
. . . Zu meinen Erfahrungen: (Sie wollen auch negative erfahren?). Trotz des Morgentrunks bekam ich im Winter einen schweren, langandauernden grippalen Infekt mit wochenlangem Husten (von Gurgeln wußte ich noch nichts). Auch das täglich morgendliche Anwenden von Urin an einem Ekzem am Rücken half nicht, auch nicht bei den Altersflecken (jahrelange Anwendung!). Nach Lesen des Buchs von Dr. Herz/Dr. Abele wandte ich das dort empfohlene 14tägige Trinken des gesamten Urins an, nachdem mir eine Freundin von einer Frau erzählt hatte, die ihre Darmpilze und Darmbeschwerden dauerhaft losgeworden war. Da ich auch diese Pilze habe, wandte ich die 2-Wochen-Kur an . . . Leider bei mir keine Besserung. Aber: ich hatte gerade starken Ausfluß. Der war schon nach wenigen Tagen dauerhaft weg! Ekzem am Rücken aber blieb leider. Ich fühlte mich während dieser zwei Wochen einfach herrlich. So leicht, so frei, so beweglich, so beschwingt! Dabei machte ich die Erfahrung, daß der Urin immer mehr wurde, je mehr ich trank. Schließlich war es mir unmöglich, alles zu trinken, einfach zuviel. Er wurde auch heller und schmeckte auch

immer besser, manchmal süß, oft genau nach dem, was ich gegessen hatte. Meine Umwelt reagiert auf meine Urin-Versuche nur mit Entsetzen. Einige können sich vorstellen, daß es gut sei, wollen es aber selbst nicht tun. Mich selbst kostete es keine große Überwindung. Allerdings, wenn ich auswärts essen gehe, dann ist es schon „verdammt salzig". Eine persönliche Vermutung: Nachdem sich die westliche Welt mit denaturierter, vergifteter Industriekost ernährt, kann der Urin nicht mehr so rein sein wie früher . . .

Ingrid K. aus München:
. . . Ich war Ostern in Italien beim Zelten und bekam unheimlich starke Halsschmerzen. Da ich mich in Deutschland fast ausschließlich von homöopathischen Ärzten behandeln lasse, wußte ich nicht, was tun. Auf Anraten meines Freundes versuchte ich es mit Urin. Mein Ekel war anfangs unendlich groß und es war eine große Überwindung. Ich mischte schließlich Orangensaft zum Morgenurin. Bereits am Nachmittag war eine wesentliche Besserung eingetreten und nach nochmaligem Trinken am nächsten Morgen war die Halsentzündung fast weg. Ich habe bemerkt, daß es lediglich einer Gewöhnung bedarf, mein Ekel wurde mit der Zeit immer geringer, und ich möchte (angeregt durch Ihr Buch) noch einige weitere Dinge ausprobieren, z. B. Haare- bzw. Kleiderwaschen. Doch hatte ich bisher nicht bei allen „Leiden" die gewünschte Besserung: Im Gesicht habe ich eine Art Flechte, die durch Betupfen mit Urin bisher zwar besser geworden, aber nicht verschwunden ist (Anwendung seit etwa 2 Wochen), und meine verstopften Nebenhöhlen (seit 3 Jahren) bleiben unverändert. Selbst meine Versuche mit „Urin zu schnupfen" konnten nichts bewirken. Ich kam auf diese Methode, da wir als Kinder immer Salzwasser bei Erkältung schnupfen mußten. Bisher habe ich nur frischen Urin verwendet. Für mich und meinen Freund ist das alles ein ganz natürliches Thema geworden, auch vor seinem Urin habe ich eigentlich keinen Ekel, jedoch fällt es mir schwer, vor anderen Menschen dazu zu stehen. Ich habe die Erfahrung gemacht, daß alle im ersten Moment total angeekelt sind, jedoch zustimmen, wenn ich erkläre, daß es sich eigentlich um Medizin handelt und nicht um ein Hobby. Auch meine Freunde sind den Naturheilverfahren gegenüber sehr aufgeschlossen, und dem Argument, entweder ein Antibiotikum, bei dem der Körper jahrelang zur Entgiftung braucht, oder Eigenurin, hat bisher keiner widersprochen. Jedoch bleibt die Diskussion meist auf der Ebene „ich habe gehört, es soll geben . . .". Daß ich es selbst schon ausprobiert habe, wissen die wenigsten . . .

Johanna G. aus Empfingen:
. . . Meine Hämorrhoiden haben sich nicht gebessert; es kommt nach wie vor zu sporadischen Blutungen. Eine kleine Warze habe ich verloren. Das talgige Ding auf dem Jochbein ist wesentlich kleiner geworden. Mein rechter Ellbogen ist völlig in Ordnung, aber der linke ist nicht besser geworden. Ich habe allerdings bald nach meinem Brief an Sie damit aufgehört, ihn in altem Urin zu baden, weil es mir im wahrsten Sinne des Wortes gestunken hat. Ich betupfe ihn nur noch morgens und abends. Im Sommer hatte ich beide Beine übersät mit diesen roten Flecken wie nie zuvor. Mit Hilfe von Urin konnte ich die Abheilung aber beschleunigen. Seit ein paar Monaten trinke ich ein Viertel bis ein Drittel weniger Wein. Ob das allerdings mit der Urintherapie zu tun hat, weiß ich nicht. Eigentlich kann ich es mir nicht vorstellen, fand es aber doch erwähnenswert. Fachleute denken da vielleicht anders drüber. Ich trinke nach wie vor jeden Tag ein Gläschen Morgenurin, allerdings setze ich an einem Tag in der Woche aus . . .

Dagmar E. aus Hamburg:
. . . Von Ihren Nachforschungen über Urin war ich bisher begeistert. Ich habe schon eine kleine Warze „weggetupft" (3–4 Wochen). Zwischen den Zehen habe ich manchmal einen scheußlichen Juckreiz, der mit Urin praktisch sofort weggeht. Seit einem Jahr habe ich jeden Anflug einer Erkältung weggegurgelt und getrunken (nur

frischer Urin). Es war phantastisch und bei meinen häufigen Erkältungen eine Riesenerleichterung. Habe es auch anderen empfohlen, mit wechselndem Erfolg: Ekel und/oder Nachahmung. Doch nun kommt die Enttäuschung. Vor etwa einer Woche fing eine Erkältung mit Kratzen im Hals an. Da ich meine Periode hatte, konnte ich noch nicht gurgeln[3]. Seit Donnerstag (27. 4.) gurgele ich. Da war der Hals schon sehr rauh. Heute, Sonntag (30. 4.) gurgele und gurgele ich immer noch, und im Hals sticht es, sehr schmerzhaft. Sonst war der Schmerz nach ein paar Stunden weg, und diesmal reagiert er selbst am vierten Tag nicht auf Urin. Was ist los? Nutzt sich der Urin ab? Verliert er bei häufiger Anwendung seine Wirkung? Ich bin sehr traurig, denn Urin war das wirksamste Mittel, das ich je gegen Erkältungen hatte. Wenn Sie keine Zeit haben, zu antworten, finde ich vielleicht etwas darüber in Ihrem nächsten Buch? . . .

Frau B. K. aus Köln:
. . . Seit etwa vier Monaten trinke ich jeden Morgen meinen Urin und fühle mich insgesamt sehr gut. Bei unserem jüngsten Sohn (14 Jahre, allergisches Ekzem, neurodermitisverdächtig), haben wir einen Erfolg sowie einen Mißerfolg mit der Urinbehandlung zu verzeichnen. Seit einigen Wochen betupft er sich jeden Abend sein anfangs stark entzündetes und juckendes Ekzem an Füßen und Beinen mit einem in frischen Urin eingetauchten Wattebausch. Einreiben mit der Hand wäre wahrscheinlich noch wirksamer, aber davor ekelt er sich. Die ersten zwei Wochen brannten die Wunden sehr stark, doch dann heilten sie ab, und jetzt ist das Ekzem stark verblaßt und juckt auch nicht mehr. Im Sommer hatte unser Sohn einen vereiterten großen Zeh mit Fußpilz und Wucherun-

gen. Nach vergeblichen Versuchen mit verschiedenen Mitteln hat er über drei Wochen lang den Zeh täglich im Morgenurin gebadet, aber leider ohne Erfolg. Der Nagel mußte raus . . .

Leni A. aus Dortmund:
. . . Ich hatte besonders in jüngeren Jahren sehr viel Last mit Blasenentzündungen. Niemals haben mir in solchen Fällen Hausmittel geholfen. So war ich stets bemüht, so früh wie möglich den Kampf gegen die Bakterien mit starken Chemie-Keulen anzutreten, auch wenn mein Körper noch so sauer darauf reagierte. Vor ein paar Wochen spürte ich die mir wohlbekannten Anzeichen der Blasenentzündung: Vermehrter Drang zum Wasserlassen und Schmerzen beim Schließen des Schließmuskels. Ich wunderte mich darüber. Ich fand es ein wenig frech von den Bakterien, daß sie sich trotz meiner täglichen Urinanwendung bemerkbar machten. So wie damals bei meiner Venenentzündung überlegte ich, ob es nicht besser sei, sofort zur Ärztin zu gehen. Mir kamen die fürchterlichen Schmerzen in den Sinn, die mir besonders schwerwiegende Entzündungen verursacht hatten. Dennoch: Ich kochte mir Salbeitee, frisch gepflückt aus unserem Garten, und wunderte mich, daß nach der dritten Tasse der Schmerz etwas nachließ. Ich ging zu Bett. Am nächsten Morgen trank ich mein gewohntes Gläschen Eigenurin. Der Schmerz des Schließmuskels war nur noch minimal. Er verschwand noch während des Tages ganz und ich vergaß das Ganze schnell. Das einzige, das mir immer wieder im Kopf herumspukte war: Dieses kleine, neue Wunder mußt du Carmen Thomas mitteilen, und ich bin froh, daß dies hiermit erledigt ist. Für mich ist es wie ein Wunder. Denn es ist wirklich das erste Mal, daß ich auf solche Weise mit einer Blasenentzündung fertig wurde und ohne Medikamente auskam. Mit meinem unwissenschaftlichen Kopf erkläre ich es mir so: Die Bakterien, die ich mir einhandelte, hatten gegen meine täglichen Urin-Attacken keine Chance, waren geschwächt und verschwanden wieder. Hier möchte ich noch von einem

---

[3] Anm. d. Aut.: Viele Frauen haben das Gefühl beschrieben, daß sie während der Periode ihren Urin nicht benutzen könnten, obwohl es sich faktisch doch um zwei völlig getrennte Ausgänge handelt und manche Frauen auch noch von der Heilwirkung des Menstruationsblutes schreiben.

Urin-Mißerfolg sprechen, an den mich soeben mein Mann erinnert. Vor einiger Zeit war er endlich bereit, sich dem morgendlichen Urintrunk zuzuwenden. Einmal dazu entschlossen, war es keine große Überwindungsaktion für ihn. Gegen Abend fühlte er sich unwohl, setzte aber am nächsten Morgen seine Therapie fort. An diesem zweiten Tag wurde ihm so übel, daß er fast erbrechen mußte. Die Farbe wich aus seinem Gesicht. Der Tabak schmeckte ihm nicht. Wir überlegten, ob der Urintrunk daran schuld sein könnte. Da mein Mann ein unverbesserlicher Raucher ist, sah ich einen Zusammenhang zwischen der Unpäßlichkeit, dem Rauchen und dem Urintrunk. Auch er vermutete das. Er entschloß sich, auf das dritte Gläschen am nächsten Morgen zu verzichten, um die Wirkung abzuwarten. Tatsächlich normalisierte sich sein Zustand. Er gestand sich ein, daß dies eine günstige Gelegenheit sei, das Rauchen aufzugeben und . . . steckte sich genüßlich das nächste Pfeifchen an . . . Nun können wir uns gut eine Art Nikotinvergiftung vorstellen, eine Überdosis vielleicht, die durch den Eigenurin zugeführt, verursacht wurde. Schade. Ein selbstproduzierter Mißerfolg. . . . Bei einer schmerzhaften Verbrennung an der Haut besorgte sich mein Mann Brand- und Wundgel. Bitte beachten Sie bei der Inhaltsangabe die Menge des Harnstoffs. Da die Salbe „Wunder" wirkte, den Schmerz vortrefflich wegnahm, nahmen wir uns die Inhaltsangabe unter die Lupe. Jetzt nehmen wir Pipi pur . . .

Katja R. aus Lüneburg:
. . . Es fing so an: meine Schwester, leicht ökomäßig, war bei mir zu Besuch, und ich habe mich über meine Pickel aufgeregt. Sie meinte, ich solle mir das Gesicht mal mit „Pinkel" einreiben. Von da an haben ich und meine anderen Schwestern (gelegentlich auch meine Eltern) sie Pißelse, Frau Urin usw. genannt. Sie wollte nicht lockerlassen und meinte immer mal wieder, bevor ich mir giftige Gesichtswasser ins Gesicht reibe, soll ich es doch mal mit Urin versuchen: „Aber lauf nur weiter mit deinem eitertriefenden Gesicht rum, wenn dich dein Urin anekelt."

Etwa ein Jahr lang habe ich sie ausgelacht, bis meine Warze unterm Fuß weh tat, die ich jetzt seit anderthalb Jahren oder länger am Fuß hatte, und wegen der ich immer wieder beim Hautarzt war, diese Warze aber immer wieder durchkam. Der ganze Fuß war dick und die Warze so groß wie ein Fingernagel. Naja, Fuß ist eklig, Warze ist eklig, also tupfe ich meinen ekligen Morgenurin drauf. Das tat ich vier bis fünf Tage. Aber es half nicht, der Tip von Pißelse war „Scheiße". Ich beachtete die Warze nicht mehr, bis ich einige Tage später Fußnägel schnitt und mal meine Warze anschauen wollte. Sie war spurlos verschwunden, ich hatte sogar vergessen, an welchem Fuß sie gewesen war. Jetzt bin ich die Pißelse vom Dienst. Meine Pickel, meine aufgeplatzten Hände, überall wird draufgepinkelt. Mein vierjähriger Sohn hat die Schmerzen seiner Zahnentzündung wegbekommen, reibt seine „Fischschuppenkrankheit" ein, aber mein Sechsjähriger ekelt sich so sehr davor und würde nie irgendwo Pipi einreiben. Da es mir seelisch sehr dreckig geht, spiele ich mit dem Gedanken, meinen Morgenurin zu trinken. Vielleicht werde ich dadurch ja „glücklich". Aber das wird noch einige Zeit dauern, da ich vorher über meine Lebensgewohnheiten nachdenken und den Ekel überwinden muß. Ich bin eigentlich eine Pommes/Currywurst-Fresserin, und bei meiner Ernährung ist es kein Wunder, daß es mir schlecht geht. Bei zehn Tassen Kaffee am Tag hilft mein koffeinhaltiger Urin sicher nicht, daß es mir besser geht. Wenn es soweit ist, schreibe ich wieder. Ach ja, als die Warze weg war, war ich so hin und weg, daß ich mir von meiner Schwester Ihr Buch geliehen habe. Es war echt cool. Mein Mann findet es eklig, daß ich mich neuerdings nur noch mit Pinkel beschäftige . . .

Hagen B. aus Meiningen:
. . . Sie haben mein Leben total verändert. Vermutlich wäre mir der Entschluß, Ihr Buch zu kaufen, nicht so spontan gekommen, wenn ich gewußt hätte, was auf mich zukommt. Anläßlich „Bio's Bahnhof" wurde ich zum ersten Mal auf Sie und auf Ihr Thema Urin auf-

merksam. Ich hatte bis dahin keinerlei Beziehungen zu den Dingen. Ich hörte und staunte. Der Unglaube und die Voreingenommenheit waren jedoch stärker. Das Thema hätte sich damit sicher für mich erledigt, wäre mir nicht zufällig in einer Buchhandlung Ihr Buch in die Hände gefallen. Darin blätternd wurde ich doch neugierig und kaufte es. Nun folgte die Nochmehrstaune- und Probierphase, die Ekelüberwindungs- und Gewöhnungsphase, das Übliche also. Zusammenfassend scheint es mir, daß Urin äußerlich angewandt eine wertvolle Hilfe ist. Als ich von einem Schäferhund ins Schienbein gebissen wurde, ließ ich sofort meinen frischen Urin über die Wunde laufen. Die Schmerzen ließen augenblicklich nach, die Blutung kam innerhalb kürzester Zeit zum Stillstand, und an der Luft trocknete alles sehr schnell. Einen Arzt suchte ich nicht auf, denn die Heilung gestaltete sich komplikationslos. Auch verschiedene Pickel sowie kleinere Hautwunden wurden mit sehr guten Ergebnissen behandelt. Dabei fällt auf, daß sich zwar der Gesamtzeitraum der Heilung nur unwesentlich verkürzt, dieselbe aber sehr viel sanfter verläuft, Schmerzen stark reduziert werden, die Wunden sich schneller schließen und elastisch bleiben. Bezüglich innerer Anwendungen kann ich jedoch nur begrenzte Erfolge vermelden. Eine beginnende Erkältung konnte durch die Einnahme des Urins innerhalb von zwei Tagen überwunden werden. Das war allerdings das einzige positive Ergebnis, welches mir zuteil wurde. Ich muß hier vielleicht hinzufügen, daß ich vierzig Jahre alt bin und bis vor kurzem einige altersbedingte Zipperlein mein eigen nannte. Man kennt das ja: nichts Ernstes, aber die Zeit geht halt nicht spurlos vorbei. Trotzdem ich etwa ein halbes Jahr meinen Morgenurin trank, konnte ich eine Verbesserung des Allgemeinbefindens nicht konstatieren. An den Geschmack des Urins gewöhnt man sich schnell. Nach relativ kurzer Zeit ist daran nichts Ekelhaftes mehr. Die Einstellung zum eigenen Körper verändert sich in einer sehr beeindruckenden Weise, zumindest habe ich das so empfunden. Auch meine Frau hat ähnliche Fortschritte

erfahren, und unser jüngster Sohn, der zu unserem großen Erstaunen freiwillig und eifrig dabei ist, kennt seither keine Krankheiten mehr. Ja, es ist nicht übertrieben, wenn wir hier von einer drastischen Verbesserung unseres Lebensgefühls sprechen. Man muß es erlebt haben, um es glauben zu können. Niemals hätten wir noch vor einem Jahr an eine so eindrucksvolle positive Entwicklung unserer Gesundheit auch nur zu denken gewagt. Unter diesem Blickwinkel erscheint mir heute die äußerliche Anwendung von Urin als empfehlenswerte Alternative zu Medikamenten und unnötigen Arztbesuchen, beispielsweise bei kleineren Verletzungen o. ä. Innerliche Anwendungen sind meines Erachtens unbedingt abzulehnen, denn Urin besteht, das sollte man sich immer vergegenwärtigen, aus Stoffwechselabfällen. Der Körper ist bestrebt, sie auszuscheiden, und wir sollten uns hüten, sie ihm wieder zuzuführen . . .

Familien-Geschichten

Verschwiegene Eigenanwendung

Es ist auffallend: So viele Briefe sind so mutig und ein-
drucksvoll geschrieben, und dann enden sie damit, daß
niemand von der Anwendung weiß, ja sogar den
nächsten Angehörigen alles verheimlicht wird. Stellvertretend für eine Menge solcher Zuschriften sollen die folgenden vier dokumentieren, wie viele Menschen Urin
anwenden und es lieber nicht mitteilen:

Klaus S. aus Wuppertal:
. . . Erst habe ich mit ganz wenig verdünntem Urin begonnen. Dann probierte ich ein halbes Glas pro Klogang.
Jetzt nehme ich nur noch einen „Informations-Schluck"
am Morgen und reibe die Füße mit frischem Morgenurin
ein. Das tut mir offensichtlich gut. Ich fühle mich
prächtig, gelassen und geschützt. Manchmal komme ich
mir vor wie Siegfried, wenn ich eine Ganzkörpermassage
mache. „Lindenblatt" ist der Rücken. Schade, daß ich
mich nicht traue, meine Frau und meine Kinder über
meine Körperpflege zu informieren und sie zu bitten, das
für mich zu übernehmen. Vielleicht kommt das noch . . .

Renate O. aus Fallingbostel:
. . . Bei Verbrennungen hatte ich gute Erfolge. Einen mit
frischem Urin getränkten Lappen auf die Brandstelle –
nimmt sofort den Schmerz, und die Heilung erfolgt wesentlich schneller. Mit altem Urin die Stelle zu behandeln
ist jedoch viel wirksamer. Ich hatte mir in der Hand eine
starke Brandspur zugezogen. Diese behandelte ich mit altem Urin. Ein paar Stunden lang wechselte ich laufend
den Verband. Den letzten ließ ich über Nacht drauf, und
am nächsten Tag war, fast wie durch Zauberei, alles verschwunden.

Mein Partner (jeder hat seine eigene Wohnung) nahm
die Bücher sehr kritisch zur Hand. Ich äußerte mich darum zurückhaltend. In anderem Zusammenhang äußerte
er die Tatsache „Urin sei giftig". Gegen meinen Protest
machte er dann die Einschränkung, ein paar Tropfen
nicht, aber in Mengen sei er tödlich. Ich hatte nicht den
Mut zu sagen, daß ich täglich eine Tasse trinke, denn ich
wollte nicht seinen Ekel mir gegenüber hervorrufen. Er
ist Chemiker von Beruf und hält sehr an seinen wissenschaftlichen Fakten fest, und mit Sicherheit sagt er, im alten Urin seien Bakterien enthalten. Jedoch die Auflistung
der Bestandteile, die Urin enthält, hat er ohne Beanstan-
dung gelesen . . .

Iris W. aus Duisburg:
. . . Als Besitzer des „Pipi-Buches" und schließlich
Selbstversucher möchte ich, 27 Jahre, Ihnen nun die Fragen von der letzten Seite des Buches beantworten, um somit die weitere Forschung über dieses Thema zu unterstützen.

Wie bin ich auf die Urin-Therapie gekommen?
Eine Freundin erzählte mir vor einiger Zeit von Ihrer
Radiosendung. Über die Anwendung des Urins wußte ich
lediglich von meinem Vater, der als Tischler seine berufs-
spezifischen Macken an den Händen stets mit frischem
Urin zu überspülen pflegte. „Es höre dann sofort auf zu
bluten und sei nie entzündet", sagte er. Was hat mich dabei am meisten fasziniert? Faszinierend finde ich die Tatsache, daß es ein kostenloses, natürliches Heilmittel gibt,
mit dem man die Pharmaindustrie theoretisch in unge-
heure Schwierigkeiten bringen könnte. Ich finde es un-
faßbar, daß die heilende Wirkung des Urins über Jahre so
in Vergessenheit geraten ist. Ja man könnte sogar vermuten, daß die Industrie das Vergessen forciert hat durch
Heranzüchten eines mittlerweile schon übersteigerten
Sauberkeitsbewußtseins. Die Medien lehren uns, was
„pfui bah" und was „hmm" ist, und schon rennen wir angeekelt in Geschäfte, um uns das nächste „Pflegemittel"
zu kaufen.

Auslöser für die Urinanwendung waren die zahlreichen Tips der Leserzuschriften, die ich in Ihrem Buch veröffentlicht fand. Ich kam aus dem Staunen nicht mehr heraus, wie vielfältig die Anwendung ist, und wie außerordentlich erstaunlich die Heilerfolge waren. Wenn das Thema des Gespräches mit Freunden irgendwie in diese Richtung geht, so erzähle ich von dem Buch und was darin über Urin gesagt wird. Meine Überzeugung provoziert natürlich jedesmal die Frage, ob ich denn auch Urin anwenden würde, worauf ich immer verneine, um nicht den Ekel vor meinem Gesicht heraufzubeschwören. Schließlich merkt man auch schnell, welche Menschen dafür aufgeschlossen sind und welche abwehrend reagieren. Dementsprechend erzählt man nicht jedem von der Anwendung. Genaugenommen wissen nur meine Eltern und mein Bruder davon. Auf jeden Fall versuche ich, anderen von der Wirkung des Urins zu erzählen und sie zu einer Anwendung zu ermutigen. Ich wünsche mir, daß die Menschen bewußter mit ihrem Körper umgehen, eine kritischere Haltung gegenüber der Pharma-, Kosmetik- und Medienindustrie einnehmen. Hoffentlich kommt die Forschung bald in die Gänge, um uns mehr über die Wirkung des Urins zu lehren ...

Eine Leserin aus Bielefeld, die gern ungenannt sein möchte:

... Nachdem ich Ihr faszinierendes Buch über Urin gelesen habe und auch selbst seit etwa einem halben Jahr experimentiere, mußte ich mich jetzt einfach hinsetzen und Ihnen schreiben. Kurz nach dem Lesen des Buches verbrannte ich mir bös zwei Finger. Schlimmer konnte es eigentlich nicht werden, und so hielt ich sie tapfer in den Urinstrahl. Anfangs brannte es ganz schön, aber schon nach kurzer Zeit war auch der Wundschmerz verschwunden. Nach nur drei Tagen waren zwei geschlossene Brandblasen ohne Spuren zu hinterlassen verheilt und die offene Blase hatte schon wieder eine so feste Haut gebildet, daß ich wieder voll mit meiner Hand arbeiten konnte.

Zur gleichen Zeit, begeistert von meinem „besonderen Saft", begann ich mein Gesicht morgens und abends mit Morgenurin einzureiben. Meine Haut ist feinporiger und weicher geworden und Pickel verschwinden viel schneller wieder. Das Tolle ist die innere Anwendung! Ja, ich hatte den Mut, zuerst am Finger zu lecken und dann ein Gläschen Eigenurin zu trinken! Seither, auch seit ca. einem halben Jahr, gehört ein Gläschen am Morgen bei mir einfach dazu. Ich bin seitdem viel ruhiger und besonnener, aber auch selbstbewußter geworden. Ja, eigentlich kann man schon sagen, ein ganz anderer Mensch. Früher habe ich gern Alkohol getrunken, manchmal auch mehr, als mir guttat. Heute trinke ich keinen Tropfen mehr, weil mich schon der Geruch anekelt. Genauso ist es mit meiner Ernährung. Ich lebe nur noch vegetarisch und bin jetzt körperlich so fit wie mit 20 Jahren, obwohl ich 40 werde. Ich bin der festen Überzeugung, daß das alles nur auf die Urin-Therapie zurückzuführen ist. Denn wer es schafft, ohne Ekel seinen eigenen Urin zu trinken, der schafft alles andere spielend.

Meiner Schwester (31) und meiner Mutter (68) habe ich das Buch ausgeliehen. Beide fanden es ganz toll und haben auch damit begonnen, zu experimentieren. Meine Mutter mußte damals als kleines Kind mit ihrem Urin gurgeln und starb so nicht an Diphtherie. Man hat es ihr aber erst hinterher gesagt, daß es Urin war. Mit meiner Schwester habe ich auch darüber gesprochen, daß ich Eigenurin trinke. Sie will es auch irgendwann einmal probieren. Natürlich experimentiere ich begeistert weiter. Meine zugegeben großen Warzen sind zwar etwas kleiner geworden, aber noch nicht verschwunden. Wenn mir meine Knie weh tun, reibe ich sie auch ein, und meist sind die Schmerzen schon am nächsten Tag verschwunden. Schade ist eigentlich nur, daß ich mit meinem Mann nicht darüber sprechen kann! Als ich ihm anbot, das Buch einmal zu lesen, lehnte er entschieden ab. So etwas liest er nicht! Ich lasse es jetzt immer irgendwo offen herumliegen. Wer weiß, vielleicht, wenn ich mal nicht da bin, liest er es ja auch einmal?! ...

Heimliche Behandlung anderer

Eine ganze Reihe von Briefen beschreiben, daß Angehörige, ohne ihr Wissen, z.T. auch mit Fremdurin behandelt wurden. Lesen Sie diese Zuschriften stellvertretend für viele:

Maria W. aus Bischofsheim:
. . . Als Krankenschwester, Hausfrau und Mutter zweier Kinder (5 und 10 Jahre) interessiere ich mich schon seit Jahren für Naturheilkunde. Durch einigen Zufall habe ich einen Artikel über Urin-Therapie im „Naturarzt" gelesen. Als ich mit meiner Mutter darüber sprach, erzählte sie mir von Ihrer Sendung, und zu Ihrem Buch war es dann auch nicht mehr weit. Während eines Aufenthaltes in Florida war Ihr Buch in einem Rutsch gelesen. Diskussionen darüber mit meiner Mutter und mit meinem Bruder waren sehr interessant. Mittlerweile reden Insider nur noch vom „Floridatrunk". Zu Hause wieder angekommen, hatte mein Fünfjähriger mal wieder einen Asthmaanfall. Er ist allergisch gegen „Tausend und eine Nacht". Seit Jahren folgt einer Bronchitis die nächste, Lungenentzündung und Asthmabeschwerden folgten. Ich wollte für mich einfach nicht akzeptieren, daß ich ein Asthmakind habe, mit Sprühen, Inhalieren und Cortison als letztem Weg. Seit vier Monaten gebe ich ihm täglich seinen Floridatrunk (ca. 2 ml Morgenurin und Apfel- oder Orangensaft). Seitdem ist er beschwerdefrei. Auch seine Haut, die zur Neurodermitis neigte, ist o.k., nachdem die Entzündungen mittels uringetränkter Wattepads ausgeheilt waren. Auch meine zehnjährige Tochter, die zu allergischen Reaktionen neigt, bekommt in Abständen ihre Portion. Die Kinder sammeln ihren Morgenurin mit dem Wissen, unsere Blumen zu düngen. Es würde mir nämlich nicht gefallen, wenn der Eindruck einer Krankheit da wäre . . .

Eine Schreiberin, die nicht genannt sein möchte:
. . . Mein Sohn U. (12) ekelt sich vor Urin. Da habe ich ihm, als er kürzlich Fieber hatte, den Urin im Orangensaft untergemogelt (daß ich den Urin ansehen wollte, konnte er gut verstehen, schließlich tut der Arzt das auch). Das Fieber war am Abend weg, die Erkältung ist nicht aufgeblüht. Prima, ich habe nur ein bißchen Gewissensbisse, daß er bis heute nicht weiß, daß er Urin einen Tag lang getrunken hat . . .

Eine Schreiberin aus Düsseldorf, die nicht genannt sein möchte:
. . . Ein Schrei, Tränen, heftiges Schluchzen: T. ist von der Schaukel auf den Steinboden gestürzt. Aufs Kreuz. Da ich weiß, daß ich mit dem Angebot von Pipi auf Granit beißen würde, sage ich: „Ich hol Dir einen kalten Lappen." Aber im Bad steht mein Rest Morgenurin. Nichts wie drauf und zurück zu T. Die Stelle an der Wirbelsäule ist angeschwollen und verfärbt sich schnellstens blau-rot. Noch mal nachgegossen, als „der Lappen zu warm" wurde. Wirkung – enorm – obwohl ja mein Urin: Kein blauer Fleck an der Stelle, die sonst sicher schwarz geworden wäre. Ich sag's trotzdem nicht. Kinder sind zeitweise eben vernagelt . . .

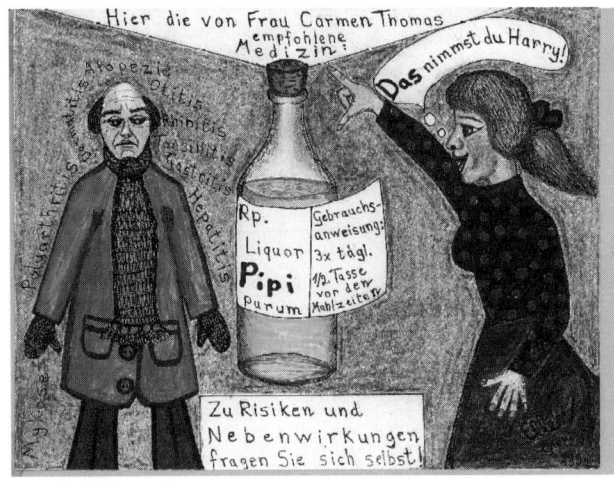

Diese Abbildung wurde uns zugesandt von Ellen G.

Ruth R. aus Pforzheim:
... Mein Mann hat am Schienbein eine offene Wunde, die ihm sehr weh tut. Habe ihm gleich Mull mit Saft getränkt, aufgelegt und verbunden. Nach drei Tagen war die Wunde trocken und tut ihm nicht mehr so weh. Behandle ihn weiter damit, bis es ganz gut ist. Was ich drauf tue, weiß er nicht. Ich sage es ihm vielleicht später, denn er will gar nichts davon wissen ...

Ältere Erfahrungen

Dieses Kapitel mußte einfach sein – so viele haben Erfahrungen gesandt, die lange vor dem Erscheinen der neuesten Bücher gemacht wurden. Sie beleuchten, wie anders das Leben früher war, oder wie der Krieg die Gewohnheit, Urin zu nehmen, wiederbelebte. Altes Wissen über Urin-Anwendung bietet außerdem oft neue Aspekte, was Krankheiten, Zusatzhilfen, Berufserfahrungen und Notzeiten betrifft.

Siegfried S. aus Paderborn:
... In einem der Spielfilme über J. S. Bach, der einen wohltuend kritischen Ansatz hat, ist eine kurze Szene, in welcher der große Thomas-Kantor auf eine Semmel uriniert und diese gegen Ohrenreißen auf das Ohr drückt.
... Nach dem Kauf von Naturledersandalen, die ich barfuß getragen hatte, bekam ich vor Jahren eine heftig juckende Allergie. Ernstgemeinter Rat meines Schwiegervaters (von Beruf Schuhmachermeister – leider inzwischen verstorben): „Man muß erst einmal auf das Leder pinkeln!" Das hätten sie früher öfter getan ...

Friedel W. aus Iserlohn:
... Ich bin im 81sten Lebensjahr. Die frühe Kinder- und Schulzeit erlebte ich im Haushalt meiner Großmutter väterlicherseits. In deren Landwirtschaft, Brennerei und Metzgerei hatte sich einer den Daumen abgehackt. Bepinkelt und mit einer Spinnwebe umwickelt. Und siehe

da, ohne Komplikationen abgeheilt. Ein andermal wurde in die derben Arbeitsschuhe uriniert, damit sie geschmeidiger wurden. In der Erntezeit gab's Blasen an den Händen. Auch da wurde diese Therapie dem Tischnachbarn wärmstens an Herz gelegt. Außerdem berichtete Großmutter so allerlei aus früherer Zeit, das mir in Erinnerung blieb. Da hatte z. B. meine Freundin im Jahre 1942 eine schwere Diphtherie. Als alles andere nicht anschlug, gab ich den Rat mit dem Eigenurin, der auch sofort befolgt wurde. Und noch am gleichen Tag zeigte sich die Wirkung. Ch. lebt heute noch, und wenn wir uns mal gegenseitig besuchen, kommt dieses Thema meist auf den Tisch ...

Paul K. aus Marktoberdorf:
... Seit meiner frühesten Jugend (Jahrgang 1921) ist mir bekannt, daß Urin ein Heilmittel ist. Wenn von unseren Hirten einer eine entzündete Verletzung hatte, urinierte er über die kranke Stelle oder hielt diese einer gerade urinierenden Kuh in den Strahl. Auch später probierte ich diese Natur-Therapie bei eitriger Verletzung an der Hand selbst aus und spürte am gleichen Tag noch den beginnenden Erfolg und am Tag darauf die Heilung.
Vom Kuhfladen gibt es Ähnliches zu berichten. Nicht nur, daß wir uns bei kälterer Herbststimmung im frisch geschissenen Exkrement die Barfüße aufgewärmt hatten; von der Großmutter ist mir bekannt, daß bei Fieber-Erkrankungen Tee aus getrockneten Kuhfladen verwendet wurde (auch heute noch in Apotheken erhältlich). Dazu ein lustiger Spruch aus dem Egerland: „O, du lieber Kuhfladen-Dreck, wie bist du mir so gut. Im Winter für den Brust-Fleck und im Sommer für den Hut." Daß mit Urin die restliche Gerbsäure aus neuem Schuhwerk verschwand und der Schuh später darinnen seine Ruhe erhielt, praktizierten wir alle beim Militär. Eine Nacht mit Urin darin stehengelassen, anschließend getrocknet, gefettet, und man fühlte sich gerüstet ...

Maria K. aus Lörrach, 79 Jahre:

. . . Meine Erfahrung stammt aus dem Jahr 1935. Ich war damals in Berlin in einem Delikatessengeschäft. Der erste Winter war bitterkalt. Beim Wäscheaufhängen (es gab damals solche Flachdächer) erfror ich mir beide Hände. Alles Verarzten half nichts, es sah aus, als würde ich beide Hände verlieren, meine Verzweiflung war unbeschreiblich. Dann kam die Rettung. Eine alte Dame, Frontschwester im Krieg 1914, nahm sich meiner Hände an. Ich mußte täglich den Morgenurin in einer Emailschüssel auf einem Spirituskocher wärmer machen, d. h. ich mußte meine fast schwarzen Hände, aus deren Wunden so etwas wie Wasser herauslief, in dem Urin baden, bis ich es vor zunehmender Wärme nicht mehr aushielt. Die Schmerzen waren mörderisch an diesen Händen. Es war, als würde der Urin in den offenen Stellen so etwas wie kochen oder „köcheln“. Danach mußten Weißkohlblätter aufgelegt werden. Ich sah aus wie ein Boxer und war völlig hilflos. Ich glaube, es waren 14 Tage, daß ich die Urinkur machen mußte, aber am dritten Tag schon schlossen sich die häßlichen Wunden, und die Schmerzen wurden weniger. Insgesamt drei Wochen dauerte das Ganze, dann waren meine Hände völlig gesund. Die Ärzte waren sprachlos, als sie das sahen: zwei Hände, die dem Skalpell hatten zum Opfer fallen sollen. Seither weiß ich über Urin Bescheid . . .

Hermann G. aus Meiningen:

. . . Folgende Erfahrung habe ich mit Urin als Heilmittel:

Ganz zu Anfang meiner Maurerlehre, 1950, riß ich mich an einem Nagel in einer Gerüstbohle. Die alten Gesellen befahlen mir daraufhin in unserer Mundart: „Du mußt druff brons!“ (Du mußt drauf pinkeln!) Ich tat es, und siehe, die Wunde heilte rasch und ohne Entzündung. Nun kommen in diesem Beruf, wie auch in anderen, kleinere Unfälle vor, die aus Unachtsamkeit oder auch nicht sichtbaren Gefahrenquellen entstehen. Im Verlauf meiner Lehre hatte ich öfters mit solchen Dingen zu tun. Die Wunden waren voll Mörtel, Zement, Kalk und Gips, und immer befolgte ich den Rat meiner Lehrgesellen, ich bronste droff. Nie entzündete sich eine Wunde. Auch Abrieb meiner Handflächen durch Transport von Ziegelsteinen wurde mit Urin immer wieder geheilt, am nächsten Tag hatte ich wieder eine derbe Haut an diesen Stellen.

Im Jahre 1967 erlitt ich einen Unfall am rechten Schienbein. Durch teils dienstliche Umstände, aber auch eigene Gleichgültigkeit ging ich erst nach drei Tagen zum Arzt. Es hatte sich eine bösartige Entzündung entwickelt. Die Wunde verschloß sich zwar, aber nur mit einem seidenpapierdünnen Häutchen, das bei jedem leichten Stoß wieder zerriß. Es heilte auch schlecht wieder zu, weil ich Diabetiker bin. Im Sommer 1987 ereilte mich wieder die gleiche Panne. Die Hautärztin probierte alle möglichen Salben an mir aus, nichts half. Ich hatte mittlerweile meine Erfahrung aus der Lehre einfach wieder vergessen. Mittlerweile war das Fleisch der Wunde ganz hell geworden, denn ich operierte schon sieben Wochen damit herum. Da besuchte uns unsere Tochter, die Gemeindeschwester in Eisenach war, sah sich die Wunde an und riet mir, die Wunde mit Urin zu behandeln. Da fiel mir meine Erfahrung wieder ein, und ich bestrich die Wunde mit Urin mittels eines in Verdünnung ausgewaschenen Pinsels, den ich schon mal zum Fensterstreichen benutzt hatte. Ärzte hätten sich ob dieser Unsterilität die Haare gerauft, aber es stellten sich keine negativen Auswirkungen ein. Das erste Bestreichen mit Urin brennt wie Feuer, das Brennen ließ dann etwas nach bei mehrmaliger Durchführung. Aber da mußte ich durch. Nach knapp zwei Stunden färbte sich das Fleisch kräftig rot und nach knapp zwei Tagen war ein dünnes Häutchen sichtbar. Meine Ärztin freute sich, daß nun das letzte Mittel angeschlagen hätte. Ich mußte sie leider von diesem Irrtum befreien und erzählte ihr die ganze Geschichte . . .

Gertrud R. aus Potsdam:

. . . Ich erlernte den Beruf der Wurst-/Fleischverkäuferin und hatte im Winter oft aufgesprungene Handrücken.

Auf Anraten meiner Schwiegermutti probierte ich es mit Urineinreiben, es half. Doch gesprochen wird nicht darüber. Als mein verstorbener Mann und sein Zwillingsbruder vor elf Jahren an Diphtherie erkrankten, der Arzt beide Kinder schon aufgab, ließ die Schwiegermutti beide aus Angst ihren Urin trinken. Sie erbrachen sich, und nach kurzer Zeit sank das Fieber und sie gesundeten. Für alle ein Wunder, vor allem für den Arzt damals. Als meine älteste Tochter nach der Geburt etwas Milchschorf bekam, nahm meine Mutti die Windel und rieb das Köpfchen ab, und der Milchschorf war verschwunden. Auch mein Bruder litt als Baby daran im Mund. Nichts half und er soll jämmerlich geschrien haben. In der Verzweiflung nahm die Mutti auch die Windel und rieb den Mund damit aus. Es trat Besserung ein . . .

Günter J. H. aus Wuppertal:
. . . Ich bin gelernter Bergmann, 1949–55, und litt unter Tage ganz entsetzlich unter Fußpilz. Ich hätte mir zeitweise die Haut und das Fleisch von den Füßen reißen können, so stark war der Juckreiz. Die Behandlungsmethoden des Arztes mit Abschälmedikamenten usw. brachten zeitweise Linderung, aber sowie ich wieder unter Tage ging, die Gummistiefel zwei Nummern zu groß, mit Fußlappen, anzog, war der Pilz da, schlimmer als zuvor. Ältere Kumpel hatten mir schon öfters geraten: „Junge, pinkel auf die Fußlappen und wickel dann die Füße ein." Schließlich und letztendlich tat ich das auch. Nach vierzehn Tagen hatte ich keinen Fußpilz mehr und das bis heute . . .

Alois L. aus Pirmasens:
. . . In meiner Jugend hatte mir meine Großmutter über Befreiung von Fußschmerzen, wenn die Arbeiter aus dem Dorf sie bekamen, erzählt. Die Männer pinkelten in die Schuhe mit Wollstrümpfen und der Schmerz war weg. Da bis jetzt kein Mittel gegen Fußpilz geholfen hatte, pinkelte ich über die Füße, und siehe da, der Schmerz, den ich 10 Jahre lang gehabt hatte, war so plötzlich weg wie

ein Wunder. Ich glaube daher fest an die Heilkraft des Urins. Ich bin 92 Jahre alt . . .

Marie A. A. aus Köln:
. . . Meine Großmutter benutzte es für sich und die Kinder (meine Mutter und deren Schwester) zum Auswaschen entzündeter Augen sowie zur Behandlung aufgeschlagener Arme und Knie.

Besitzer eines 6-Familien-Hauses, hatten sie u. a. ebenfalls ein Ehepaar mit zwei Kindern, etwa gleichaltrig mit meiner Mutter und ihrer Schwester bei sich. Alle vier Kinder erkrankten an Diphtherie (einige Jahre vor dem 1. Weltkrieg). Die Mutter der beiden anderen Erkrankten hätte es mit Ekel abgelehnt – beide (!) starben. Meine Mutter und ihre Schwester waren (lt. meiner Mutter) relativ schnell wieder auf den Beinen. Sie hatten dreimal täglich „Stiefmütterchentee" trinken müssen – er schmeckte scheußlich, – und unter Stiefmütterchentee haben ich und mein nachgeborener Bruder ihn ebenfalls kennen- und . . . schätzen gelernt. Bis heute wird er in der Familie meiner Tochter bei Bedarf ohne weiteres angewendet; auch die beiden Enkel kennen inzwischen diesen „Blumentee"!

Meine Mutter lag Anfang des 2. Weltkriegs mit doppelter Lungenentzündung im Bett. Erst am Tag der Krise, als die Hausärztin, Frau Dr. Boeminghaus, meinem Vater in ihrem Beisein sagte, daß er sie „zu jeder Zeit rufen könne", besann sie sich auf den „Tee" – warum nicht früher, konnte sie nicht sagen. Mein Vater mußte ihr nun sofort Wasser und immer wieder Wasser bringen – Zustand und Farbe sowie der „Duft" der ersten „Tee"-Tropfen hätten sogar meine Mutter starke Überwindung gekostet – doch von Mal zu Mal, gegen Morgen vor allem, wäre es einigermaßen trinkbar geworden . . . und der Erfolg? Als die Frau Doktor am Nachmittag vorbeikam, saß meine Mutter im Bett und stopfte Socken meines Vaters! Nach den Worten meiner Mutter bei späteren Erzählungen wäre sie von ihrer Ärztin wie ein Geist angestarrt worden.

Mein Bruder, zwischenzeitlich Doktor der Chemie, zwang seine Frau (die sich ebenfalls geekelt hatte) bei einer beidseitigen Mandelvereiterung zu mehrmaligem Trinken – ihre schnelle Besserung belehrte sie dann auch zu einer anderen Einstellung gegenüber „Stiefmütterchen-Tee". Auch „Bäckerhände" heilte er damit.

Mein Vater hatte im Alter von etwa 50 Jahren plötzlich stärkeren Haarausfall – lt. meiner Mutter hätte sie ihm 3x wöchentlich abends „Tee"-Einreibungen mit leichter Massage gemacht; mit Handtuch dick verpackt über Nacht einwirken lassen, morgens ausgewaschen. Diese Kur allerdings über einen längeren Zeitraum . . . und es sprießten nicht nur die Haare wieder, sondern sein gesamtes Haupthaar wurde wieder farblich dunkler! Er starb mit 85 – außer einer Stirnglatze waren schwärzlich/grau-melierte Haare vorhanden.

Unserem 4jährigen Enkel jede Menge Seeigelstacheln mit der Pinzette aus der Fußsohle gezogen und sofort danach mit seinem „Tee" ein Stofftaschentuch meines Mannes getränkt und umwickelt; mehrmals wiederholt; über Nacht zusätzlich mit Handtuch geschützt. Es gab keinerlei Entzündungen. Er hat stolz von dieser Wirkung seines „Tees" erzählt.

Ich selbst (sehr feines Kopfhaar) wasche ab und an meine Haare damit, lasse einwirken und habe eine etwas länger haltende Fönfrisur („Tee" nur mehrmals mit klarem, warmem Wasser ohne jeden Zusatz auswaschen).

Kleinere Verletzungen (bin Gartennarr) werden mit „Stiefmütterchen-Tee" ausgewaschen . . .

Herr M. B. aus Boppard:
. . . Von Landsern beider Weltkriege wurde der Urin stets hochgelobt. Wenn sie den nicht gehabt hätten, wie viele Tote hätten die Kriege mehr gefordert.

Aus dem letzten Krieg ist mir bekannt, daß ein Leverkusener Chemiewerk den Urin schwangerer Frauen für ein Entgelt kaufte. In der Zeit um 1930 lebte in Angermund bei Düsseldorf der Heilpraktiker Christian Becker. Er hatte große Erfolge. Die Diagnose stellte er anhand des in einem kleinen Fläschchen mitgebrachten Morgenurins. Dann gab er den Patienten selbst hergestellte Medizin in Fläschchen. Was mag da wohl drin gewesen sein?! . . .

Horst E. aus Wesseling:
. . . Zu Ihrem Buch „Ein ganz besonderer Saft – Urin" fallen mir einige Erinnerungen ein. Ich war kaum drei Jahre alt, es war während des Krieges, hatte ich den ersten Kontakt mit diesem Heilmittel. Bedingt durch eine Außentoilette, wo der Wind durch die Ritzen pfiff, bekam ich oft eine entzündete Eichel. Meine Mutter riet mir dann, beim Pinkeln doch die Vorhaut zuzudrücken, damit die Eichel mit Urin umspült wird. Das habe ich dann auch später noch gemacht. Es hat immer geholfen. Den zweiten Kontakt mit diesem Saft machte ich 1960 auf dem Frachtschiff „Virgilia". Wir hatten gerade den Panama-Kanal in Richtung Peru verlassen, als plötzlich ein Leichtmatrose schreiend angerannt kam und mir seinen Oberarm zeigte. Er hatte sich an der Dampfleitung die oberste Hautschicht verbrannt. Bald war die gesamte Mannschaft zusammengelaufen und wollte mit Brandbinden, Salben und Mehl helfen. Ich machte dann den Vorschlag, die Wunde besser mit Urin zu behandeln. Unter dem Gejohle der Seeleute wurde dies sofort in die Tat umgesetzt. Den meisten ging es dabei natürlich nicht um eine bessere und schnellere Heilung, sondern sie wollten ihren Spaß haben. Also bat ich den Leichtmatrosen, in ein Glas zu pinkeln, und ließ den noch warmen Urin langsam über seinen Arm laufen. Natürlich tat es beim ersten Mal etwas weh. Zur Genugtuung der Mannschaft gab es dann noch einen kurzen Aufschrei. Wir machten die Spülung 2 x am Tag und das vier Tage lang, und dann war fast alles vergessen. Der Leichtmatrose hieß seit diesem Tag nur noch „Pinkel". Eine weitere Bekanntschaft mit diesem Saft machte ich 1965 im Amazonasgebiet von Ecuador. Wie Robinson bewohnte ich am Rio Napo eine Indianerhütte, und zwar total abgeschieden von jeder Zivilisation. Ab und zu sah ich mal einen Indianer beim

Goldwaschen und tauschte mal ein Fell gegen Früchte. Trotzdem ich mich in den Tropen befand, hatte ich plötzlich eine Halsentzündung mit Schluckbeschwerden bekommen. Was nun machen in Gottes freier Natur ohne Medikamente? Zuerst habe ich mit purem Zitronensaft gegurgelt, aber es half nicht. Dann habe ich mit starkem Kamillentee gegurgelt, auch das half nichts. Plötzlich erinnerte ich mich an eine Geschichte, die mir mein Vater aus der Kriegsgefangenschaft erzählt hatte. Die hatten damals bei Halsbeschwerden mit Urin gegurgelt. Trotz anfänglichem Ekel habe ich mich dann dazu überwunden. Nach zwei Tagen, ich hatte ungefähr 5 x gegurgelt, war alles vergessen. Auf dieses Heilverfahren habe ich dann einige Indianer angesprochen, aber die haben nur gelacht. Sie verwenden hier ihre Kräuter, meinten sie.

Hildegard H. aus Hamm:
. . . Am 24. 1. 45 erwischten uns in Ostpreußen die Russen. Bruder (17) wurde verschleppt und Vater erschossen. Eine Nachbarsfamilie (3 Personen), Mutter und ich sprangen aus dem Fenster (Erdgeschoß) und versteckten uns in der Scheune. Die Nachbarn unten auf der Tenne, Mutter und ich oben im Stroh. Leicht bekleidet aus dem Haus gekommen, 25 Grad Kälte, so haben wir von morgens ca. 10 Uhr bis zur Dunkelheit gefroren. Spät, als es überall still war, schlichen Mutter und ich zu unserem Wagen, er stand in Scheunennähe. Alles lag verstreut im Schnee. Eßwaren und Federbetten und Wäsche holten wir hoch. Den Nachbarn sagten wir, sie sollten sich da versorgen gehen, es ist noch reichlich vorhanden. Sie gingen nicht! Nach 3 Tagen kamen sie die Leiter hoch zu uns nach oben. Da hatte der Mann in seinen engen Stiefeln schon erfrorene Füße. Was sich in den folgenden Wochen (am 3. 3. 45 fanden uns die Russen), abgespielt hat, ist unbeschreiblich. Was hat der Mann gejammert, es hat geeitert, gefault und gestunken. Von unserer Bettwäsche riß man Binden. Als die Russen ihn die Leiter runtertrugen (der 1. hatte seine Beine über der Schulter, der 2. hatte den Oberkörper), fielen die Binden ab. Ein

Fuß war bis zur Ferse ab, und am anderen sah ich den nackten Mittelknochen, der nach Tagen abgefallen ist. Es gab überhaupt keine Hilfe, aber dieser Mann hat überlebt. Im Sommer kroch er auf Knien im Hof rum, stand auch mal am Zaun. Zu seiner Frau sagte ich mal: „Es ist doch ein Wunder, daß bei ihrem Mann es so gut heilt." Als Antwort erhielt ich: „Immer bepinkelt!" Ich sagte nichts dazu, hatte geglaubt, sie will mich veräppeln. Kurz vor unserer Abreise in den Westen sprach ich ihn an, als er stolz am Tor stand. Ich wunderte mich über die Heilung. Ja, da sagte er mir: „Immer bepißt!"

Damals habe ich es nicht geglaubt, doch jetzt weiß ich es, es war nicht gelogen . . .

Helga S. aus der Schweiz:
. . . Ich komme aus der ehemaligen Tschechoslowakei und lebe seit 1980 in der Schweiz. Ungefähr im Jahre 1954 reiste ich als Siebzehnjährige mit einem Skiklub ins Tatragebirge zum Skifahren. Damals waren in der Slowakei Lifte noch Seltenheit und präparierte Pisten gab es schon gar nicht. Nur Tiefschnee. Gleich am ersten Tag, eifrig nach dem Skifahren, haben ich und noch zwei meiner Kolleginnen uns einen Bluterguß am Knöchel zugezogen. Normalerweise heißt das zwei bis drei Wochen Stärkeverband und Ruhe. Ganz bestimmt kein Skifahren mehr. Da kam uns der Inhaber der zwei Stunden von der Zivilisation entfernten Hütte zu Hilfe. Er sagte uns, wenn wir noch diese Woche Ski fahren wollten, dann müßten wir uns mit Urin behandeln. Wir lachten nur und wollten nicht. Selbstverständlich. Aber die Aussicht auf eine Woche im Bett war grauenhaft. Mit Lachen haben wir zugestimmt. Wir bekamen sauber gewaschene Lumpen aus alten Leintüchern und mußten hinaushumpeln, denn das Klo waren drei kleine Holzhäuschen mit Herzchen in der Tür. Unter ständigem Lachen machten wir die Lumpen mit unserem eigenen Urin naß. Dann mußten wir sie mit Kernseife einreiben, an den geschwollenen Knöchel legen und mit einem Handtuch umwickeln. Den nächsten Morgen haben wir

das Ganze nochmals wiederholt, die Wirkung war da schon sichtbar. Am dritten Tag standen wir wieder auf den Skiern und das ohne Schmerzen. Ich habe diese Geschichte schon oft erzählt, und die Leute schauen mich immer skeptisch an . . .

Werner S. aus Bernau/Chiemsee:
. . . 1930 war ich ein junger Leutnant, als ein Pferd stürzte und sich am Vorderfußwurzelgelenk (vulgo „Knie") eine tiefe Wunde zuzog, wurde es, wie üblich, mit Urin behandelt. Am nächsten Tag lahmte es nicht und konnte am dritten Tag wieder geritten werden! Doch auch eine andere Verwendung mit Urin war allbekannt: Wenn man ein Paar neue Reitstiefel bekam und diese nicht zuerst mit Urin behandelte, brannten die Füße fürchterlich, was danach nicht auftrat. Von einem alten Schuster hörte ich den Spruch (oberhessisch):
„Will der Mann das Ledder weiche –
muß die Fraa ins Dippe seiche!" . . .

Waldtraut K. aus Haldensleben:
Beim Lesen fiel mir zuerst einmal ein, daß ich in meiner Jugend (jetzt bin ich fast 70) ein Buch besaß, in dem über das Leben arabischer Nomaden in der Wüste berichtet wurde. Dem Verfasser war seinerzeit aufgefallen, daß das schwere schwarze Haar den islamischen Frauen fast bis auf die Füße herniederfiel. Schließlich beobachtete er, daß diese Araberinnen an jedem Morgen ihr Haar mit frischem Kamelurin wuschen. War es der Wassermangel, der sie zu der täglichen Prozedur veranlaßte, oder wußten die Frauen um die sowohl desinfizierende als auch haarwuchsfördernde Eigenschaft des Urins?
Die zweite Erinnerung führte mich in das Jahr 1945 zurück, wo meine Schwester und ich nach dem Besuch lieber vertriebener Bekannten aus Polen in unseren Zöpfen Kopfläuse entdeckten. Mehr aus Verzweiflung wuschen wir uns etwa eine Woche lang den Kopf mit Eigenurin – und hatten Erfolg! Die Läuse mochten diesen besonderen Saft gar nicht. Allerdings haben wir die Sa-

che nicht an die große Glocke gehängt und Schweigen darüber walten lassen. Trotzdem wundere ich mich etwas, daß diese Methode der Schädlingsbekämpfung von Ihren Lesern so gar nicht erwähnt wird.
Nun zu den Kopfläusen 1945. Die Haare wurden schön eingeweicht, der Urin einmassiert, schließlich wurde die überschüssige Feuchtigkeit getrocknet und der Kopf eingewickelt bis zum Morgen, wo es dann eine normale Haarwäsche gab. Dies wurde etwa 5 Tage lang durchgeführt und eindeutig mit Erfolg, es kam zu keinem Rezidiv. Einschränkend wäre allerdings zu sagen, daß der Läusebesatz nach etwa 3 Tagen Kontakt noch nicht sehr hoch gewesen sein kann. Übrigens hat der Verfasser der Wüsten-Nomaden-Geschichte, von der ich Ihnen berichtet habe, ausdrücklich erwähnt, daß die Nomadenfrauen kein Ungeziefer hatten, und dies bei einer Haarpflege ohne Wasser! . . .

Franz A. aus Mainhausen:
. . . Ich habe im Krankenhaus von der Urin-Therapie gehört. Dadurch erinnerte ich mich an die Kriegsgefangenschaft in Sibirien. Da haben wir unsere Krätze behandelt. Mit gutem Erfolg . . .

Eine Leserin, die gern ungenannt sein möchte:
. . . Vor dreißig Jahren hatte eine Freundin von mir nach der Geburt ihrer Tochter auf der Oberlippe eine feuchte Dauerentzündung. Alle befragten Mediziner waren ratlos oder gaben Ratschläge, die nichts nützten. Bei einer kosmetischen Behandlung lernte sie Olga Tschechova kennen, die ihr den Ratschlag mit dem Eigenurin gab. Nach fünf Tagen morgendlicher Behandlung war die Entzündung und ein fast zweijähriger Gang durch verschiedene Medizinerhände beendet. Geheimnisvoll wurde diese Behandlung unter dem Siegel der Verschwiegenheit kolportiert, weil die Scham vor dem eigenen Körper durch christliche Kultur auch ein Teil der Unterdrückung ist. Wir sind nicht sehr körperfreundlich in unserer Zeit . . .

Hanna W. aus Steinhagen:
1946 hatte ich nach einer Lungenentzündung Tbc, ich bekam einen sogenannten Pneumothorax, der sich mit Wasser füllte. Zu der Zeit war das ein Alarmzeichen, da sich dieses Lungenwasser leicht bei einer Erkältung in Eiter verwandelte. Ich sah während einer Kur in Brilon-Wald genügend Frauen, die am Tropf hingen, weil die Lunge ständig gespült werden mußte, damit der Eiter ablief. Dieses Schicksal vor Augen riet uns ein Förster, ich solle meinen Morgenurin trinken, falls auch bei mir mit dem schmerzhaften Punktieren begonnen werde. Das Punktieren hülfe wenig, auch nur zu Anfang. Danach sollte der langsame Verfall beginnen, da es ja noch kein Penicillin für Deutsche gab. Mein Vater hielt dieses „Getränk" für unzumutbar, meine Mutter stellte mir die Behandlung frei. Da ich mit 14 Jahren unbedingt noch leben wollte, auch schon den Bombenkrieg überlebt hatte, trank ich meinen Urin, der zu einer Zeit ohne Genußmittel wahrscheinlich erträglicher war als heute. Ich war nach 6 Tagen zur Punktion im Krankenhaus bestellt, wurde noch vor dem Gang in den OP durchleuchtet und – siehe da – hatte ein Rest Exudat, mit dem ich leben konnte. Es verschwartete zwar meine Lungenspitze und ziept heute bei Wetterwechsel, aber es ist eine Bagatelle zu dem, was mir erspart worden ist . . .

Wilhelm L. aus Weidling:
. . . Vor Jahrzehnten, vielleicht vor dem Krieg (bin 79), war etwas Aufsehen in der Tagespresse um Eigenblut, Eigenharn, Mutterharn. Irgendwie schlief alles bald ein.

In einem norwegischen Märchen wird vom „Waschen im eigenen Wasser" gesprochen.

Militärpferde, die regelmäßig zum Appell geführt werden mußten, wurden besonders leicht rein, wenn sie mit Strohwischen geputzt wurden, die von Pferdeharn tropften. Militärställe wurden nur in größeren Zeitabständen ausgemistet, neues Stroh immer dazu, obenauf. Wurden diese 20–30 cm dicken Polster aufgerissen, war der Stall derart mit Ammoniak erfüllt, daß schwächere Naturen Herzbeklemmungen bekamen. Aber in dieser Ammoniakkluft heilten Lungenaffektionen aus.

Auf den ersten Blick idiotisch. Bei Sauerstoffmangel der Herzkranzgefäße den Gegenspieler Stickstoff zu geben – aber dieser Stickstoff bahnt dem Sauerstoff den Weg.

Das „Riechfläschchen" war Salmiak. Frauen, die nahe einer Ohnmacht waren, bekamen um 1900 in der Apotheke gleich ein Glas Wasser mit einigen Tropfen Salmiakgeist.

Nun ein etwas weitgespannterer Bogen: in der gesamten Pflanzenwelt ist so etwas wie ein „Eigen"-Prinzip wirksam. Abgestorbenes, Ausgeschiedenes fällt um die Pflanze zu Boden, wird vom Bodenleben zerlegt und wieder Nahrung. Aber diese Nahrung ist schon einmal zur eigenen, individuellen Körperlichkeit der Pflanze strukturiert worden . . .

Selma S. aus Kierspe:
. . . Ich komme vom Land. Gegen Warzen nahmen wir immer das Blut, was eine Frau monatlich ausscheidet. (Also die Regel.) Das machte man auch bei Kühen, die Warzen am Euter hatten, denn dann konnte man sie so schlecht melken. Vielleicht ist das Blut noch wertvoller als der Urin, wenn man bedenkt, daß sich der werdende Mensch 9 Monate davon ernährt . . .

Anwenden und Spezialitäten

Trinken

Viele Menschen haben das Pech, keine erfahrenen oder auskunftsfreudigen Altvordern zu haben. Wie sie sich – ohne Vorkenntnisse – an das Urin-Trinken und -Nutzen herantasten, können Sie hier nachlesen:

Konstanze W. aus Gräfenberg:
. . . Ich habe vorher noch nie etwas davon gehört, daß Urin trinkbar ist. Doch, da fällt mir jetzt ein, daß ein Mensch, der in Österreich in einer Hütte wohnt, und bei dem ich vor etwa 15 Jahren einmal urlaubte, einen Topf mit Urin von sich hatte, und sagte, daß es gesund sei, besonders den Morgenurin zu trinken. Aber ich wäre nie auf die Idee gekommen, es selbst zu tun, und da war ich auch nicht krank. Als ich mal wieder mit meiner Bekannten, Lydia, telefonierte und erwähnte, wie schlecht es mir insgesamt gehen würde als Hausfrau und Mutter von drei Kindern, und wie ich immer frieren würde, und wie ich immer wieder alle acht Wochen Stirnhöhlenkatarrh bekommen würde, und daß ich, quasi chronisch, fast täglich dezente Kopfschmerzen hätte, und daß mir jetzt sogar die Haare fleckenweise am Kopf ausfallen würden, und meine Haut jucken würde und so trocken wäre, und daß ich überhaupt keine Energie hätte, und daß ich depressiv zu werden fürchte, sagte sie mit noch mehr Nachdruck als beim ersten Mal: „Doch, probier das ruhig mal aus, Deinen Morgenurin zu trinken, da gibt es auch so ein Buch darüber, das habe ich nur gerade verliehen, aber wenn ich es wiederhabe, werde ich es dir geben. Mach das mal, du wirst sehen, daß dir das was nützt. Ich war mittlerweile von meinen Beschwerden so gestreßt, daß ich Gott sei Dank den Rat befolgte und meinen Urin, der zu der Zeit noch recht abscheulich stank, zu trinken. Erst mit schrecklichem Würgereflex, aber dennoch ganz und gar, alles, was da war, jeden Morgen, und das war ziemlich viel. Doch nach schon drei Tagen etwa, eigentlich ziemlich unverkennbar mit dem Trinken des Urins in Zusammenhang stehend, verminderte sich die Urinmenge, so daß es nicht mehr soviel war. Ich bekam auch einmal Durchfall, und einige Tage lang deutlich spürbare Aktivitäten im Darmbereich. Doch das ist wieder verschwunden. Was blieb, ist, daß es mir wieder besser geht als seit langer Zeit . . .

Frau M. S. aus Berlin:
. . . Wären Sie nicht zu Gast bei Herrn Biolek gewesen, klaffte immer noch eine Riesenbildungslücke bei mir und anderen. Nach der Fernsehsendung Ende Januar '94 überwand ich mich zum Trinken „der Mitte des Morgenurinstrahls". Zunächst wollte ich umgehen, die Flüssigkeit zu sehen, also nahm ich eine klitzekleine Verschlußkappe eines Haarwaschmittels, die undurchsichtig ist. Das Auffangen erwies sich als kleines Kunststück, aber es gelang. So, dann noch das Trinken, hm, soll ich oder nicht? Also, weg damit! Komisch, ganz warm. Die Nase benutzte ich aber nicht, heißt, ich atmete durch den Mund, denn schmecken wollte ich nun doch nicht (komisch, bis heute hat sich nichts daran geändert) „Jetzt habe ich es gemacht!" ging es mir dann durch den Kopf. Ein gewisser Stolz machte sich breit. Nach einigen Wochen sollte es mehr sein als die paar Tropfen. Ich wechselte zu einer größeren Kappe von einem Deo. Das war dann doch ein Unterschied! Schließlich war da schon ein ganzer Schluck drin. Aber Ihr Buch war bis dahin schon zum zweiten Mal verschlungen, es gab kein Halten mehr. Schließlich empfahl ich das Trinken auch meiner Mutter, die eine Leberzirrhose hat. Sie war sehr mutig: ein ganzes Trinkglas voll! Nach drei Wochen waren die sogenannten „Besenreißer" (rote Hautsternchen bis 1-Pfennig-Stück groß) verblaßt. Leider quält sie seit Ende Mai '94 ein starkes Rückenleiden, das sie mit Medikamenten behandeln muß (sie wird 59 Jahre alt). Ich bewunderte

die Entschlossenheit meiner Mutter und wollte es ihr gleichtun: bis heute benutze ich eine kleine Kaffeetasse, die etwa drei Schlucke enthält. Nun, einige Ergebnisse zeichneten sich ab: Völlig überrascht war ich vom Verschwinden dreier Dornwarzen am linken Fuß, unter dem zweitletzten kleinen Zeh. Monatsschmerz: In einem Massagekurs lernte ich, daß bei Regelschmerzen der Rückenbereich oberhalb der Pobacken zu massieren sei. Die beiden Mulden beiderseits der Wirbelsäule weisen sogar auf den Zustand der Eierstöcke hin! Einige Male schon half mir dieses Wissen. Jetzt reibe ich seit etwa drei Monaten (erst!) diesen Bereich und auch meinen Bauch, meine Blinddarmnarbe und das Sonnengeflecht ein. Mir scheint, meine Beschwerden waren im letzten Monat so gut wie weg . . .

Eine Leserin, die gern ungenannt sein möchte:
. . . Von Kindheit an wußte ich, daß man auf Wunden nur drüber zu pinkeln brauchte und es heilte. Das war aber alles. Vor ca. vier Jahren erzählte mir eine Heilpraktikern, daß die Leute in Sibirien den Urin tränken gegen Magengeschwüre. Was sie mir aber nicht sagte: daß es darüber ein Buch gibt oder sogar mehrere. Zufällig sah ich Ihr Buch in einer Buchhandlung (mußte $1/4$ Stunde auf den Bus warten). Jetzt habe ich es in mehreren Buchhandlungen entdeckt. Als ich es das erste Mal in der Hand hielt, dachte ich, jetzt habe ich eine Sternstunde in meinem Leben. Gleich am ersten Morgen trank ich Urin. Er schmeckte scheußlich, am dritten Tag wurde es besser, und längst schmeckt er wie Tee für mich. Einmal aß ich Bismarckhering aus dem Supermarkt, am anderen Morgen schmeckte mein Urin wieder wie am ersten Tag (habe nie wieder sowas gekauft). Nur noch im Reformhaus oder Bioladen. Seither keine Grippe mehr, war sehr anfällig. Eine angehende Pankreas (Fettstoffwechselstörung), Bronchien, Augen, Halsbeschwerden – alles wieder in Ordnung. Täglich trinke ich alles, gurgle, wasche die Augen damit. Statt Blumen nehme ich – schön verpackt – Ihr Buch als Geschenk mit. Schon sehr oft! Von diesen beschenkten Bekannten erfuhr ich von der Radio- und Fernsehsendung, die anscheinend sehr gut ankam. Leider entging mir alles. Bin Verkäuferin einer Heilpflanze auf der Insel Mainau, dort habe ich Ihr Buch schon sehr oft den Leuten aufgeschrieben, wenn sie mit ihren Sorgen zu mir kamen. Selbst einem Arzt habe ich es schon aufgeschrieben. Schade, daß diese Naturheilmittel so in Vergessenheit geraten sind. Mit gleicher Post schreibe ich an Gesundheitsminister Seehofer mit der Frage, ob er Ihr Buch schon gelesen hat . . .

Irene L. aus Lübbecke:
. . . Meine Erfahrungen mit meinem Harn: Das erneute schubartige Auftreten meines Morbus Crohn mit geschwürigen Entzündungen im gesamten Dickdarm, starken Durchfällen, hohem Fieber und gravierender Gewichtsabnahme war nur durch hohe Dosen Cortison zu verdrängen gewesen. Immerhin ging es mir wieder besser, die Cortisoneinnahme hatte ich verringern und schließlich ganz aufgeben können, ich hatte wieder zugenommen und war guter Dinge, als ich im Februar 1993 zur Kur ins Naturheilsanatorium Schloß Lindach fuhr. Dort, so hoffte ich, würde mein Gesundheitszustand stabiler werden, so daß in Zukunft chemische Medikamente überflüssig würden.

Aber je länger ich dort war, desto schlechter ging es mir. Trotz der guten, liebevollen Behandlung meines Arztes, trotz Akupunktur, Homöopathie, Eigenblut-Ozon-Therapie, Reflexzonenmassagen, Bädern, Güssen, trotz guter, ausgewählter Ernährung (Lebensmittelunverträglichkeiten, Candidamycose) fühlte ich mich immer schlapper, müder, mißmutiger, je größer der zeitliche Abstand zur letzten Cortisondosis wurde.

Gegen Ende der Kur war ich verzweifelt. Jahrelang hatte ich entgegen allen Ratschlägen der Schulmediziner Corticoide für mich abgelehnt. Als die Krankheit jedoch lebensgefährlich geworden war, und ich keine Alternativen mehr gesehen hatte, war ich gezwungermaßen bereit gewesen, dieses Medikament zu schlucken und all seine Nebenwirkungen in Kauf zu nehmen, immer mit der Hoffnung, eines Tages wirksame, nebenwirkungsfreie Naturheilmittel zu finden. Und nun diese Enttäuschung!

Da erzählte mir eine Mitpatientin bei einem Spaziergang, wo es niemand sonst hören konnte, ihr Arzt habe ihr dringend geraten, ihren eigenen Harn zu trinken, um ihre Migräne und Depressionen zu bessern. Sie sei schockiert und doch angezogen von dieser Vorstellung, und sie würde in einem stillen Kämmerlein versuchen, den Ekel vor ihrem Harn zu überwinden. Und sie hätte gedacht, das könnte doch auch für mich eine Heilungsmöglichkeit sein.

Ich war genauso geschockt wie sie, spürte aber sogleich auch den Fingerzeig. Abends beim Essen fragte mich flüsternd eine andere Patientin, ob ich schon von der Eigenharntherapie gehört hätte. Sie hätte seit langem ihren Harn getrunken, und es ginge ihr wesentlich besser (sie hatte Asthma). Der Entschluß reifte, diesen Arzt aufzusuchen, bevor ich nach Hause fuhr.

Einen Termin zu bekommen, war unmöglich. Aber ich bin einfach vor der Arzthelferin stehengeblieben, bis sie einräumte: „Versuchen Sie es heute abend nach 18 Uhr, ob Sie noch drankommen." Ich kam dran.

Nach genauem Anhören meiner Beschwerden und Erfahrungen und nach gründlichem Untersuchen empfahl mir Dr. Joh. Abele unter anderem folgende Harn-Therapie:

1. Woche: jeden Tropfen Harn trinken, 24 Std.
2. Woche: von 6–18 Uhr allen Harn trinken
3. Woche: von 6–12 Uhr allen Harn trinken
4. Woche: nur den Morgenurin trinken

danach: intuitiv herausfinden, welche Urinmenge guttut.

„Besorgen Sie sich ein hübsches Trinkgefäß; lassen Sie oft Wasser, denn kleine Mengen lassen sich zu Anfang leichter trinken; und nehmen Sie außer Homöopathie keinerlei Medikamente", höre ich ihn noch sagen.

Erleichtert und mit neuem Mut fuhr ich nach Hause, doch müde, schlapp, alles andere als erholt.

Am nächsten Tag fühlte ich mich noch schlechter. Nachmittags bekam ich Durchfall und Fieber – ein neuer Schub. Sofort begann ich mit der Trinkkur und erlebte Wunder. Je mehr ich trank, um so mehr Wasser mußte ich lassen, je mehr Wasser ich ließ, desto mehr mußte ich trinken, Liter um Liter, Tag und Nacht. Dazu trank ich tagsüber noch reichlich Wasser, denn durch heftiges Schwitzen und die Durchfälle ging ja viel Wasser verloren. – Die Durchfälle wurden enorm stark. Gegen Ende der Woche sahen die Stuhlentleerungen aus wie dunkler Urin. Dunkle Kotklümpchen, die wohl in Darmausbuchtungen liegengeblieben waren, wurden mit ausgeschwemmt. Mir war nicht klar, ob die Durchfälle zum Lauf der Krankheit gehörten, oder ob ihre Heftigkeit durch das Trinken des Harns bedingt war. Ich war drauf und dran aufzugeben. Mein Gewicht schwand dahin, aber im Gegensatz zu diesen Erscheinungen war schon nach wenigen Tagen das Fieber gesunken. Das gab mir Mut, weiterzumachen.

Als ich in der zweiten Woche nur noch tagsüber meinen Harn trank, wurden die Durchfälle schwächer. Ich konnte wieder durchschlafen und erholte mich zusehends. In der dritten und vierten Woche normalisierte sich die Darmtätigkeit, der Stuhl wurde breiig, und ich fühlte mich gesund werden.

In dieser Zeit begann ich mit der Einnahme einer Reihe von homöopathischen Mitteln, die nach der Münchner Rhythmenlehre für mich ausgewählt und mir von einer hiesigen Ärztin empfohlen wurden.

Zusätzlich wurde eine Darmsanierung mit Symbioflor, Colibiogen und Autovaccinen eingeleitet, die ich demnächst beenden werde.

Seit nun fast $1^1/_2$ Jahren trinke ich täglich etwa $^1/_4$ Liter meines Morgenurins. Einen Crohn-Schub hatte ich seither nicht mehr. Manchmal, wenn ich etwas aß, das mir nicht zuträglich war (z. B. einmal Zwiebelkuchen mit Speck), habe ich morgens ein bis zwei durchfallartige Stuhlentleerungen, jedoch ohne Krankheitsgefühl. Zuweilen kommt es auch zu morgendlichen wäßrigen Entleerungen, ohne daß ich etwas Falsches gegessen hatte.

Meistens wird mir dann aber irgendwann klar, daß ich etwas Unverdauliches geschluckt hatte, ein hartes, kränkendes Wort oder Wut, die ich nicht äußern konnte; oder etwas Verdrängtes, Liegengebliebenes, Unverdautes mußte endlich ausgeschieden werden. Dann wandelte sich meine Angst, die Krankheit könnte wieder Oberhand gewinnen, in Jubel darüber, was Eigenharntrinken alles vermag oder begünstigt. Manchmal habe ich sogar geformten Stuhl. Still für mich und tief innen singe ich dann ein Halleluja. Beim Einreiben meines Körpers fallen mir viele halbvergessene Übungen aus anderen Wissensgebieten wieder ein, die Leib und Seele im Einklang halten können; sie lassen sich leicht mit einbeziehen:

– wie Kneipp empfiehlt, bei der herzabgewandten Seite, also rechts beginnen, dann links – außen hoch, innen zurück (Arme und Beine) – Leistenbeugen besonders bedenken – diagonale Bewegungen besonders beim oberen Rücken (zur Stärkung der Thymusdrüse) – Die Kehlkopfgegend beachten, das Zungenbein erfühlen (bei Ausdrucksschwierigkeiten) – Kniekehle nicht vergessen – an den Ohren die Wirbelsäule „beknubbeln" – die Bauchspirale beschreiben – die Heilkraft der Hände bewußtmachen – Fußreflexzonenmassage (auch ohne Kenntnisse der einzelnen Bezugspunkte)

Weitere Assoziationen, die mir bei den Harneinreibungen in den Sinn kamen:

– der Gedanke „von Kopf bis Fuß" – . . . mir „hinter die Ohren schreiben"

– Bibelworte wie „Ich will dich erquicken", „Lebendiges Wasser" (als Bild bleibenden Lebens) – die Taufe (wenn ich Kopf und Haare benetze)

– bei den Augen die Bitte um mehr Durchblick, Weitblick, Nachsicht, Umsicht, Klarheit – Jesu Heilung des Blinden mit Spucke. In diesen Tagen beschäftige ich mich mit dem Gedanken, eine Gesprächsgruppe „Eigenharn-Therapie" zuwege zu bringen . . .

Alter Urin

Das ist sicher Urin-Therapie für Fortgeschrittene. Denn hier beschreiben alle Anwender-innen, daß die schlimmsten Geruchserwartungen noch übertroffen würden. Allerdings trotzen dem vergorenen Saft offenkundig weit weniger Hautleiden. Als älteste Seife der Welt war er ja bereits im ersten Band vorgestellt worden. Alter Urin hat jedoch – nach meinen Recherchen in Indien (vgl.: *Blick über den Zaun – Erfolge und Erfahrungen mit Urin*) – bei der äußerlichen Anwendung anscheinend zusätzliche Eigenschaften und Fähigkeiten. Die Inder-innen schwören darauf. Aber das Ammoniak, das zwar flüchtig ist, macht ihn stärker gewöhnungsbedürftig. Hier ein Teil der dazugehörigen Erfahrungsberichte:

Elke S. aus Sonneberg:
. . . Von 1970–1978 war ich hautkrank. In den Handflächen und auf den Fußsohlen bildeten sich Wasser- und Eiterblasen, die sich abschuppten. Sehr starker Juckreiz war die Begleiterscheinung. Habe vier Wochen in der Hautklinik gelegen und jede erdenkliche Salbe ausprobiert.

1989 trat die Krankheit mit den gleichen Symptomen wieder auf. Habe wieder mit Salben und verschiedenen Therapien versucht mir zu helfen. Februar 1994 hörte ich im Fernsehen von der Urinheilung und erinnerte mich, daß ich die Mundfäule meiner Kinder so behandelt hatte. Seitdem sammelte ich meinen Urin in einer Schüssel und machte Fußbäder. Die Schmerzen und der Juckreiz hörten auf. Gott sei Dank! Anfangs zeigte sich eine Linderung, aber die Wasser- und Eiterbläschen kamen immer wieder und unter den Blasen waren richtige Löcher in meiner Haut. Inzwischen habe ich Ihr Buch gelesen und kam zu der Erkenntnis, daß ich irgendetwas falsch mache, denn sonst müßte der Heilungsprozeß schneller vorangehen. Von diesem Tag an (Ende April) nahm ich vergorenen Urin und machte Umschläge. Ganz wichtig dabei ist, den Urin nicht abzuwaschen. Jeden Abend wickelte ich meine Füße und nach ca. drei Wochen jeden zweiten Tag. Ab Mitte Mai nur noch einmal pro Woche. Es ist unglaublich, jetzt, Mitte Juni, bin ich von meinem Leiden geheilt. Mit meiner Ärztin konnte ich prima darüber reden, und sie hat meine Urinheilung auch weiterempfohlen. Ausgerechnet in dieser Zeit passierten mir verschiedene Dinge. Z. B. hatte ich mich an der Brotschneidemaschine ganz toll geschnitten und durch Behandlung mit Mittelstrahlurin wurde der Schaden innerhalb von drei Tagen behoben. Auch bekam ich starke Halsschmerzen und durch Gurgeln waren sie am nächsten Tag verschwunden . . .

Margret H. aus Köln:
. . . Während der Haarkur hatte ich ausgerechnet zum Wochenende eine schlimm entzündete Schnittwunde mitten im Fingergelenk. Erdbeergroß, knallrot, sehr schmerzhaft. Ich behandelte die Stelle mit vergorenem Urin – lt. Ihrem Buch – mit wenig Hoffnung, und siehe da, am nächsten Tag war nicht nur die rote Beule verschwunden, sondern auch die Schnittwunde war kaum noch auszumachen. Auch ein altes Hühnerauge wurde inzwischen mittels vergorenem Urin behandelt. Abends ein kleines Mulltüchlein um den Zeh gewickelt und nach einigen Tagen kann man alles abschneiden. Stinkt allerdings bestialisch!
Prellungen habe ich auch bereits erfolgreich mit Alturin behandelt . . .

Ich will Ihnen aber nicht verschweigen, daß zum verseiften Saft aber auch solche Schreiben vorliegen, wie das von

Rolf O. aus Lugau:
. . . Vor eigenem frischen Urin habe ich keinen Ekel. Zum Haarewaschen mit vergorenem Urin allerdings könnte ich mich nicht überwinden . . .

Fremdurin

Eine ganze Reihe von Zuschriften beschreiben die positive Wirkung von Fremdurin. Dabei soll der von Kleinkindern und Kindern vor der Pubertät besonders wirksam sein. (vgl.: *Blick über den Zaun – Erfolge und Erfahrungen mit Urin*). Aber offenbar können auch Erwachsene einander helfen. Auch Tierurin wird erfolgreich zur Heilung eingesetzt:

Christel S. aus Starnberg:
. . . Polynesien, Südsee, Bora-Bora 1991
Als ich auf einer Korallenbank ausrutschte und in einen großen Seeigel fiel, war kein Arzt zu finden. Alle Einheimischen sagten „Pippi". Da ich gerade nicht mußte, erledigte es meine Schwester sofort für mich. Ich machte dann noch zwei Tage Urin-Wickel, und die Schwellungen und Schmerzen verschwanden. Ein toller Saft! . . .

Hanspeter R. aus Pfäffikon, Schweiz:
. . . Es war das Jahr 1928 und meine Mutter zählte 8 Jahre. Sie erlitt während einer Erkältung eine akute und schwere Augenerkrankung. Zuerst entzündeten sich die Augen, danach wurden sie geschwürig und vereitert, bis sie vollkommen verbacken und geschwollen waren. Meine Mutter konnte nur noch durch gewaltsames Öffnen der Augenlider etwas sehen. In ihrer Ratlosigkeit empfahlen die Ärzte, die Augen mit „Höllenstein" zu therapieren, da sie eine Erblindung befürchteten. Eine sehr aggressive Therapie mit unabsehbaren Folgen. Zu diesem Zeitpunkt kam ihre Mutter mit einer alten Kräuterfrau in Kontakt. Die Alternative der alten Kräuterfrau sah folgendermaßen aus: Sie sammelte den frischen Urin der 4jährigen Schwester meiner Mutter. Sie erwärmte ihn, bis er lauwarm war. Mit diesem lauwarmen Urin machte sie in einem Intervall von 4–5mal Umschläge auf die erkrankten Augen, bis der Umschlag wieder erkaltete. Diese Prozedur wurde 2mal täglich vollzogen. In der Folge ließen die Schmerzen zu-

sehends nach. Nach 2–3 Wochen löste sich langsam der Eiter von den Augen. Nach ca. weiteren 3 Wochen wurde das selbständige Öffnen der Augen möglich. Da meine Mutter während dieser ganzen Zeit weiterhin unter ärztlicher Beobachtung stand, diese aber von der Urintherapie nichts wußten, standen sie vor einem Rätsel und sprachen von einem Wunder. Die Nonnen der Klosterschule, die meine Mutter besuchte, wußten von der Urintherapie und reagierten mit Entsetzen darauf ...

Gundhild H. aus Wülfrath:
... Meine Mutter, die seit 50 Jahren unter schwersten Allergien in allen nur erdenklichen Ausdrucksformen leidet, kenne ich gar nicht anders als stets mit einer Riesenbatterie an Medikamenten, die sie zu jeder Tages- und Nachtzeit einnehmen mußte. Urplötzlich rief sie mich im Mai diesen Jahres an und sprudelte nur so heraus, daß sie seit 30 Tagen fast gar keine Medikamente mehr zu nehmen brauchte, und es ihr lange, lange nicht so gut gegangen sei. Sie erzählte, daß sie Ihr Buch gelesen hätte und danach sofort mit dem „Morgenschluck" angefangen habe. Eine Erstverschlimmerung blieb aus und nach 3–4 Tagen konnte sie nach und nach Tabletten absetzen. Gelegentlich trinkt sie mal ein paar Tage lang ihren gesamten Tagesurin, ansonsten jeden Morgen. Mich hat das inspiriert, auch mal mit einem Täßchen am Morgen anzufangen, zur Steigerung der Abwehr. Ganz besonders hervorheben möchte ich unseren Erfolg bei Masern. Vor ca. 3 Monaten bekam meine ältere Tochter, 6, die Masern. Sie litt arg. Ich las in Ihrem Buch, S. 137, von den Erfahrungen des Martin Krebs, und daß gerade bei Masern der Eigenharn eher Verschlimmerung, der Rekonvaleszenten-Harn zuvor erkrankter und wieder genesener Kinder Linderung bringt. Ich bereitete eine homöopathische Verdünnung und gab dies der Kleinen (2 Jahre) auf dem Höhepunkt ihrer Masern (3x5 Tropfen). Sie hatte nicht den quälenden Masernhusten, kaum Bindehautentzündung und der Ausschlag juckte nicht. Sie hatte wohl auch das sehr hohe Fieber und das Exanthem, aber nicht die zusätzlichen Qualen. Nun mag der gelinde Verlauf ihrer Masern Zufall sein oder nicht, ich jedenfalls glaube an die Wirkung unserer Tropfen und werde weiterhin versuchen, uns unseren Urin zunutze zu machen. Die positive Einstellung gegenüber dem so verpönten Getränk teilen mittlerweile doch einige Leute aus meinem näheren Bekanntenkreis. Erstaunlich finde ich auch, daß alle Leute, mit denen ich darüber geredet habe, erzählten, daß sie innerhalb kürzester Zeit nach ihren ersten Versuchen ständig weiter mit Urin experimentierten. Meiner Jüngsten habe ich morgens nicht mehr den Popo gewaschen, wenn wir die Windel abnahmen ...

Herr M. S. aus Nürnberg:
... Unter anderem las ich in dem Buch: Ungarische Frauen wuschen ihre Kinder in mütterlichem Harn. Meine Mutter ist Ungarin, und da wurden wieder Erinnerungen in mir wach: Wenn ich als Kind eine Erkältung hatte, habe ich mit dem Harn meiner Mutter gegurgelt, ebenfalls offene Wunden hat sie mit ihrem Harn behandelt. Mit einigen Bekannten habe ich (war vielleicht ein Fehler) darüber gesprochen (nachdem ich das Buch gelesen habe). Sofort ging ein Geschrei los: „Mein Gott, Deine Mutter hat Dich mißbraucht!" Nun ja, wenn das deren Phantasien sind, dann soll es auch deren Problem sein und bleiben, ich jedenfalls sehe es nicht so. Meine Mutter hat, was das Intime anbetrifft, stets auf Distanz Wert gelegt (ich habe die Vagina meiner Mutter bis zum heutigen Tage nicht einmal gesehen), und das Glas hat sie stets hinter verschlossener Tür mit ihrem Harn gefüllt, anschließend hat sie Kamillen hineingetan und es erhitzt. Ich habe es runtergegurgelt. Es hat sehr gut geholfen ...

Dr. Martha J. aus Wollerau:
... Therapie mit Urin ist mir seit Jahren bekannt. Mein Mann war im letzten Krieg Instruktor bei der Festungswache Sargans. Bei Übungen an schweren Geschützen liefen diese heiß, die Soldaten verbrannten sich beim Berühren.

Deshalb urinierten sie vor jeder Übung in einen Kübel, alle zusammen. Bei Verbrennungen tauchten sie das betroffene Glied in den Urin – mit ausgezeichnetem Erfolg. Mein Mann erzählte mir dies, als wir in den Bergen campierten und ich mir am Lagerfeuer die Hand verbrannte. Ich folgte seinem Rat. Es gab nicht einmal Blasen. Seither habe ich ein wenig experimentiert. Fabelhaft war die Wirkung bei Wespenstichen (sie schwollen nicht einmal an und hörten sofort auf zu jucken; der Stich selbst war irgendwie, wenn auch schmerzlos, noch zwei Tage fühlbar wie normal). Es geht auch gut bei Mückenstichen. Und gegen allergisch gereizte Haut (Sonnenallergie; giftiger Saft von Riesenkerbel) – alles war fast schlagartig wieder gut. Offenbar muß es nicht unbedingt körpereigener Urin sein – siehe meine erste Geschichte. Wenn mein Mann, ein großer Bastler, sich verletzt, kann er oft nicht „auf Befehl" urinieren. Dann ruft er mich, das nützt genausogut. Urin getrunken habe ich allerdings noch nie und weiß nicht, ob mir das sehr schwer fallen würde. Was für ein Mythos doch um diese Ausscheidungen gemacht wird, man kann sich dem schwer entziehen. Aber ich weiß, daß ich, wenn ich bei einem Autounfall verletzt würde und blutende Wunden hätte, ich mich keinen Moment ekeln würde, wenn mir jemand Fremdes mit seinem Urin hülfe . . .

Annette E. aus Düsseldorf:
. . . Meine Tochter, 9, hatte kürzlich einen Hexenschuß am Hals. Oder Schiefhals sagt man wohl auch. Da bin ich aufs Klo, habe einen Waschlappen mit meinem Urin feucht gemacht und ihn ihr um den Hals gelegt. Wollschal drum und über Nacht draufgelassen. Noch zweimal erneuert (da ich Angst hatte, daß sie nein sagt, habe ich weiter meinen Urin benutzt), nach einem Tag war die Halsstarre verschwunden . . .

Marianne L.-W. aus Villach, Österreich:
. . . Während des Lesens fiel mir ein, was ich vor vielen Jahren erlebt habe. Ich wohnte damals in einem Dorf. An einem Sonntag im Mai sehr früh am Morgen war ich unterwegs ins nächste Dorf. Als ich zum letzten Haus unseres Ortes kam, es war ein Gasthaus, ereignete sich folgendes: Die Tür wurde geöffnet, und man schob mit Gewalt einen ca. 40jährigen Mann auf die Straße. Ich fragte die Wirtin, was geschehen sei; ihre Antwort: Der Narr hat mehr als einen Liter vom stärksten Schnaps getrunken, nun soll er sehen, wie er heimkommt. Nach ca. 100 Metern stürzte er in den Straßengraben und blieb auf dem Rücken liegen, sein Mund war weit geöffnet und die Augen geschlossen. Er sah aus wie ein Toter. Ich war entsetzt, sah mich nach allen Seiten um Hilfe um. Da erblickte ich eine alte Frau die Straße heraufkommen. Sie sah den Mann im Straßengraben an und sagte: „Brauchst keine Angst zu haben, die besoffene Sau wird nicht hin. Ich werde ihn heilen." Sie stellte sich dann genau über den offenen Mund des Bewußtlosen, hob ihren langen Rock auf (Unterhose hatte sie keine an), sie senkte etwas ihren Körper und ließ ihren Urin direkt in den weit geöffneten Mund des Mannes fließen. Ich war entsetzt, als ich das sah, und dachte mir, die Frau macht das aus Verachtung gegen den Trinker. Sie sagte zu mir: „Wenn die Leute wüßten, wie heilsam Urin ist, gäbe es viel weniger Kranke. Er hat Glück gehabt, daß jemand vorbei kam, der gewußt hat, was man bei einer schweren Alkoholvergiftung machen muß."
Als ich drei Tage später wieder die Landstraße ins nächste Dorf ging, sah ich diesen Bauern auf dem Feld arbeiten. Es ist eine wahre Begebenheit, ich war ja Zeugin . . .

Eine Leserin, die gern ungenannt sein möchte:
. . . Wir hatten vor ein paar Jahren schon erfahren, daß für einen 75- bis 80jährigen Mann Kinderurin verwandt bzw. eingesetzt wurde gegen Lungenemphysem als letztes Mittel. Mit positivem Resultat . . .

Reinhard W. aus Ober-Gleen
Freudig entdeckte ich neulich beim Lesen eines Romans „Der blaue Himmel" von Galtsan Tschinag die Textstelle

über das Knabenpullern für die großmütterlichen Augen, die ich Ihnen fotokopiert beilege:

Großmutter blieb so alt, wie sie einmal gewesen ist, blieb beweglich und nützlich. Nur ihre Augen alterten, das merkte man ihr beim Nähen an. Hatte sie die Nadel aus der Hand verloren, mußte sie die Steppmatte so lange abtasten mit den Händen, bis sie wohl mit einer Fingerspitze auf sie kam. Kopfschüttelnd sagte Mutter: „Aber Daaj, hatte ich Euch nicht gesagt, Ihr solltet endlich aufhören mit dem Nähen!" Großmutter antwortete darauf fröhlich: „Nicht ich höre auf, nein, die Augen sollen aufhören zu faulenzen! Und die werden's auch gleich, wenn ich sie mit dem Wässerchen von meinem Jüngchen ausgewaschen habe!" So etwas ließ ich mir nicht zweimal sagen. Schon stand ich vor ihr, die Hose in den Kniegelenken. „Möchtest du, Enej?" „Kannst du?" „Ja." Großmutter streckte mir die hohle Hand entgegen, und ich pullerte darein. „Alles?" „Erst mal." „Du solltest den Puller nicht unterbrechen, das ist nicht gut. Ich sagte es dir schon. Mehr brauche ich auch nicht, eine Handvoll genügt." „Nein, Enej! Schade darum, wenn ich auf die Erde pullern muß. Lieber geb ich dir alles. Du sollst dir die Augen gut auswaschen!" Großmutter ließ sich von mir überreden, hielt mir die hohles Hand ein zweites Mal entgegen: „Nun aber wirklich genug. Pullere dich aus." Ich hatte auch nicht mehr. Das machte Spaß. Auch ein wohles Gefühl war, zu wissen, daß ich etwas tat, was meiner Großmutter nutzte.

Manfred S. aus Nürnberg:
...Mit Sehnsucht habe ich auf das neue Buch (Blick über den Zaun) gewartet und war erfreut, als es endlich da war. Es gefällt mir sehr gut. Auf Seite 10 Ihres neuen Buchs steht im Fragenkatalog:

Wie steht es mit der Einnahme von Fremdurin von Menschen anderen Geschlechts?

Nun ja, wenn ich diese Zeilen richtig deute, sind Sie interessiert an den Erfahrungen, die die Leute diesbezüglich gemacht haben. Ich habe in der Zwischenzeit ein kleines Selbststudium (bezüglich: Wirkung der weiblichen Hormone – Östrogene – gemacht) anhand von Büchern von Prof. Dr. Lila Nachtigall und Prof. Dr. Huber, beides bekannte Endokrinologen. Außerdem habe ich in der Zwischenzeit sehr positive Erfahrungen mit Frauenurin gemacht (dazu später). Zuerst einmal zu den positiven Wirkungen des Frauenurines. Folgender Ausschnitt ist aus dem Buch von Herrn Höting:

Wer in Sibirien gesund bleiben wollte, tat sich am Urin von Frauen gütlich. Mit diesem Urin rieb man sich auch ein und versuchte so, seine Haut jugendfrisch zu halten. Und wer möchte nicht jung sein und jung bleiben. Zarte, jugendliche Haut und prachtvoller Haarwuchs sind äußere Zeichen dafür.

Zwei Ukrainerinnen haben mir im Januar ebenfalls zu Frauenurin geraten. Coen van der Kroon weist in seinem Buch auf die Unterschiede zwischen Frauen- und Männerurin hin:

Obwohl kulturelle und soziale Faktoren bestimmt auch eine Rolle für solche Regeln spielen, ist es eine Tatsache, daß der Urin der Frau eine beträchtlich größere Menge weiblicher Hormone (z. B. Östrogen), der Urin eines Mannes eine größere Menge männlicher Hormone (z. B. Androgen) beinhaltet.

Es ist eine Tatsache, daß Frauen (bis zu Beginn der Wechseljahre) viel gesünder sind als Männer, und der Grund liegt in der Wirkung der Östrogene. Hier sind ein paar Zeilen aus der Fachliteratur der Endokrinologen (Nachtigall und Huber):

– *Östrogene schützen die Haut und halten sie feucht genug, stärken die Knochen und sind am Haarwachstum beteiligt. Sie senken den Cholesterinspiegel, befeuchten die Schleimhaut und unterstützen die Blase in ihrer Funktion.*

– *Frauen mit einem normalen Östrogenspiegel leiden nicht so oft an hohem Blutdruck wie Patientinnen, denen dieses Hormon fehlt. Man muß sich freilich vor zu großen Vereinfachungen hüten. Nicht alles ist durch Hormone bedingt;*

– *Natürliche Östrogene, so zeigt die Erfahrung, schützen die Gefäße hingegen vor einem frühen Verschluß – der Herzinfarkt ist bei Frauen vor dem fünfzigsten Lebensjahr viel seltener anzutreffen als bei Männern der gleichen Altersstufe.*

– *Östrogene verstehen es, die Blutgefäße zu erweitern, dadurch erreicht mehr Blut die einzelnen Organe.*

– *Auf einen Östrogenmangel wird der Arzt bisweilen durch den Cholesterinspiegel aufmerksam. ... Auch das Cholesterin signalisiert mitunter einen Östrogenmangel: Frauen, die ihren Lebensstil nicht veränderten, die Diät halten und glaubhaft fettreiche Nahrung meiden, erfahren bei einer ärztlichen Untersuchung aus heiterem Himmel, daß ihr Cholsterinspiegel deutlich erhöht ist.*

Zu dem letzten Buchausschnitt kann ich (aus eigener Erfahrung) sagen „Stimmt!". Ich hatte einen sehr hohen Cholesterinspiegel und habe vom 2. 11. 94 bis zum 11. 1. 95 lediglich Diät gelebt. Vom 11. 1. 95 bis zum 9. 3. 95 nahm ich zusätzlich noch Frauenurin (von zwei Ukrainerinnen) und – ich war selbst erstaunt – der Cholesterinspiegel war stark gesunken. (Anbei Fotokopie der Apothekentests). Außerdem ist der Haarausfall bei mir geringer geworden. (Beim Haarewaschen sind weniger Haare im Becken als früher).

Daß die Östrogene im Frauenurin wirken, zeigt ein Beispiel aus dem Buch von Frau Allmann:

Frau B. N. aus Witten hatte nach Beendigung des Menses mit 48 Jahren einen zu niedrigen Hormonspiegel und sollte Hormone einnehmen. Sie griff aber lieber zum „Wasser des Lebens", trank kurze Zeit alles, danach ein Drittel ihrer Produktion und hatte nach ein paar Wochen einen idealen Hormonspiegel.

– *Östradiole (weibliche Geschlechtshormone) im Harn können klimakterische Beschwerden, Depressionen und menstruelle Unregelmäßigkeiten beheben.*

Und daher gibt es für mich keine andere Erklärung als: Die Östrogene im Frauenurin haben meinen Cholesterinspiegel herabgesetzt.

Hier ist noch ein anderer Ausschnitt aus dem Buch „Der Mensch und sein Körper". Es könnte durchaus möglich sein, daß Frauenurin eine vorbeugende Wirkung gegen Prostatakrebs hat:

Prostatakrebs zählt zu den häufigsten Krebsen bei Männern über 65. Die Symptomatik kann derjenigen der gutartigen Prostatavergrößerung ähneln. – Hinzukommen können jedoch weitere, durch Metastasenbildung in den Hüftknochen und der unteren Wirbelsäule erzeugte Symptome (Knochenschmerzen). Behandelt wird oft durch eine Kombination von operativem Eingriff, Strahlentherapie und Gabe von Östrogenen. Dieser Krebs spricht erstaunlich gut auf Östrogene an. Vorausgesetzt, die Krankheit ist bei Behandlungsbeginn noch nicht zu weit fortgeschritten, kann sie über Jahre hinaus erfolgreich eingedämmt werden durch Östrogengaben, die niedrig genug sind, um nicht zur peinlichen Nebenwirkung der Brustvergrößerung zu führen.

In Ihrem ersten Buch (Ein ganz besonderer Saft – Urin) sind es weitaus mehr Frauen als Männer, die positive Erfahrungen haben mit Eigenurin (ich habe einmal gezählt und verglichen), und daher glaube ich an die positivere Wirkung des Frauenurins für beide Geschlechter...

Werner D. aus Bergisch Gladbach:
... Als ich vor 20 Jahren Homöopathie bei einem achtzigjährigen Heilpraktiker lernte, kam die Rede auf Nierenerkrankungen und die dabei oft auftretenden Anurien (Harnsperre). Nach Besprechung geeigneter Mittel ließ er zum Schluß folgenden Spruch los: „Und wenn das alles nicht hilft, lassen Sie ihn seinen eigenen Urin (oder den von einem Kind unter zehn) trinken, dann werden Sie die Harnsperre durchbrechen." Jahre später traf mich selbst so ein Zustand, und ich erinnerte mich. Gedacht – getan, es half! Aber welche Nebenüberraschung? Ich bin großer Kaffeenarr – der Urin schmeckte fast nur nach Kaffee. Aber geholfen hat's trotzdem. Es gibt ja noch andere „unappetitliche" Mittel: z. B. die Spucke. Schon die alten Chinesen unterschieden zwei Sorten von Speichel. (mukös/ schleimig und bland). Wenn dort alte Menschen langsam

eintrockneten und die Verdauung nicht mehr recht klappte, so ließ man die Enkelkinder in ihren Eßnapf spukken. Die Liste ließe sich noch weit fortsetzen. Die so lästigen Fliegen: In tropischen Ländern lassen Medizinmänner die eitrigen Wunden ihrer Patienten der Luft und den eifrig herbeieilenden Fliegen aussetzen. Deren Saugrüssel enthält eine Flüssigkeit, mit der sie z. B. Zucker auflösen können, bevor sie ihn schlürfen. Der enthält außerdem einen antibakteriellen Stoff, der auch Eiter löst und entgiftet. Wunden werden eiterfrei und schließen sich bald.

Nun und da gibt es das Krötensekret, Giftspinnentinktur (Schwarze Witwe), die Tinte einer bestimmten Tintenfischart, Krätzebläschenauszug, oder auch die Eier der Gottesanbeterschrecke (China) . . .

Tierurin

Im Zusammenhang mit Tieren fällt auf, daß sowohl der Mensch mit seinem Urin imstande ist, Tieren zu helfen, als auch umgekehrt. Hier finden Sie einige Beispiele zu beiden Bereichen:

Dorle S. aus Daaden:
. . . Meine Hündin (Terrier) habe ich schon zweimal kuriert mit meinem Urin, bei juckendem Ekzem am Unterbauch in den Leistenbeugen . . .

Eine anonyme Zuschrift:
. . . 1.) Als Straßenschotter beim Bau einer neuen Straße angelegt wurde, verletzte sich ein Arbeitspferd sehr am rechten Vorderbein. Der Fuhrmann schellte bei uns und wollte unser Wasser haben. Meine Mutter holte ihm einen Eimer Wasser, aber er wollte unser „Wasser". Dann hatte meine Mutter verstanden. Neugierig wie ich war, folgte ich ihm. Er umwickelte das Pferdebein mit einem Lappen, getränkt mit unserem „Wasser". Kurz: Nach vierzehn Tagen konnte man die schwere Wunde des Pferdes kaum noch erkennen . . .

2.) Als Marcumar-Patient mit Lungen- und Beckenthrombose uriniere ich sehr oft Blut, wenn ich Eiweiß (Quark) gegessen habe, und das schon Jahre. Keiner kann helfen (20 Jahre). Nach dem Lesen Ihres Buches habe ich es mit Urintrinken versucht. Seit dem ersten Glas Urin kann ich Eiweiß essen und blute nicht mehr. Daß es am Eiweiß lag, habe ich selbst herausgefunden . . .

Eine Leserin aus Dettingen, die nicht genannt sein möchte:
. . . Ein Missionar reiste mit seinem Pferd in einem Tal; da kam ihm eine Wasserkuh mit großen Hörnern entgegen und schlitzte dem Pferd den Bauch auf. Der Herr ging im nächsten Ort zu einem Bauern. Der gab dem Tier einen ganzen Eimer Urin zu trinken, und das Pferd genas . . .

Hans H. aus Barlt:
. . . Wenn die Ferkel und Schweine Grind hatten, wurden sie mit Urin eingepinselt, auch gegen Ungeziefer, Läuse usw. Wiederkäuer, Rinder und Kühe, bekamen eine Weinflasche voll Urin, wenn sie verstopft waren oder einen Windbauch (Blähungen) hatten. Man kann die Flasche seitlich ins Maul schieben, weil sie nur eine Reihe Zähne haben, und langsam reinlaufen lassen. Ein probates Mittel, das half . . .

Brigitte V. aus Schleching:
. . . Die Urin-Heilmethode kenne ich (für alle möglichen und unmöglichen Dinge) noch aus den Kriegserfahrungen meines Vaters. (Angefangen von wunden Füßen durch die „Knobelbecher" bis zu Hühneraugen, kleineren Verletzungen etc.) Habe Jahre nicht mehr daran gedacht, bis mir eine gute Bekannte eine Geschichte darüber erzählte. Besagte Frau hat zwei Dackel, die behandelt werden wie Kinder der Familie. Von allen heiß und innig geliebt, „essen" die Hunde (Mutter und Tochter) mit am Tisch (!), und anderes mehr. Nun bekam der ältere der beiden Hunde eine, laut behandelndem Tierarzt, immer

tödlich verlaufende Krankheit: große Flecken Fell fielen aus, die Haut darunter war schwarz und hart und wurde immer härter, die Flecken immer mehr. Der Hund war sterbenskrank, der Tierarzt gab ihm Spritzen, konnte aber meiner Bekannten nur sagen, daß der Hund eingeschläfert werden müsse, weil er sonst durch die immer mehr eingeschränkte Hautatmung elend ersticken müßte. Die ganze Familie trauerte, bis meiner Bekannten Ihr besagtes Buch einfiel. Gekauft, gelesen. Die letzte Hoffnung. Nur wußte meine Bekannte nicht, wie sie vom Hund Urin auffangen sollte. Also hat sie ihren eigenen genommen. Nun wurde der Dackel mehrmals täglich mit Watte und Morgenurin an den erkrankten Hautstellen behandelt und sehr zum Erstaunen der ganzen Familie wollten beide Hunde (auch der gesunde) den Schüsselinhalt trinken! Also hat man beide Hunden ihren Willen gelassen (zusätzlich zum Auftragen auf die Haut). Ende der Geschichte: Zwei Monate später fragte der Tierarzt nach, wie und wann der Hund gestorben sei, und begreiflicherweise ist er fast vom Stuhl gefallen, als er hörte, daß der Hund putzmunter, kerngesund und mit dichterem Fell denn je durchs Haus saust. Reaktion des Arztes: „Was ist das für ein Buch, wo krieg ich das, das muß ich lesen!" Also „funktioniert" der ganz besondere Saft auch bei Hunden. Einfach toll die Geschichte . . .

Elisabeth M. aus Heiligenstadt:
. . . Was ich erzählen möchte, erlebte ich mit ungefähr 16 Jahren, als ich bei meinen Eltern auf dem Bauernhof aufwuchs. Eine alte Bäuerin, mit drei erwachsenen Söhnen, bewirtschaftete in unmittelbarer Nachbarschaft einen großen Bauernhof. Die dazugehörige Gastwirtschaft war verpachtet, da der eigentliche Besitzer gestorben war. Nun wurde, mitten in der Arbeit, der älteste Sohn krank an Diphtherie, so daß er auf eine Isolierstation mußte. Gar nicht lange, bekam die Mutter die Nachricht, er würde sterben (ersticken). Die resolute Bäuerin besuchte ihren Sohn. Man wollte sie nicht zu ihm lassen, sie zwängte sich an den Schwestern vorbei und sagte: „Hier

stirbt mein Sohn nicht!" Ging hin, ließ den Kutschwagen einspannen, und ihre beiden anderen Söhne mußten den Schwerkranken nach Hause holen, in sein Bett; sie übernahm selbst die Pflege. Mit einer Schnabeltasse flößte sie ihm, so oft wie möglich, eine Flüssigkeit ein, die immer wieder zurückkam. Nach einigen Tagen kam sie freudestrahlend zu Tisch und berichtete, einen Schluck hätte Georg geschluckt und täglich würden es mehr. Georg wurde gesund. Später erzählte sie meiner Mutter: Der Kranke konnte kaum mehr Urin lassen. Da hat sie, so sie unbeobachtet war, von einem Rind Urin aufgefangen und diesen ihrem Sohn eingeflößt. Er hat seine Wirkung nicht verfehlt. Dem Sohn hat sie diese Behandlung (Medizin) nie verraten . . .

Zugesandt von Reinhard Rein aus Sydals, Dänemark (Kalenderblatt vom 8. März 1995) über eine Dachsart:
Klippschliefer (Gewicht: 2,5–4,7 kg, Schulterhöhe: ca. 25 cm, Lebenserwartung: ca. 6 Jahre, Verbreitung: Arabische Halbinsel, Nordostsenegal bis Südafrika) halten sich im felsigen Gelände auf, wo sie in Kolonien von 20 bis 50 Tieren zusammenleben. Sie sind ausgezeichnete Kletterer und ernähren sich von Blättern, Kräutern, Beeren und Gras. Während der kälteren Jahreszeit sind sie häufig auf sonnigen Felsen zu beobachten, wo sie Wärme auftanken. In kalten Nächten kriechen sie dicht zusammen, um möglichst wenig Wärme zu verlieren. Sie benutzen als Gruppe generationenlang stets nur einen bestimmten Platz, um zu urinieren. Dort bildet sich schließlich eine dunkelbraune, kristallisierte Substanz, aus der früher die Eingeborenen Hustenmittel herstellten.

Injektionen mit Urin

Eine Leserin, die gern ungenannt sein möchte:
. . . Schon 1935 hatte ich im Rotkreuz-Kurs gehört, daß man im Notfall bei Wunden Urin verwenden sollte.
. . . 1951 hatte ich eine schwere seelische Erschütterung

und bekam an beiden Armen einen juckenden Hautausschlag. Ich ging zu unserem alten Hausarzt (Allgemeinmediziner, guter Diagnostiker) Als sein zunächst verordnetes Medikament nichts half, sagte er: „Wir müssen es einmal mit Eigenurinspritzen versuchen. Kommen Sie morgen zeitig zu mir." Als ich am nächsten Morgen bei ihm erschien, mußte ich Wasser lassen, was er in eine Spritze füllte und mir ins Gesäß injizierte. Diese Prozedur wurde die folgenden Tage wiederholt. Ich glaube, ich habe nur zwei oder drei Spritzen gebraucht, da war alles vorbei; ich war gesund und munter. Der Arzt freute sich mit mir und meinte, solche billige Medizin bei so durchschlagendem Erfolg möchte er öfters anwenden . . .

Ruth B. aus Kleinmachnow:
. . . Ich habe seit meinem 3. Lebensjahr Asthma und reihe mich damit in unsere Familientradition ein, denn meine Sippe „pfeift" schon mindestens seit 150 Jahren. Dieses Asthma hat mich mein bisheriges Leben lang reichlich schon als Kind beim Spielen, bei dcr Berufswahl, in meinem Alltag und auch im kurzen Berufsleben derart eingeschränkt. Dann wurde ich mit 24 Jahren invalidisiert. Dazu kam dann noch ein Rheuma hinzu. Ich bin jetzt gerade mal 40 Jahre alt. Die letzten 15 Jahre waren in gesundheitlicher Hinsicht reichlich chaotisch. Seit meinem 14. Lebensjahr benötige ich täglich Cortison; seit ca. 18 Jahren löst eine Antibiotika-Behandlung die nächste fast nahtlos ab, denn es ist ein überwiegend infektallergisches Asthma mit chronischer Bronchitis. Es war in den letzten 3 Jahren so, daß ich mindestens 2–3x in der Woche mich früh in meinen Trabi setzte und blitzblau zu meiner Ärztin fuhr, mir eine Spritze geben ließ, um danach daheim Luft zum Frühstücken zu haben.

Ich schreibe dies nicht, um damit Mitleid zu erregen, aber gewiß können Sie sich denken, wie hellhörig man solche Informationen über Urintherapie liest, nachdem an mir alle Möglichkeiten der Schulmedizin in 37 Jahren ausprobiert wurden und letztlich nicht weitergebracht haben.

Dann mußte ich Ende 93 noch einmal für kurze Zeit stationär in die Berliner Charité und sah zufällig einmal meinen Urin-Befund. Er war steril.

Zu Hause beschloß ich dann, mir wöchentlich einmal Eigenharn intramuskulär zu spritzen. Ich war früher Arztsekretärin und weiß von daher, wie man das macht, ohne den Ischias-Nerv zu treffen.

Ich begann mit ca. 1 ml verdünnt und steigerte die Dosis ca. alle 4 Wochen um $1/2$ ml. Jetzt halte ich die Menge von 5 ml/Woche, aber unverdünnt. Zuerst bemerkte ich an mir freilich überhaupt keine Veränderung. Doch Ende Oktober hatte ich das Gefühl, seit einigen Wochen nicht mehr so anfällig und labil im Gesamtzustand zu sein. Ich schaffte nun auch wieder meine häuslichen Arbeiten und hatte auch wieder Kraft für andere Aktivitäten. Die letzten Antibiotika nahm ich am 19. November, bis ich gestern wegen eines Infekts doch wieder dazu greifen mußte. Das sind mehr als sieben Wochen, die ich ohne dieses Zeugs auskam und mir keine Spritzen am Morgen geholt habe! Ich habe deutlich mehr Luft in der Nacht und schlafe kaum noch mit Sauerstoffgerät.

Meine behandelnde Ärztin äußerte neulich auch ihr Verwundern und suchte nach einer Erklärung. Da habe ich mein Geheimnis gelüftet, allerdings auch mit der Absicht, auch sie hellhörig zu machen, denn bei ihr entwickelt sich in den letzten 2 Jahren aus Heuschnupfen und Lebensmittelallergie ein beginnendes Asthma. Wir sind gleichaltrig und gingen zusammen zur Schule. Da tut es mir doch sehr leid, zu sehen, wie sie in meine Fußstapfen tritt. Ein paar Tage später meinte sie sogar, daß sie von meinen Erfolgen der Eigenbehandlung hell begeistert war und schon überlegt, wie man diese intensivieren könne. Vielleicht zieht sie das dann auch mal bei sich in Betracht . . .

Ein Leser, der gern ungenannt sein möchte:
. . . Auf die Urin-Therapie sind meine Frau und ich durch Ihr Buch gekommen. Wir sind beide 33 Jahre alt und kannten diese Therapieform vorher nicht. Die Faszination der Urin-Therapie liegt für uns im breiten An-

wendungs- und Wirkungsbereich. Der Auslöser für die erste Anwendung war daher zunächst Neugier. Wir wenden Urin in der Form intramuskulärer Injektionen an – unter Einhaltung strengster Hygienemaßnahmen (steriles Injektionsmaterial, gründlichste Desinfektion, Kittel, Mundschutz, OP-Handschuhe). Wir spritzen uns vorbeugend etwa alle 10 Tage 2–5 ml frischen, steril entnommenen Urin intramuskulär (Gesäß), im Bedarfsfall (z. B. Erkältung) verabreichen wir 2–10 ml beinah täglich (für 3–4 Tage). Die Erfolge stellen sich fast augenblicklich ein, wir können mit Freude darauf verweisen, daß Allergien (Pollenallergie, Heuschnupfen), Erkältungen, Migräne, Menstruationsbeschwerden und grippale Infekte bei uns weitgehend der Vergangenheit angehören! Akute Symptome, z. B. bei Erkältungen, verschwinden bereits kurz nach einer Injektionsbehandlung (binnen Stunden, manchmal weniger als 1 Std.).

Die Erfahrung mit der Urin-Therapie läßt uns stärker auf die Selbstheilungskräfte des Körpers vertrauen . . .

Gustel M. aus Köln:
. . . Seit Juni 93 spritze ich mir Urin in den Muskel. Ich bin seither ein anderer Mensch geworden, innerlich und äußerlich. Man muß dabei aber einige Regeln beachten: Wer den Tag mit Alkohol oder anderen Opiaten beginnt, kann es sein lassen. Der 1. Urin genügt (Serotonin)! Cortikoide werden überflüssig (allerdings nicht am 1. Tag)! Alle Medikamente werden verstärkt (weil unverdaut ausgeschieden). Man bekommt einfach ein Gefühl für sich. Bei einigermaßen Pfiffigkeit stellt man die Nahrung um. Gifte in der Nahrung machen sich mit Hautjucken o. ä. bemerkbar. Schreibt man sich dann auf, was man in den letzten Tagen gegessen hat, dann kommt man auf die Ursache. Man muß experimentieren. Es macht Spaß. Die Leute sollten mehr darüber reden . . .

Helga A. aus Lübeck:
. . . Da ich von meinem Saft begeistert bin, habe ich natürlich auch Freundinnnen davon erzählt, manche pro-

bieren damit rum, manche nicht. So unbekümmert wie ich reden sie aber – bis auf eine Ausnahme – nicht darüber. Mein Mann findet meine Begeisterung eher spaßig und akzeptiert sie. Aber er ist nicht bereit, z. B. bei Halsschmerzen seine Apotheke zu benutzen. Gut für die Pharmaindustrie und den Milliardenmarkt des Gesundheitswesens, daß so viele Menschen den Ekel nicht überwinden wollen oder können. Ich warte übrigens nur darauf, daß die Gesundheitsindustrie den Urin mies macht, sobald sie negative Auswirkungen auf ihre Geschäfte befürchtet. Vielleicht muß man ja auch wirklich erforschen, inwieweit die Einnahme von Tabletten den Urin unbekömmlicher macht.

Nur einmal habe ich von einer Freundin aus Köln gehört, daß eine ihrer Bekannten durch Urin-Spritzen in den Hals mehrere Wochen oder Monate im Krankenhaus verbringen mußte. Trotzdem war diese Bekannte aber nicht sauer auf den, der ihr Urin gespritzt hatte, und hat auch keine Anzeige erstattet, obwohl die Ärzte sie dazu gedrängt haben . . .

Urin und Medikamente

Hildegard L. aus Duisburg:
. . . Ich bin 45 Jahre alt und leide unter Bluthochdruck und starkem Asthma. Aus diesem Grund bin ich gezwungen, ständig Medikamente zu mir zu nehmen (z. B. Kortison), was auch nicht immer hilft. Nach Lesen Ihres Buches habe ich als letzten Versuch begonnen, jeden Morgen eine Tasse frischen Urin zu trinken. Bereits nach 10 Tagen stellten sich die ersten Erfolge ein, so daß ich meine Kortison-Tabletten langsam absetzen konnte. Leider jedoch hat der Urin keinen Einfluß auf meinen Bluthochdruck . . .

Heike K. aus Geilenkirchen:
. . . Seit einem Jahr habe ich eine chronische Darmentzündung, wegen der ich ständig (und auch in Zukunft)

Cortison einnehmen muß. Eine der Nebenwirkungen ist die Akne. Nun zum Ergebnis meiner Urin-Therapie (tägliches Einreiben): Ich konnte es kaum glauben, denn bereits nach einer Woche sah man eine Besserung. Heute ist die Akne (fast schon um die Hälfte – um es in Zahlen auszudrücken) verschwunden. Man soll es kaum glauben, aber die Cortison-Akne, die ja durch ständige Cortison-Einnahme noch gefördert wird, verschwindet allmählich. Es dauert einige Zeit, bis man die Erfolge sieht. Heute fragt man mich öfter: „Wie hast Du denn die Akne so gut wegbekommen?" Nicht allen sage ich die Wahrheit . . .

Moritz E. aus Rheinstetten:
. . . 1992 Ausschlag wieder einmal mit starkem Jucken am linken Fuß unten und an der linken Wade.

18. 2. 92 Von Arzt verschrieben: Parfenac (ohne Cortison) und Triamcinolon acetonid (mit Cortison). Heilung passabel.

31. 10. 94 Beschwerden wie oben an Fuß. Waden, Kniegelenk, Oberarme, Rücken und Oberschenkel: Sulmicin (Celestan mit Cortison) Hydrocortisonac Eucerin. 2x täglich Einreibung nötig, sehr schlechte Nächte. Entzündung und Juckreiz nur kurzfristig abgeklungen, ich zweifle am Erfolg.

12. 11. 94 Erstmals alles mit Urin mittels Schwammtuch reichlich genäßt.

13. 11. 94 Wiederholung vom 12. 11. Nur noch erträgliches Jucken am Rücken links oben. Abends wieder alles reichlich genäßt mit Urin, schlafe erstmals juckfrei.

15. – 20. 11. 94 Gleichfalls jeweils mindestens 4–5 große Schlucke Urin. Behandlung der gelegentlich erscheinenden kleinen Entzündungsflächen mit Sulmicin und Celestan -V, das das Jucken und die kleinen roten Entzündungspunkte beseitigt. Den Urin zu trinken macht immer weniger Schwierigkeiten. Seine Wirkung ist erstaunlich, nämlich schon nach 24 Stunden durchgreifend. Will von allen Medikamenten wegkommen, habe meine Medizin ab jetzt immer bei mir . . .

Claudia W. aus Schwelm:
. . . Seit 6 Jahren leide ich nun schon an Asthma bronchiale, bedingt durch Infekte, Hausstaub, Baumpollen, Gräser und Nahrungsmittelallergien. Es wurde von Jahr zu Jahr immer schlimmer. Ich hatte immer mehr Infekte, teilweise mit Lungenentzündung. Selbst mein Internist (versierter Allergologe) wußte keinen Rat mehr und schickte mich in eine Allergie-Klinik. Danach hatte ich noch mehr Allergien und wurde immer depressiver. Anfang '93 bekam ich dann auch noch eine Glomerulonephritis (Entzündung der Nierenkörperchen – Anm. d. Red.). Dadurch wurde meine Abwehr natürlich immer schwächer, und die Asthmaanfälle häuften sich. Ich hatte bis zu diesem Zeitpunkt schon so viele Antibiotika genommen, daß diese gar nicht mehr wirkten. Die Glomerulonephritis flackerte immer wieder auf. Der Kreatinin stieg bis auf 2,2 mg/ml. Mittlerweile erhielt ich an Medikamenten die maximale Therapie mit Theophyllin, Beta-Sympathikomimetika, Cortikoiden und Antihistaminika, ohne daß sich das Krankheitsbild änderte. Es war nicht in den Griff zu bekommen. Da erfuhr ich von meinem Chef (Kinderarzt) von der Eigenurinbehandlung. Am Anfang habe ich mich strikt geweigert, meinen Urin zu trinken, der Ekel war einfach zu groß. Dann habe ich erst meine Haut von außen mit meinem Urin behandelt, da diese sehr trocken war, merkte aber keine Besserung. Während meines Urlaubs habe ich mich dann doch überwunden, meinen Urin zu trinken. Erst nur tröpfchenweise, später eine Tasse jeden Morgen. Der Erfolg war verblüffend. Mein Asthma ging rasch besser, ich konnte nachts durchschlafen, ohne zu inhalieren, was vorher gar nicht möglich war. Jeden Tag wurde es besser, später schaffte ich es sogar, vom Cortison und Theophyllin loszukommen, meine Haut war auch nicht mehr so trocken. Ich wurde immer lebendiger. Auch mein Kreatinin normalisierte sich bis auf 0,7 mg/ml. Heute geht es mir richtig gut. Ich mache jetzt Sport, wo ich früher gar nicht in der Lage zu war. Mein Mann hat sich auch sehr über meine Besserung gefreut,

denn er mußte doch sehr unter meiner Krankheit leiden. Ohne ihn hätte ich es auch nicht geschafft mit der Eigenurinbehandlung. Er hat mich immer motiviert. Und noch etwas habe ich festgestellt: ich habe diesen Sommer keinen Insektenstich gehabt, wo ich sonst ziemlich zerstochen werde. Liegt es am Urin? . . .

Ingeborg Allmann, Urintherapeutin aus Mittelbiberach:
Ich freue mich, daß Sie so viele Zuschriften über Erfolge mit der Urin-Therapie bekommen haben, so daß Sie wieder ein Buch damit füllen können.

Diese positiven Fallbeispiele werden sicher wieder viele verzweifelte oder unzufriedene Patienten dieser großartigen und nebenwirkungslosen Therapie zuführen und, was auch sehr wünschenswert wäre, mehr und mehr kritische Mediziner zumindest erst einmal aufhorchen lassen. Ein Problem, das wir Urinbuch-Autoren bisher immer sehr vorsichtig angegangen sind, ist das der Kombination von gewohnheitsmäßig eingenommenen chemischen Medikamenten mit der Eigenharn-Therapie. Dies ist auch der Grund meines Briefes, denn ich kann erfreulicherweise nach meinen bisherigen Erfahrungen nun zur Entwarnung blasen.

Viele Patienten haben mir von ganzen oder teilweisen Heilerfolgen berichtet, obwohl sie zusätzlich zur Eigenharn-Therapie ihre gewohnten allopathischen Arzneimittel eingenommen hatten.

Noch erstaunlicher war die Schilderung zweier Krebspatienten, die während der Chemotherapie bis zu einem Liter Eigenharn getrunken haben und diese Behandlung, im Gegensatz zu anderen Patienten, sehr viel besser überstanden haben und auch keinen Haarausfall hatten.

Frau H. Z. aus E. hatte einen Darmtumor im 4. Stadium, einen Blasenanhangstumor, einen Ovarialtumor, Bauchfell und Lymphknoten waren mitbefallen. Sie wurde Ende 1993 operiert und lehnte danach Bestrahlung und Chemotherapie ab, trank ihren Urin und wurde noch akupunkturmäßig versorgt.

Bei der Nachuntersuchung fand man Anfang 1994 noch einen Tumor an der Aorta hinter dem Brustbein, der inoperabel war. Deshalb ließ die Patientin die vorgeschlagene Chemotherapie zu (6 Therapien über 24 Wochen verteilt) und trank dazu 5 x täglich 200 ml ihres Harnes. Sie setzte jeweils nur 3–4 Tage nach der Chemotherapie aus. Sie hat bis jetzt nicht gefastet, obwohl sie einige Kilogramm zugenommen hat. Aber ihr Therapeut hat ihr schon angekündigt, daß sie, falls Metastasen auftreten sollten, zusätzlich zur Urin-Therapie sich einer Fastenkur unter Aufsicht unterziehen müsse. Die Patientin fühlt sich momentan sehr gut. Stand März 1995.

Im übrigen habe ich in meinem Buch Dosierungsangaben zur Urin-Therapie im Zusammenhang mit Medikamenten angegeben.

Ich hoffe, liebe Frau Thomas, daß meine Ausführungen auch die vielen vorerst noch medikamentenabhängigen Patienten bestärken, in „unsere" Therapie einzusteigen.

Was mir im Moment noch Sorgen bereitet, das sind die Heilkrisen, die während der Eigenharn-Therapie auftreten können. Sie sind in der Naturheilkunde zwar wohlbekannt, aber werden von nur schulmedizinisch betreuten Patienten meist falsch verstanden. Den Kranken, die mit ihrer Heilkrise allein nicht fertig werden, bitte ich, sich dann an einen naturheilkundlichen Therapeuten zu wenden . . .

Urin-Fasten

Um die sicher schwierigste Form der Urin-Anwendung – das Urin-Fasten, das in Indien viel verbreiteter ist (vgl. *Blick über den Zaun – Erfolge und Erfahrungen mit Urin*) – geht es im Folgenden:

Rosemarie M. aus Münster:
. . . Seit einer verschleppten Grippe, vor ca. 4 Jahren, wurde ich meinen Husten nicht mehr los. Im Gegenteil, nach jeder Erkältung verschlimmerte er sich. Ständig hatte ich einen Druck auf der Brust. Bei den massiven

Anfällen, über den Tag verteilt, genierte ich mich und war hilflos. Wenn ich schlafen ging, oder auch im Yogaverein auf der Decke, sobald ich in die Waagrechte kam, war es ganz extrem. Ich störte alle mit meiner Gegenwart. Es war eine richtige Pein. Die verschiedensten Ratschläge wurden mir von allen Seiten zugetragen. Über meinen Hausarzt kam ich schließlich zu einem Lungenfacharzt. Dieser stellte eine chronische atropische Bronchitis und Dyskrinie fest und verordnete mir verschiedene Sprays. Die in verschiedenen Abständen durchgeführten Lungenfunktionstests zeigten keinerlei Besserung. Die Dosen wurden erhöht. Mein Befinden blieb schlecht. Dann begann ich mit großem Widerwillen, aber auch großer Hoffnung, meine Trink-Urin-Fastenkur. An diesem ersten Tag rumorte es unter meinen Rippenbögen. Es war ein noch nie erlebtes Gefühl – nicht unangenehm! Der Husten war weniger und lockerer. Mit Spannung beobachtete ich mich am nächsten Tag. Der Druck auf den Brustkorb war ganz gewichen, Hustenreiz nur noch wenig und oberflächlich. Am dritten Tag hatte ich nur noch ein paar Ausläufer von allem, aber ein wunderbar befreiendes Gefühl. Am vierten, meinem Yogatag, lag ich auf der Decke und erlebte das perfekte Wunder. Nach jahrelangen Störmanövern nun völlige Ruhe. Danach wurde ich gefragt, was ich denn gemacht hätte. Gefastet habe ich im Februar zehn Tage, aber die Urin-Trinkkur habe ich noch vier Wochen fortgesetzt. Selbst jetzt, nach fünf Monaten, kann ich noch nicht fassen, was mit mir so gründlich, in nur ein paar Tagen, geschah. Für mich ist es ein faszinierendes Schlüsselerlebnis. Meinem Hausarzt mochte ich mein Rezept anvertrauen. Dieser gestandene, erfahrene, tüchtige Arzt, hörte aufs höchste interessiert zu! Er erkundigte sich nach Einzelheiten und meinte, alles, was hilft, ist gut und zu akzeptieren. Er hieß mich auch, meine Scheu zu überwinden und meinen Erfolg dem Lungenarzt mitzuteilen. Auch dieser Mann war bei meiner Mitteilung erpicht auf Einzelheiten. Er schrieb alles genauestens mit und hinterfragte laufend. Er befand das Ergebnis als sensationell im Zusammenhang mit dem

Fasten. Meine Werte waren alle gut. Ich hatte nichts mehr! Nur das Zusammenspiel von Fasten und Urintrinken kann so effektvoll gewesen sein. Magen und Darm waren leer; der Körper konnte sich ganz auf Heilung einstellen und konzentrieren. Am Schluß möchte ich noch anmerken, daß meine Mutter mir dieses Getränk schon als Kind mit einiger Sicherheit verabreichte. Gerade erst eine Diphtherie mit monatelangen Lähmungen überwunden, bekam ich kurze Zeit später Scharlach. Ich erinnere mich genau, daß sie mir immer etwas zu trinken gab mit den Worten: „Das macht dich gesund, sonst mußt du wieder ins Krankenhaus." Und dieser Scharlach war ein Klacks . . .

Liselotte M. H. aus Essen:
. . . Seit eineinhalb Jahren trinke ich jeden Morgen die Goldtröpfchen aus meiner eigenen Zisterne. Als Kind wurde ich mit Urin bekannt gemacht, weil in unserer Familie Diphtherie mit Uringurgeln geheilt wurde. Mein Vater erzählte ebenfalls, daß er als Soldat über Wunden und Frostfüße gepinkelt hat und aus diesem Grund unversehrt zurückgekehrt ist.

Nach der Sendung hat es noch lange gedauert, bis ich den ersten Versuch startete. Erst das Buch hat mich überzeugt, vor allem der Bericht über den indischen Ministerpräsidenten Desai. Der Wille, auch im Alter gesund und fit zu sein – ich habe noch viel vor –, brachte mich zum ersten Versuch. Zwar hatte ich sehr mit dem Ekel zu kämpfen, überwand ihn aber, indem ich mir das schönste Sektglas aus meiner Sammlung heraussuchte und daraus die ersten Goldtröpfchen trank. Ich war sehr überrascht, wie relativ gut mein Wasser schmeckte. Der Ekel hatte also nichts mit der Realität zu tun, sondern nur mit meiner Vor-Stellung. Ein klein wenig erinnert der Geschmack an klare Hühnerbrühe. Ich lebe makrobiotisch, also vollwertig, ohne tierische Nahrung mit Ausnahme von ab und zu ein wenig weißfleischigem Fisch, um den Vitamin-B$_{12}$-Bedarf zu decken. Ich trinke den ersten Morgenurin = Mittelstrahl, ca. $^1/_2$ Liter täglich. Nach der Einnahme ist die Müdigkeit – auch bei relativ wenig Schlaf – sofort verflogen. Ich kann sofort mein Tagewerk beginnen. Meine Haut wird von Tag zu Tag reiner und schöner. Und ich werde immer jünger. Das bestätigen mir Leute, die mich längere Zeit nicht gesehen haben. Außerdem heile ich alle kleineren und größeren Wunden mit Pipi. Bei Brandwunden hat sich die Methode vorzüglich bewährt, der Erfolg gibt mir recht: es entstehen keine Narben. Warzen sprechen bei mir ebenfalls gut an. Im Frühjahr '94 habe ich die erste Fastenkur mit Urin gemacht. Erst mal nur zwei Tage, an denen ich alles trank, was aus mir herauskam – und das war nicht wenig. Jetzt, im September, habe ich noch einmal angefangen. Aber nach zwei Tagen wurde mir schwindelig, ich bekam Kreislaufstörungen. Da las ich im Fastenbuch nach und entdeckte den Fehler. Ich hatte einfach von heute auf morgen angefangen. Ohne Vorbereitung. Ohne den Darm zu entleeren. Also brach ich ab und holte das Versäumte nach. Ich trank Abführtee und machte anschließend noch Einläufe. Nach zwei Tagen war es dann so weit, ich begann aufs neue. Und diesmal fühlte ich mich wohler – von Tag zu Tag. Ich trank wieder alles, was ich produzierte, und wenn ich zusätzlich Durst bekam, trank ich Quellwasser, was herrlich süß schmeckte. Nach einer Woche reduzierte ich den Urin-Anteil und trank Gemüsesäfte dazu. Am Ende der zweiten Woche verdickte ich die Gemüsesäfte. D. h. ich kochte Gemüse kurz mit etwas Wasser und pürierte das Ganze. Nach und nach erhöhte ich den Gemüseanteil, der auch immer fester wurde. Und nun bin ich wieder bei meinem Urzustand: Morgens Urin und später normale frische Kost aus dem Bioladen. Kein Fisch, alles pflanzlich. Ich habe ganz sanft sechs Kilo verloren, eine Samthaut bekommen und fühle mich hinreißend. Da ich noch Frauen-Gruppen betreue, erlebe ich immer öfter, daß mein Beispiel Schule macht. Einige Frauen trinken ebenfalls ihren Urin oder heilen sich selbst. Sogar ein offenes Bein beginnt wieder zuzuwachsen. Eine andere Frau hat sich mit Urin eine schwere Neurodermitis geheilt, allerdings zusammen mit einer gründlichen Ernährungsumstellung. Die Frau vorher und nachher zu betrachten zeigt ein echtes Wunder. Aber manchmal erfahre ich auch offene Ablehnung. Viele schütteln sich bei dem Gedanken, ihr Pipi zu trinken, oder es selbst auf die Haut zu bringen.

K. v. G. aus Hamburg:
…Ich habe mich erkundigt beim Fachverband der Heilpraktiker, aber man konnte mir keinen Heilpraktiker nennen, der Erfahrung mit der Urintherapie hat. In Ihrem Buch wird Dr. med. H. aus H. genannt, der Urintherapie bei Heuschnupfen anwendet. Voller Hoffnung bin ich zu ihm gegangen und habe ihm meine ganze Krankheitsgeschichte erzählt. Und vor allem, daß Urintherapie die einzige Methode ist, auf die ich bis jetzt reagiert habe. Meine Frage sei lediglich, wie man das „Sauerwerden des Urins" lösen könnte. Herr Dr. H. hat mir daraufhin erklärt, ich sollte eine Sauerstoffmehrschritt-Therapie bei ihm machen (Kosten DM 2000,–). Auf meine Frage ging er leider nicht ein. Ich wüßte aber nicht, warum ich noch eine neue Methode ausprobieren sollte, da ich mit der Urintherapie die richtige Spur gefunden habe. Als er jedoch bemerkte, daß ich kein Interesse an seiner Methode hatte, hat er auch sein Interesse an mir bzw. meinem Fall verloren. Herr H. erklärte dazu auch voller Überzeugung und Ekel, daß er nie seinen Urin trinken würde. So etwas „Schreckliches" würde er sich nie antun. Wir sind beide unbefriedigt auseinandergegangen. Ich lasse mir keine Methoden mehr andrehen und bin nach wie vor davon überzeugt, daß Urin wirklich ein besonderes Medikament ist. Wie auch Sie bemerkt haben, ist die wundervolle Wirkung des Urins leider noch nicht so bekannt. Manchmal denke ich, ob man nicht eine Stiftung o. ä. gründen sollte, die Untersuchungen nach der Wirkung und Anwendung des Urins fördern könnte . . .

Otto B. aus Kempenich:
. . . Das erste über Urin-Therapie hörte ich durch Ihre Ü-Wagen-Sendung in Bad Münstereifel, damals leider nur

mit halbem Ohr. Nach einer längeren Radtour, ein Jahr und 13 000 km, kehrte ich im Mai 1994 mit einem Druckgeschwür an des Radlers empfindlichster Stelle zurück. Nachdem ich einige Salben erfolglos angewendet hatte, fiel mir glücklicherweise Ihr Buch in die Hand. Sogleich begann ich damit, morgens vor dem Frühstück ein kleines Glas Mittelstrahl-Morgenurin zu trinken und das Geschwür mittels getränktem Mull (mit Urin) zu behandeln. Den Mull ließ ich den ganzen Tag auf dem Geschwür. Es entwickelte sich weitgehend zurück, löste sich aber nicht restlos auf. Im August 1994 legte ich mir eine Kurzhaarfrisur zu und bekämpfte wiederum mit meinem frischen Morgenurin meine sehr starken Kopfschuppen (teilweise Schorf). Was ich während zehn Jahren mit vielen Shampoos und Hausmittelchen nicht geschafft hatte, war mit meinem Urin nach ein bis zwei Wochen völlig geheilt. Inzwischen behandle ich die Kopfhaut einmal wöchentlich mit Urin, und es sind keine Schuppen mehr aufgetreten. Das Geschwür war mir allerdings geblieben. Nach drei Ärzten, einem Heilpraktiker und einigen Pillen und Tropfen, von homöopathisch bis drei Monate Antibiotika, alles ohne Erfolg, versuchte ich es im Mai 1995 mit einer siebentägigen Urin-Fastenkur. Durch die Zeitschrift von Frau Dr. Carstens war ich auf das sehr interessante Buch von Ingeborg Allmann „Die Heilkraft der Eigenharntherapie" aufmerksam geworden. Wie dort beschrieben, trank ich über sieben Tage meinen gesamten Urin. Zusätzlich gab es Tee, Wasser und mittags einen Teelöffel Honig. Während dieser sieben Tage fühlte ich mich hundeelend. Die kleinste Anstrengung war zuviel. Während zweier früher durchgeführten siebentägigen Fastenkuren fühlte ich mich bestens und unternahm lange Spaziergänge und Radtouren. Die Ursache der Mattigkeit sehe ich heute darin, daß ich zuwenig Wasser bzw. Tee zusätzlich trank, wodurch der Urin natürlich auch nicht sehr mundete. Nach der Fastenwoche änderte ich meine Ernährung dahingehend, daß ich kein tierisches Eiweiß mehr zu mir nahm, also keinen Käse, Quark usw. Vegetarier bin ich seit zehn Jahren, aß jedoch in der Regel nur

kein Fleisch und selten Fisch. Während des Urinfastens begann ich zum ersten Mal, den pH-Wert meines Urins zu messen. In diesen sieben Tagen lag ich ständig bei pH 5, also völlig sauer. Die Messungen behielt ich inkl. einem Probeschluck mehrmals täglich (Geschmackstest) bis heute bei. Auf diese Weise kann ich am pH-Wert und Geschmack feststellen, wie ich auf welches Essen reagiere. Ein absoluter „Sauermacher" ist z. B. der Kaffee. Gesicht und Hände reibe ich seit meinem „ersten Urinkontakt" jeden Morgen mit Urin ein, inkl. einige Schluck, und auf der Radtour rieb ich zusätzlich noch meine sonnengeplagten Arme und Beine ein. Auf diese Weise kam ich ohne Sonnenbrand davon. Sonnenschutzcreme benutze ich seit über zehn Jahren nicht mehr. Die Entdeckung der Heilmöglichkeiten mit Eigenurin ist für mich ein wahrer Glücksfall. Fast jedes Jahr verbringe ich einige Monate in Nordafrika oder im Vorderen Orient. Dort lebe und esse ich wie die Einheimischen, d. h. auch, daß ich aus Zisternen, Brunnen und aus der Wasserleitung trinke. Meine Reiseapotheke besteht aus Pflaster und elastischer Binde, und Krankheiten, bis auf einen leichten Durchfall, sind mir unbekannt. Die neu gewonnene Gewißheit, daß ich nun eine speziell auf meinen Körper abgestimmte Medizin in Form von Urin ständig zur Verfügung habe, ist eine große Erleichterung . . .

Renate J. aus Essen
. . . Ich leide seit dem 28. Lebensjahr (heute bin ich 53 Jahre) an einer chronischen Verstopfung, worunter ja noch viele tausend andere Menschen leiden. (Es muß wohl etwas mit meinen zwei Schwangerschaften zu tun haben.) Wer damit keine Probleme hat, kann die Torturen, die man da mitmacht, nicht nachempfinden. Trotz Vollwertkost, täglich Weizenkleie und zwei Liter Flüssigkeit, dazu mußte ich noch Abführmittel nehmen. Ich glaube, noch hartnäckiger kann eine Verstopfung nicht sein. Vor einem Jahr hatte ich auch noch eine Darmoperation (Hämorrhoiden: Folgen der Verstopfung). Bei jeder Verdauung riß die Wunde wieder auf.

Daher hatte ich über ein Jahr lang nach meiner Operation Darmbluten. Von den Schmerzen gar nicht zu reden. Ich traute mich oft gar nicht auf die Toilette. Wenn man so von Schmerzen geplagt wird, ist man zu vielem bereit. Also trank ich morgens und abends ein Glas Urin. Ich muß schon sagen: Ich habe schon bitterere Medizin eingenommen. Da war der Urin, der ja wirklich nur nach Salz schmeckt, nichts dagegen. Der Erfolg stellte sich schon nach drei bis vier Tagen ein. Ich konnte ohne Abführmittel zur Toilette und hatte einen normalen Stuhlgang. Ich betone nochmals: einen ganz normalen, weichen Stuhlgang, und zwar täglich. Es ist für mich wie ein Wunder, endlich von diesem Kreuz erlöst zu sein. Zur Zeit mache ich eine Urinfastenkur. Ich nehme von jedem gelassenen Urin ein Wasserglas. Ich will ausprobieren, wie sich dieses auf mein Allgemeinbefinden auswirkt. (Meine Östrogen-Tablette gegen Wechseljahrsbeschwerden habe ich abgesetzt, damit ich ein klares Bild von mir bekomme.) Ich werde jetzt nach vier Wochen Fasten die Urin-Trinkkur beenden und nur noch den täglichen Morgenurin weitertrinken. Meine Erfahrung mit der vierwöchigen Fastentrinkkur ist folgende:

1. Ich bin vier Wochen ohne Östrogene ausgekommen. Keine Hitzewellen, keine Antriebsschwäche.

2. Meine Zähne haben sich total vom Zahnstein befreit.

3. Mein chronisches Gehörgangjucken (in beiden Ohren) ist total verschwunden (Ich habe den Urin nicht äußerlich angewendet).

Außerdem kann ich Ihnen auch die vielen kleinen Erfahrungen mit Urin nur bestätigen. Z. B. bei Verletzungen (auch blutstillend), Mückenstich, Verbrennungen, Sonnenbrand, rauhe Hände, Prellungen, Schweißfüße, Halsschmerzen, entzündete Augen, verstopfte Nase, Herpes . . .

Gertrud S. aus Stuttgart:
. . . Die erste Woche habe ich gefastet. Am vierten Fastentag bekam ich einen schlagartigen Sekundendurchfall, und ab diesem Moment war ich meine fürchterlichen Kopfschmerzen los. Danach habe ich einen Tag mit dem Trinken aufgehört, und das hat mir auch gut getan, weil ich vom ständigen Wasserlassen (ca. 20 Liter pro Tag) und Trinken fast schon einen Erschöpfungszustand hatte. Das Fasten hatte Erfolg gezeitigt:

Keine Tränensäcke mehr, keine Längsfalten an den Fingern, verschwunden diese kleinen, juckenden Wasserbläschen, trockene, schuppige Haut an Fingern, Handtellern und Fußsohlen weg.

Leider ist die Allergie wieder aufgetaucht, seit ich wieder esse, jedoch in abgeschwächter Form. Abgeschwächt wahrscheinlich deshalb, weil ich nach wie vor Morgenurin trinke und mich täglich einreibe. Ich bin innerlich so müde, wieder einen Hautarzt aufzusuchen, nachdem eine fünfjährige Behandlung außer der Diagnose „endogenes Ekzem" nichts gebracht hat. Was ganz geheilt wurde, ist meine dreißigjährige Licht- und Sonnenallergie. Einfach weg. Meine schneehuhnweiße Hautfarbe ist einem weichen Goldton gewichen. Herrlich. Kein Presomen mehr für die Hitzewallungen. An meinen Fußnägeln wachsen sich die Holznägel aus. Schlicht und einfach ausgedrückt, mein Körper produziert Wunder über Wunder.

Was ich vom Elternhaus her weiß: Frische Schnittwunden und Insektenstiche sofort mit frischem Urin behandeln, Pickel ständig betupfen. Ins letzte Spülwasser der Wäsche einen Schuß frischen Urin geben, wenn die Wäsche weich werden soll. Gilt nur für Naturfasern. Die Böden, gleich welcher Art, mit altem Urin putzen. Sie glänzen schön und Ungeziefer läßt sich nicht häuslich nieder. In die Gießkanne immer etwas Urin geben. Die Pflanzen danken es. Diese Ratschläge meiner Mutter habe ich zeitlebens befolgt. Von der Urin-Therapie als solcher wußte ich jedoch nichts. Im Moment fällt mir noch ein Erlebnis ein. Meine Freundin und ich waren im Sinai unterwegs. Bei einem Badeaufenthalt wurde sie von einem Skorpion ins Bein gestochen. Sie fiel in einen Schock, und ich stand nur hilflos da. Ein alter Beduine, der uns beobachtet hatte, kam, sah meine Freundin liegen und führte direkt aus seiner Pipeline seinen Urin in ihren Mund. Das hat ihr, so sagte uns später ein israelischer Arzt, vielleicht sogar das Leben gerettet.

Alle Frauen meiner Familie und meine beiden Freundinnen tun's mir gleich. Mein Mann, Sohn und Bruder verfolgen die rituelle Gesundheitsvorsorge mit Interesse. Sie denken jedoch nicht daran, sich das Beste vom Besten einzuverleiben. Pinkeln über Schnittwunden, das schon. Mein weiterer Bekanntenkreis lehnt höflich ab. Na ja, dann sollen sie eben ihre Zeit mit der immerwährenden Warterei beim Arzt verbringen und Geld für Medikamente ausgeben. Hurra, ich nicht mehr . . .

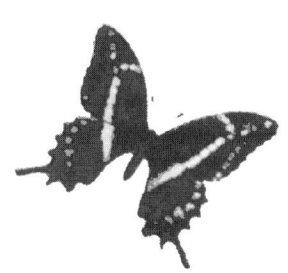

Berichte mit und ohne Dr.

Rundum-Erfahrungen

Mit diesem Kapitel wären allein drei Bücher zu füllen gewesen. Leider mußte ich daher viele ausführliche Schilderungen streichen und manche auf bestimmte Krankheitsbilder reduzieren, wie Sie im nächsten Teil dieses Buches sehen werden. Aber einige vollständigere Berichte und Passagen sollen Sie doch zu Gesicht bekommen. Hier eine Auswahl:

Eine Leserin, die gern ungenannt sein möchte:
. . . Seitdem ich das Buch habe, bin ich einige Leiden los. Den Morgenurin (Mittelstrahl) trinke ich (drei Schluck), dann werden Augen, Nasenlöcher, Gesicht, Hals, Ohren und Herz eingerieben. Auch die Beine des öfteren. Husten und Schnupfen tritt nicht mehr in Erscheinung. Schon allein das Gurgeln hilft gegen den Husten. Herpes an der Lippe: 2- bis 3mal eingerieben – schon ist alles in Ordnung. Auch gegen meine Gicht. Es ist kein Puringehalt mehr im Harn. Viele Leute ekeln sich vor dieser Behandlung, und wenn so mancher wüßte, was ich mit meinem Urin mache, dann würde das ganze Dorf es wissen und sagen: „Sieh mal, die trinkt Urin." . . .

Katrin P. aus Aachen:
. . . Auch meine Familie ist aus tiefem Leid und Auswegslosigkeit geholt worden durch das Trinken, Baden, Umschläge machen mit Eigenharn. Mutter: Bronchialasthma, Osteoporose, Haarausfall etc. im Verlauf eines Jahres völlig verschwunden. Schwester: Arteriosklerose, Tinitus, Depressionen nach einem halben Jahr verbannt. Ich selbst und Kind; Allergien, Verstopfung weg! . . .

Kurt K. aus Hamburg:
. . . Die Urin-Therapie ist, wie Sie wissen, eine uralte Medikation, aber ich weiß nicht, ob man sie wissenschaftlich aufarbeiten sollte. Es muß doch jeder für sich herausfinden, ob frischer oder älterer Urin ihm hilft. Geduld ist angesagt. Dabei fällt mir ein, daß die Aufbewahrung des Urins nicht in Plastikbehältern geschehen sollte. Urin löst Plastik auf. Also nur Glaswaren benutzen. Beim Schreiben fällt mir eine Fernsehsendung des NDR ein. Ein Mediziner umspritzt die Nervenwurzeln längs der Wirbelsäule mit physiologischer Kochsalzlösung und kassiert ein fürstliches Honorar. Er heilt Rheumatiker, Bandscheibenvorfälle, ja sogar Bechterew. Nun da machen wir es billiger! Der Doktor sagte: „Er ionisiert das ungebundene Gewebe der Nerven neu". Aber wie groß ist der Unterschied zwischen physiologischer Kochsalzlösung und unserem Urin? . . .

Anna A. aus Altdorf:
. . . Ich wußte nur von meinem großen Bruder, der sich während des Krieges seine Hände mit Urin wusch, weil kein Wasser vorhanden war und dadurch eine feine Haut bekommen hatte. Wie der Zufall es wollte, kurz nach der Sendung begann plötzlich mein rechtes operiertes Knie (Meniskusverschl., 7 Jahre) heftig an zu schmerzen. Am Morgen darauf fing ich den zweiten Strahl in einem weiten Wasserglas auf und rieb das ganze Bein ein, auch die Wade. Es ist kaum zu glauben, nach einigen Stunden waren die Schmerzen weg. Ich machte weiter, die Wadenkrämpfe kamen auch nicht wieder. Das gab mir Mut, am 12. Februar meinen Ekel zu überwinden und ein paar Schlucke zu trinken. Es half schon nach ein paar Stunden. Der Stuhlgang wurde normal wie seit 20 Jahren nicht mehr und blieb es bis heute. Und was genauso schön ist, der unangenehme Körpergeruch, den ich als Diabetikerin seit einem Jahr hatte, war plötzlich nicht mehr da. Ich hatte deswegen schlimme Depressionen gehabt, wollte nicht mehr leben. Dieser Erfolg gab mir solchen Auftrieb, daß ich am 17. März den Hörgang meines schwer-

hörigen Ohres beträufelte. Es ist nicht zu fassen, am zweiten Tag mußten wir den Fernseher auf leise stellen, ich verstehe meinen Sohn, der sehr leise spricht, auf einmal ganz gut. Liebe Frau Thomas, Sie haben mir ein neues Leben geschenkt. Parallel zu meiner Behandlung habe ich einem anderen Menschen wieder ein wenig Freude am Leben gegeben. Meine Hausfrau, die unter mir im Parterre wohnt, 79 Jahre alt, durch schwere Diabetes fast blind, dadurch auf fremde Hilfe angewiesen, bekam Anfang Dezember 1993 einen kranken entzündeten und geschwollenen Fuß, außerdem vier Wunden zwischen den Zehen. Entzündung bis zum Schienbein, der Fuß geschwollen wie ein Ballon. Schmerzen, fast nicht zu ertragen. Die Salben, die ihr die Gemeindeschwester auflegte, halfen überhaupt nicht, im Gegenteil, es wurde immer schlimmer. Es fielen die Worte: Blutvergiftung und Krankenhaus. Da nahm ich die Sache in die Hand. Am 25. Februar 1994 holte ich mir telefonisch die Erlaubnis des Hausarztes Dr. S., der in der Nachbargemeinde seine Praxis hat, die Behandlung mit Urin zu übernehmen. Er war sofort einverstanden. Als er nach sieben Tagen Hausbesuch machte, war er angenehm überrascht. Er sagte, ich solle weitermachen, an diesem Fuß sei ein kleines Wunder geschehen. Inzwischen (April 94) sind drei von den vier Wunden geheilt, bis auf die Wunde zwischen dem kleinen und dem nebenstehenden Zeh. Hat doch dieser kleine Killer-Zeh ein Loch in den anderen gedrückt, so daß ich schon dachte, hier sei der Urin machtlos. Aber die Wunde schmerzt seit einigen Tagen nicht mehr, beginnt langsam zu heilen. Seit heute, 10. April, habe ich den Urin abgesetzt, bis auf diese letzte Wunde, die ich mit einem kleinen, getränkten Lappen behandele. Den Rest des Fußes reibe ich mit einfacher Vaseline ein. Ich habe festgestellt, daß man mit Urin, wie mit allem im Leben, nicht übertreiben soll. Die Haut wird dünn und empfindlich. Durch das tägliche Arbeiten mit Urin, mal bei mir, mal bei Frau B., sind meine Handflächen so empfindlich geworden, daß ich beim Abwasch Gummihandschuhe tragen muß und täglich einige Male Vaseline ein-

reiben muß. Beim letzten Hausbesuch sagte Dr. S., er hätte noch einem seiner Patienten geraten, sich mit Eigenurin zu behandeln. Ich will nicht daran denken, was mit dem kranken Fuß geschehen wäre, wenn diese arme Frau ins Krankenhaus gekommen wäre. Ich hoffe, daß Sie ein zweites Buch herausbringen, damit meine Erfahrungen mit Urin vielleicht anderen Menschen Hilfe bringen können . . .

Schwester N. N. aus Riedenburg:
. . . Ich bin Franziskanerin im Kloster St. Anna Riedenburg. Ich bin gelernte Krankenschwester und 1942 geboren. Eine Hauswirtschaftslehrerin an unserer Schule hat Ihre Sendung im Fernsehen über Urin als Heilmittel gesehen. Sie war so begeistert, daß sie sich gleich das Buch „Ein ganz besonderer Saft – Urin" gekauft hat. Als kritische Krankenschwester las ich das Buch mit großem Interesse. Ich erinnerte mich noch, daß meine Mutter uns als Kindern bei kleinen Schnittwunden gesagt hat, wir sollen drüber pinkeln. Es gab ja keine Desinfektionsmittel. Eine Mitschwester von mir bekam eine ziemliche Dermatitis an den Füßen und Handflächen. Die Fußsohle war wie ein Schuh gerötet und die Haut war fest wie Leder und sprang auf. Sie machte Fußbäder. Ich riet ihr, zum Hautarzt zu gehen. Sie war vorher bei einem Heilpraktiker in Traunstein. Der sagte nur per Telefon: Nicht zum Hautarzt. Vielleicht ist es Schuppenflechte. Sie soll Halikorsalbe einreiben. Das half nicht. Ich rieb ihr die Füße mit Penatencreme und Ringelblumensalbe ein, um den Juckreiz zu lindern. Mit Schrundensalbe heilten wir die Risse. Dann las ich verschiedene Bücher, alles über Schuppenflechte. Sie trank Tee, aß Diät, nimmt Vitamine B und E. Sie badete mit Meersalz vom Toten Meer (1 kg 25,– DM) und nahm Höhensonne. Dann sah ich selber die Sendung am Donnerstag im Gesundheitsmagazin von Frau Dr. Künemann und Frau Prof. Carstens über die Behandlung mit Urin. Sie gingen auf Ihre Sendung ein. So badete Schwester V. ihre Füße und Hände in Urin. Über Nacht macht sie Urinwickel. Sogar ihr Gesicht wusch sie

mit Urin. Es kostete eine große Überwindung. Nach drei Wochen sah ich mir die Füße an. Ich konnte es kaum glauben. Sie sind fast geheilt. Ich riet ihr aber, noch einmal zum Arzt zu gehen (nur um zu beurteilen, ob es Schuppenflechte ist oder nicht). Er ist Internist. Er gab ihr eine Cortisonsalbe, und sie sollte sich wieder melden. Sie wußte, daß es keine Schuppenflechte ist. Die Salbe hat sie nur ein bis zwei Mal genommen, und nur an den Händen, als wir zur Tagung waren und keinen Urin anwenden konnten. Der Urin wirkt besser. Einer Apothekerin erzählte ich es. Sie sagte, daß im Urin zu viele Bakterien sind, aber es gibt eine Salbe mit Harnsalzen. Die Ärzte fühlen sich natürlich überlegen, oder lehnen es ab, bei der heutigen Medizin. ...Ihr Buch gebe ich jetzt einer Ordensschwester aus Ägypten, die in Deutschland lebt. Sie hat in Ägypten Leute mit Schuppenflechte, die um Medikamente baten. Sie haben kein Geld und können nicht ans Tote Meer fahren. So kann sie das Buch ins Arabische übersetzen . . .

Frau C. H. aus Braunschweig:
. . . Nach der Entbindung hat mich eine ehemalige Sprachschülerin von mir besucht und mir über die Urin-Therapie erzählt. Sie hat davon berichtet, daß wiederum ihre Schüler (sie unterrichtet Aussiedler aus der ehemaligen Sowjetunion) ihr erzählt hätten, daß sie sich früher in ihrer Heimat mangels Medikamenten dieser Therapie unterzogen haben. Genau das hat mich schließlich auf Ihr Buch neugierig gemacht. Ende Juni hat mich meine in Ungarn lebende Mutter besucht, und sie war dabei, als ich schließlich Ihr Buch kaufte. Sie kann kein Deutsch, so habe ich ihr erzählt, wovon dieses Werk handelt. Daraufhin hat sie mir spontan die folgende Geschichte erzählt und sie ist eigentlich der Hauptgrund, warum ich Ihnen schreibe.

Im Februar 1960 lag meine Mutter in einer Frauenklinik in Ungarn. Zu dieser Zeit hat dort eine überglückliche Frau entbunden, die erzählt hat, daß sie gedacht hatte, daß sie niemals ein Kind bekommen kann, daß sie sich

langsam damit abgefunden hatte, da sie schon mehrere Fehlgeburten hinter sich hatte. Bei der Erstuntersuchung bei dieser letzten Schwangerschaft hat ihr aber der Arzt gesagt: „Aztàn igyon àm sok *vizet!*" (Zu deutsch: Dann trinken Sie aber viel Wasser!) Das Wort Wasser, im Ungarischen „viz", hört sich ähnlich an wie „vizelet" (Urin). So ist es passiert, daß die Frau den Satz so verstanden hat: „Aztàn igyon àm sok *vizelet!*" (Dann trinken Sie jetzt aber viel Urin!) Jedenfalls hat sie angefangen, ihren eigenen Urin zu trinken, und ungefähr um den achten Monat herum – als das Kind schon fast ausgewachsen war in ihrem Bauch – hat sie den Arzt gefragt, wie lange sie nun den Urin trinken müßte. Der Arzt war natürlich sehr verwirrt und so trat das Mißverständnis überhaupt zutage.

Mich hat die Geschichte genauso fasziniert, wie das gesamte Buch von Ihnen.

Meine Erfahrungen:

Seitdem wir aus dem Krankenhaus nach Hause gekommen sind, wickele ich meine Tochter ausschließlich mit Baumwollwindeln und Wollhosen. Selbst als wir eine mehrstündige Reise nach Ungarn unternommen haben, habe ich nicht zu den Plastikhosen gegriffen. Wundsein ist bis jetzt nur ein einziges Mal ganz am Anfang aufgetreten, weil ich den Po in falscher Weise zu stark eingecremt habe. Das wurde uns in der Klinik so gezeigt. Seitdem creme ich sie überhaupt nicht ein und wir haben keine Schwierigkeiten. Meine Tochter ist ein ausgesprochen ruhiges, ausgeglichenes Kind.

Ich würde mich über das Erscheinen des „Mitmach-Buchs" sehr freuen . . .

Ulrike K., o.O.:
. . . Ende '93 hörte ich von einer Bekannten, daß sie bei Gelenkschmerzen Urinumschläge anwendet, was mich ziemlich ekelte. Neugierig wurde ich erst, als die gleiche Frau, die ihr Leben lang unter zu dünnen Haaren litt, plötzlich kräftige, gut sitzende Haare hatte und auch nach mehrmaligen Nachfragen dabei blieb, daß sie nur Pak-

kungen mit Urin machte. Die Haare würden nicht mehr ausfallen und fester werden. Wer will nicht schöner werden! Da ich zu natürlichem „Dreck" schon immer ein ganz ungezwungenes Verhältnis hatte, konnte ich mich überwinden, das Haarexperiment auszuprobieren. Schon nach dem zweiten Mal (Ich lasse den Urin nur ca. 2 Minuten einwirken) hatte ich keine ausgefallenen Haare mehr in Kamm und Abfluß. Mit einer Freundin zusammen kaufte ich mir jetzt Ihr Buch „Ein ganz besonderer Saft – Urin", und wir probierten weitere Anwendungen aus. Fast nur flüsternd und ohne Zeugen tauschten wir unsere Erfahrungen aus. Die Angst war groß, wir könnten stinken, wie wir es von der einen oder anderen älteren Frau in Erinnerung hatten, die immer in einer leichten Ammoniakwolke war. Die Erfolge machten uns immer mutiger, wir nahmen niemals unangenehmen Geruch wahr. Und nun zu meinen Ergebnissen: Die kurze Urinpackung ist inzwischen Routine beim Haarewaschen. Meine Haare sind dicht, glänzend und sitzen immer. Als nächstes kam die Gesichtshaut dran. Das schnelle Wiederabwaschen nach dem Auftragen des Urins war natürlich ein Fehler. Inzwischen wasche ich mein Gesicht nur mit Urin, lasse ihn einziehen bzw. verdunsten und trage dann eine milde Naturcreme auf. Nach anfänglichen Reaktionen mit roten Flecken oder auch Pickeln ist meine inzwischen 53jährige Haut samtweich und makellos. Meine Ohrekzeme, unter denen ich seit ca. 25 Jahren leide, zeitweise habe ich sie auch mit Cortison behandelt, sind inzwischen vollständig abgeheilt durch leichtes Einreiben mit Urin. Auch sie wurden erst einmal schlimmer. Nur meine Neugierde ließ mich weitermachen, mit Erfolg. Alle äußerlichen Anwendungen waren bald Routine. Aber Urin in den Mund nehmen?

Die Anfänge meiner Frühjahrserkältung, die immer sehr quälend und mit Nebenwirkungen verläuft, ich bin Allergikerin, zwang mich, mich zu überwinden. Zuerst mit zugehaltener Nase nahm ich den ersten Schluck zum Gurgeln. Nach dem dritten Mal war das schon problemlos – und erfolgreich. Der Schnupfen verlief leicht, war in

drei Tagen vorbei und hinterließ keine Spuren (wie Bronchialasthma, Nebenhöhlen- und Halsentzündung). Eine Zahnfleischentzündung, die mich auch schon oft gequält hat, heilte durch das Mundausspülen mit Urin auch gleich ab. Ein erstaunlicher Nebeneffekt war die plötzliche Schmerzlosigkeit eines sehr wichtigen Backenzahnes, der seit Jahren äußerst druckempfindlich war. Nun war es nur noch ein kleiner Schritt zum Urintrinken. Zuerst war es nur ein kleiner Schluck, jetzt sind es schon 3–4 kräftige jeden Morgen. Ich kann nicht sagen, welche Krankheit ich nicht bekomme durch diese körpereigene Immunisierung. Ich merke nur, daß ich in Streßzeiten wesentlich gelassener bin. Ich denke auch, daß mein Selbstwertgefühl durch diese Form der Anerkennung des eigenen Körperproduktes noch einen Anschub bekommen hat, gerade zu einer Zeit, als ich es dringend brauchte. Aber damit nicht genug der Ergebnisse! Meine jeden Morgen geschwollenen juckenden Augen sind jetzt von früh bis spät frei von allen allergischen Reaktionen. Ich mußte allerdings die schmerzliche Erfahrung machen, daß frau nichts übertreiben sollte. Ich hatte nämlich in meiner Überschwenglichkeit jeden Morgen die Augen mit einem Augenglas voll Urin gründlich gespült. Eine ganz böse bakterielle Infektion mit anschließendem Gerstenkorn im Lidinnern war offensichtlich die Folge (trotz Mittelstrahl). Jetzt reibe ich nur noch die äußeren Augenlider mit Urin ein. Kleine, dünne Warzen an Hals und Brust sind nach wenigen Wochen verschwunden und neue nicht aufgetaucht. Größere Wunden hatte ich dieses Jahr noch nicht, kleinere Kratzer, Schnitte oder Brandblasen waren wenige Stunden nach 1–2mal einreiben mit Urin geheilt und vergessen. Insektenstiche, die sich durch Kratzen bei mir leicht entzündeten, hören durch Urineinreiben sofort auf zu jucken, und auch die Schwellung geht schnell zurück. Meine Brennesselallergie hat mich jahrzehntelang jede Brennessel panisch meiden lassen. Ich habe bei Kontakt mit dieser Pflanze, die ich im Grunde als Larvennahrung für Schmetterlinge sehr schätze, oft 24 Stunden an den betroffenen Stellen unerträglichen Juckreiz und Schwellungen gehabt. Komme ich jetzt mit einer Brennessel in Berührung, verschwinde ich schnell aufs „Örtchen", oder bei Wanderungen ins Gebüsch, lasse etwas Urin darüberlaufen. Die Beschwerden bleiben aus . . .

Karl S. aus Heidelberg:
. . . Alle $2^{1}/_{2}$ Jahre ließ ich mich in der Poli-Klinik in Heidelberg untersuchen. Zuletzt wurden Herzschäden festgestellt. Zur genauen Diagnostik wurde am 25. 8. 93 in der Uniklinik eine Herz-Katheter-Untersuchung gemacht. Eine Herzoperation habe ich abgelehnt. Beim Verlassen der Klinik bekam ich Schmerzen in den Beinen. Drei Tage lag ich im Bett und konnte nicht auftreten. Später nur mit Stock. Ich fühlte mich schlapp und müde. Ärzte konnten mir nicht helfen. Eine Reha-Klinik brachte auch keine Besserung. Ich durfte nicht schwimmen, keine Freiübungen machen. Ich weiß warum! Ich hatte mit meinem Leben abgeschlossen. Bei einem Beerdigungs-Institut habe ich schon alles geregelt und bezahlt. Ich bekomme ein Seemannsgrab. Nun kam das Wunder. Im Fernsehen sah ich Sie mit Biolek beim Thema „Urin". Ich kaufte mir das Buch und handelte danach. Seit dieser Zeit trinke ich jeden Tag einen Zahnbecher mit Urin. Medikamente der Ärzte nehme ich nicht mehr ein. Ich stellte fest, daß sich mein Allgemeinzustand erheblich gebessert hat. Das Rumoren im Kopf verschwand. Ebenso die leichten Schmerzen in den Beinen und Armgelenken. Seit Jahren hatte ich in der rechten Hüfte leichte Schmerzen und Druckgefühle. Das war manchmal sehr unangenehm. Kein Arzt hatte dafür eine Erklärung. Heute spüre ich nichts mehr davon. Auch hat sich meine Sehkraft sehr verbessert. Früher mußte ich immer eine Brille bei mir haben. Heute lese ich Zeitungen und Bücher ohne Brille, bis auf das Kleingedruckte.

Für mich war die Rettung mein Urin. Medikamente habe ich nicht mehr genommen. Ich habe mit keinem Menschen darüber gesprochen . . .

Frau W. A. aus Rothenburg:
. . . Und als Kind habe ich gedacht, das sei eine Sünde: Urin trinken! Verblüffend: Blasen an den Füßen, über Nacht mit uringetränktem Pflaster umklebt – verschwinden, ohne daß sich die Haut ablöst und Wunden entstehen. Jahrelang Hämorrhoiden mit Penatencreme und vielen schärferen Salben behandelt – ohne Erfolg. Seit Betupfen mit Urin: alles o. k. Beim morgendlichen Bürsten der Kopfhaare fällt nur noch $1/_{3}$ der früheren Menge aus; es ist voll und fest und die grauen, von denen ich noch nicht viele hatte, ich bin 54, sind wieder verschwunden . . .

Dr. Ingeborg R. aus Strausberg:
Als skurriles Volksheilmittel der Schäfer, aus dem Harnstoffpräparate industriell entwickelt wurden, war mir Urin vom „Hörensagen" bekannt. „Anwendeauslöser" war die Erkenntnis meiner Harnsäuregifte überall im Körper, das Ziel sie in homöopathischen Dosen auszuschwemmen. Es war der Wille, gesund und geheilt vom Krebs zu sein, dann alles zur Stoffwechselaktivierung und Selbstheilung zu tun. Die Medizin leistete dies in meinem Leben nicht.

Anfang September begann ich, frischen Morgenurin zu trinken. Das ergab einige Tage Schlackenausscheidung aus allen „Knopflöchern". Daraufhin ging ich „massiver" heran, badete nach jedem Urinieren Gesicht, Hände, Füße intensiv. Mit der Pipette tropfte ich Frischurin in die Ohren bei jeder Gelegenheit. Mit „urinfeuchtem" Wattetupfer putzte ich mir die Nasenlöcher. Mit zwei Ergebnissen:

Bildet sich kein Ohrenschmalzpfropf, der mich jährlich „scheinschwerhörig" macht. Nach 4 Wochen habe ich innerlich und äußerlich saubere, sogar mitesserfreie Ohren.

Meine Borken in der Nase und der Dauerfließschnupfen bei Kälte sind weggegangen.

Das anfänglich verstärkte endogene Ekzem schwächte ab. Meine Füße wurden glatt. Die Hornhautschwielen lösten sich allmählich mit dem steten Füßebaden. Selbst der als Schulkind aufgelesene Fußpilz verschwand nach Jahrzehnten vergeblichem Chemiebehandeln durch Urin. Seit der 4. Woche schuppt die Haut etwas mehr; an das endogene „Ekzem" erinnern nur noch dunkle Flecken. Als Ausdruck der Heilung wird die Haut glatter und seidenweich.

Täglich verwende ich weiter nach jedem Urinieren 1 Tropfen für die Augen. Behutsam lasse ich einen Tropfen auf den Augapfel vom Finger gleiten. Je nach Urinkonzentration kann es ein bißchen brennen. Nie so wie Augentropfen aus Silbernitrat usw. Inzwischen sind die chronisch entzündeten roten Lidränder abgeblaßt. Die schwarzen „Kommas und Flecke", die ich auf weißen Flächen sehe, werden weniger.

Täglich mindestens 4 Wochen lang Augen, Ohren, Nase, Gesicht, Hände, Füße und alle zugänglichen „Hohlräume" mit Eigenurinbädern versehen ist Mühe, die sich lohnt. Gesundsein und -werden macht und ist Arbeit an sich selbst. Es ist erstaunlich, was sich durch die Entschlackung für Reinigungseffekte vollziehen, die mit Wasser nicht so funktionieren. Zur Entlastung meines auf Hochtouren arbeitenden Stoffwechsels habe ich Beschleunigungshilfe mit täglichem körperwarmen Wasser zum Darmspülen geleistet – in Form von 2 Teelöffeln Tee, Kaffee oder Kakao pro Liter. Alle 3 Substanzen sind purinähnliche entgiftende Verbindungen, seit Urzeiten genutzt. Nach einer Woche ließ der anfänglich penetrante Giftgeruch der Faeces nach, so daß diese Kur enden durfte.

Meine braunen Pigmentflecke sind in allen Körperregionen. Ein wenig verblassen sie. Ich wende Urin weiter intensiv von innen an.

... Gesamteinschätzend läßt sich über Heilen mit Urin sagen: Nach anfänglicher Verstärkung der Beschwerden und Symptome klingen sie ab, verschwinden, sofern die Gifte ausgeschwemmt bleiben. Die Heilung zeigt sich an glatter, rosig zarter Haut frei von Fettglanz, auch bezüglich der Haare. Das Ergebnis der intensiven Wochen mit Fußbadewanne, 2 x wöchentlich Dunstbad im Plastesack für die Füße, sowie Anwendung von Pipette, Trinkbecher und Klistiergerät ist wunderbar. Es bleibt bei der Trinkdaueranwendung, um dem Körper stete Rückmeldesignale seiner Tätigkeit zu geben.

Das Wasser des Lebens ist ein Beitrag zur Gesundheit zusammen mit anderen Stoffwechselaktivierungen. Es ist der geduldige sanfte Weg zur Heilung ohne Schäden! Die DNS-Eigenreparatur defekter Basensequenzen ist dafür die Grundlage. Die Natur und der Körper heilen sich selbst. . . .

Christel S. aus Wuppertal:
Wegen der unangenehmen Nebenwirkungen eines harntreibenden Medikamentes begann ich ein Viertel Gläschen Morgen-Mittelstrahl-Urin zu trinken, mit viel Wasser verdünnt. Trotz der homöopathischen Dosis war die Wirkung enorm. Schon nach wenigen Tagen konnte ich von fünf Medikamenten drei aufgeben. Zur Zeit trinke ich täglich ein Glas, weil ich glaube, daß gerade Alterskrankheiten durch die Blutverdünnung verhindert werden können (z. B. Schlaganfall, Herzinfarkt, Bluthochdruck, Thrombose, Durchblutungsstörungen und Wassersucht). Insbesondere glaube ich an die Stärkung des Immunsystems. Ich habe seit zwei Jahren jede beginnende Erkältung durch ein paar Tröpfchen Urin verhindert, ebenso Herpes, auch im Intimbereich. Vieles, was im Buch beschrieben ist, habe ich ausprobiert: z. B. bei Verbrennung, Verletzung, Splitter, Prellung usw. Man traut manchmal den eigenen Augen nicht. Bei offenen Wunden streich ich drumherum, das hilft auch gegen die Entzündung, und der Schmerz verschwindet sehr schnell. Meine trockene Haut hat wohl jetzt den richtigen Säuregrad und ich brauche kaum noch Cremes. Man sagt mir, daß ich besser aussehe und unternehmungsfreudiger geworden bin. Wahrscheinlich liegt das an meinem Wohlgefühl, und dann meine ich, daß meine grauen Zellen gestärkt und mein Übergewicht um 11 Pfund gesenkt ist. Als Moosvernichter im Rasen habe ich Urin verwendet und siehe: es war gut – aber nicht bewiesen. Aber das wirklich einzige streifenfreie Fensterputzmittel ist Urin.

Verschwitzte Pullover weiche ich in Urin ein, dann genügt klares Wasser, und es wird duftend und weich ...

Dorothea D. aus Wedel:
... Im Februar '95 brach ich mir das Knie beim Baden auf Gran Canaria. Ich wurde dort operiert und bekam eine Gipsschale. In Deutschland mußte ich nochmals operiert werden. Unter dem Gips hatte sich ein Fußpilz und Ekzem am Unterschenkel gebildet. Während ich zur Rehabilitation in einem Hamburger Krankenhaus (Bethanien) war, bekam ich mehrere Salben gegen die Beschwerden. Nichts half! Gegen den Juckreiz versuchte ich es mit Spucke. Dann erinnerte ich mich, daß ich im Krieg juckende Frostbeulen hatte. Mein Vater war als Sanitätsfeldwebel eingezogen. Er riet mir, sofort die Füße in warmen Urin zu stellen, was sofort Linderung brachte und allmähliche Heilung. Das versuchte ich nun auch und hatte wirklich nach einigen Tagen keinen Fußpilz mehr, auch das Ekzem heilte ab. Ich kann bestätigen, daß der „besondere Saft" besser als jedes Shampoo und jede Seife ist. Altersflecken an den Händen verschwanden fast vollständig, die Haut ist besonders an den Oberarmen und Oberschenkeln viel straffer geworden, das Gesicht und der Hals ebenso und einige kleine Warzen am Körper verschwanden. Ich nehme den Morgenurin, wasche mich damit, lege mich noch einmal ins Bett. Dann dusche ich mich lauwarm und creme mich ein. Die Wanne und Fliesen bleiben dabei sauber. Aber auch zum Putzen nehme ich Urin. Die Brille bleibt danach schön klar. Natürlich probierte ich ihn auch innerlich. Dabei ist mir aufgefallen, daß ich nachts nicht mehr zur Toilette muß, sondern von 22 Uhr bis etwa 5 bis 6 Uhr durchhalten kann. Mit meiner Freundin, einer anthroposophischen Krankenschwester, tausche ich mich aus, ansonsten bin ich vorsichtig, vorläufig jedenfalls ...

Frau I. P. aus W.:
Fast täglich schaue ich in Ihr Buch, um diese oder jene Therapie noch mal bestätigt zu bekommen. Gesichtswas-

ser brauche ich nicht mehr. Warzen trage ich nicht mehr zum Arzt. Ebenso auch keinen Fußpilz. Eine Allergie, ausgelöst durch ein Antibiotikum, wurde sofort blaß vor Schreck, als ich den Körper mit Urin einrieb.

Und nun kommt etwas, das ich selber noch nicht begreifen kann: Eine schwere Virusgrippe machte mich in den letzten Wochen so müde und kraftlos, daß ich weder meine Hausarbeit schaffte, noch malen oder für meinen Schreibwerkstattkurs arbeiten konnte. Auch meine so heiß geliebten 5 Enkelkinder mußten auf mich verzichten, geschweige denn meine pflegebedürftige Mutter und erst mein Mann, der schon ganz verzweifelt war und dauernd mit anderen Vitaminpillen und Blumen auftauchte.

Bis ... ja, bis meine Freundin mir riet: „Nun trink endlich deinen eigenen Saft! Ich tue es jeden Morgen und lobe dabei jeden Schluck, weil ich mich seit der Urinkur viel vitaler fühle."

Seit drei Tagen trinke ich nun! Und heute stand mein Mann fassungslos vor mir. „Du bist ja wieder die alte! Du sprühst ja förmlich vor Aktivität! Du hast doch nicht etwa??"

Ja, ich hatte, und er auch, nämlich seinen Herpes abgetupft mit Urin, gestand er. Und ich wunderte mich schon, warum dieses lästige Übel so schnell bei ihm verschwand. – Eine Sache muß ich auch noch schnell erzählen: Unter meinem Gaumen mußte der Kieferchirurg kleine Gewächse operativ entfernen. Die Wunde wollte und wollte nicht heilen. Beim Essen traten mir Tränen in die Augen. Oh Wunder, nach 2!!maligem Gurgeln mit Urin zog sich die Wunde zu. Solcherlei Erfahrungen in ähnlicher Form hatte ich schon als Kind gemacht, aber ganz vergessen. Früher wußte man viel mehr um diese Dinge, auch, daß es kein fauler Zauber in irgendeiner Form war. Dazu waren die Menschen zu gläubig und einfach oder auch klug.

Zu Ihrer Frage, liebe Frau Thomas, was die Umwelt dazu sagt bzw. meine Angehörigen und Freunde, kann ich nur Gutes berichten. Meine Tochter, der ich das Buch schenkte, wird demnächst die Neurodermitis ihres ältesten Kindes damit behandeln. Ich hoffe sehr, daß mein Sohn und seine Frau das Rheuma ihrer vierjährigen L. auch damit bekämpfen werden. Im Moment ist Ihr Buch und das Thema Urin überall aktuell, und ich werde dafür sorgen, daß es auch so bleibt! . . .

Dr. Peter R. aus St. Georgen/Villach:
. . . Nach der TV-Sendung mit Herrn Biolek habe ich mir sofort Ihr Buch besorgt. Ich war wie elektrisiert. Ich begann sofort mit Einreibungen und am nächsten Morgen: Nieren-Nektar nach Desai, allerdings – ehrlich – mit Todesverachtung. Ein Glas guten Kombucha-Tee unter die Nase – darunter die Morgenration hinuntergespült – das war heute. Erfahrungsberichte folgen. Faszinierend die Aussichten für die Volksgesundheit: Diphtherie ist in Rußland breit im Vormarsch, die Tuberkulose auf der ganzen Welt (wird verharmlost und durch AIDS-Programme verdeckt). Zustimmend zu einer Hörermeinung, daß nur Frauen zu gewinnen sind: auch meine jetzigen Therapien (Darmreinigung, Fastenkuren) werden zu 90 % von gesundheitsbewußten Frauen angenommen. Aber vielleicht werden, ähnlich wie prominente Vegetarier, auch z. B. von AIDS geheilte Prominente „auspacken", über die wahre Natur ihrer Heilung berichten . . .

Else S. aus Bonn:
. . . Bewußt aufmerksam (obwohl ich von Ihrem Buch wußte) wurde ich erst durch Ihren Besuch in „Boulevard Bio". Wahrscheinlich war ich zu diesem Zeitpunkt empfänglich für dieses Thema, weil ich mit meinem Rheuma ganz mies dran war. Ich konnte schon fünf Nächte lang nicht mehr im Bett liegen.

Ich fand's interessant, wie „Das" schmeckt: diese „weiche Konsistenz", und immer salzig, doch jeden Morgen etwas anderes. Schon nach drei Tagen konnte ich wieder im Bett statt im Sessel schlafen und nach fünf Tagen auch wieder aufrecht gehen. Nach zwei Wochen habe ich die Therapie abgebrochen. Aber (und dieses mache ich schon

lange) jedesmal, wenn ich dusche, pinkel ich an meinem Innenbein runter und seit dieser Zeit habe ich kein offenes Bein mehr. Weil wieder Rheumazeit ist, therapiere ich seit einer Woche wieder, vorsorglich. Übrigens, vielleicht kennen Sie das Buch „Der Medicus" von Noah Gordon. Der mit seinem Pferdewagen über Land ziehende Bader pinkelte wochenlang in sein Medizinfaß, fügte verschiedene Kräuter hinzu, verkaufte das „Allheilmittel" in kleinen Fläschchen und nannte diese Medizin „Spezificum". Und die Leute kamen in Scharen, um das Mittel gegen tausend Krankheiten zu kaufen. Die Geschichte gefiel mir so gut, daß ich in meinem damaligen Café einen Eisbecher kreierte und ihm den Namen „Spezificum" gab . . .

Ärzt-inn-e-n

Immer noch ist es ganz still aus der Pharma- und der schulmedizinischen Ecke: Kein Sturm der Empörung, keine offiziellen Reaktionen. Um so wichtiger finde ich die Erfahrungen von Patient-inn-en und von Ärzt-inn-en selbst. Aus den folgenden Zuschriften sind die Erfahrungen im Umgang mit medizinischem Fachpersonal focussiert. Bilanz: Schubladen sind nicht möglich. Es gibt alles: von trampelig bis sensibel, von raffig bis selbstlos, von abweisend bis selbsttestend. Hier Auszüge:

Wolfgang W. v. d. N. aus Walchsee:
. . . Ich habe Urin benutzt seit meinem vierten Lebensjahr. Immer gleichbleibender Erfolg. Als mir vierzehn Zähne gezogen wurden und ich danach die „Kur" tätigte, hat der Professor, sich grausend, seine Klinik verlassen und ward fünf Stunden lang nicht gesehen. Auch die Helferinnen waren ernstlich bestürzt. Zehn Tage später dann aber größtes Staunen, Herr Professor geruhten mich nur mit Gummihandschuhen anzufassen. Man befand mich zu den Wilden zugehörig . . .

Eine Leserin, die gern ungenannt sein möchte:
. . . Als ich meinen praktischen Arzt nach seiner Meinung fragte bzgl. einer Urin-Injektion gegen Heuschnupfen, hat er mir etwa eine Minute lang erzählt (das ist bei diesem Arzt eine Menge Zeit, die er für mich aufbringt), daß das wissenschaftlich nicht nachgewiesen sei; man könne genausogut sterilisierten Dreck von der Straße nehmen; es sei nur die Psyche, die einem einen Erfolg vorgaukle. – Doch selbst wenn es nur die Psyche wäre, die meinen Körper durch den Glauben an Erfolg auch tatsächlich zum Erfolg bringen würde, auch das wäre doch ein Erfolg, oder? Das habe ich aber meinem Arzt nicht erklärt. Mein Gefühl sagte mir: die Mühe ist vergebens . . .

Helga U. aus Saarbrücken:
. . . Mit 48 Jahren hatte ich zwei Schlaganfälle. 1992 kam Angina pectoris hinzu. Ich mußte die rechte Herzseite mit einem Ballon durch die Arterie geöffnet bekommen. Ich müßte die Medikamente mein Leben lang einnehmen; Magenbeschwerden, Übelkeit, keine Arznei blieb mehr drin. Heute zähle ich 67 Jahre. Ich nehme keine Arznei (Chemie) mehr. Mein Hausarzt meinte, ich würde ihm die Praxis kaputtmachen, nachdem ich mit ihm darüber gesprochen hatte. Ich gehe aber immer noch regelmäßig einmal im Jahr zur Kontrolle . . .

Karl K. aus Windach:
. . . Meinen Arzt habe ich gefragt, doch dieser hält nicht allzuviel davon und fühlt sich in seiner Standesehre geradezu gedemütigt . . .

Ursula G. aus Frankfurt a.M.:
. . . Ich leide seit meiner Schwangerschaft im Jahr 1974 an Heuschnupfen. Von Jahr zu Jahr wurde es schlimmer: Sämtliche Medikamente wurden an mir ausprobiert, sogar eine Desensibilisierung (1 Jahr) einmal wöchentlich. Nach genau fünf Tagen Urin-Anwendung ging es mir von Minute zu Minute besser. Alle Anzeichen blieben weg,

abgesehen von einem gelegentlichen Niesen. Ich fühle mich seitdem wie neugeboren. Einem befreundeten Apotheker erzählte ich ganz stolz, daß ich diese Therapie seit einigen Wochen anwende und keine Medikamente mehr einnehmen muß. Natürlich – wie konnte es anders sein – seine Reaktion war hierzu: „Davon halte ich gar nichts." . . .

Eine Leserin aus Dresden, die nicht genannt sein möchte:
. . . Der Arzt rief erschrocken: „Das Kind hat ja die Diphtherie! Eigentlich hätte es nachts bereits eingeschlafen sein müssen. Aber was haben Sie gemacht?" „Ich habe ihr Urin zu trinken gegeben." „Sie sind den richtigen Weg gegangen, doch geben Sie das nicht weiter." . . .

Charlotte Z. aus Berlin:
. . . Wochenlang war mein Mann in ärztlicher Behandlung, aber ohne Erfolg. Ein älterer Arbeitskollege gab ihm den Rat, mit einem in Urin getauchten Wattebausch die Bartflechte zu behandeln. Nach ca. 6 Tagen war alles abgeheilt. Er hat sich danach noch einmal bei seinem Arzt vorgestellt. Dieser sagte ihm: „Na also, hat die Salbe geholfen". Mein Mann erwiderte darauf: „Herr Doktor, Ihre Salbe hat nicht geholfen, mein eigener Urin war es." Darauf sagte der Arzt: „Ja, das ist ein altes Hausmittel, aber als Arzt darf ich das nicht empfehlen." . . .

Elisabeth S. aus Köln:
. . . Daß die Urin-Behandlung von der schulmedizinischen Seite so häufig abgelehnt wird, hat meines Erachtens einen einzigen Grund: es ist kein Geld damit zu verdienen – nicht von der Industrie und infolgedessen auch nicht von den Medizinern, welche sich an entsprechenden Versuchen beteiligen. In den Fällen, in denen es doch was zu verdienen gibt, ist Pipi gar nicht so eklig. Beispiel: Hormon-Gewinnung aus Stuten-Harn. Zur Krönung des Ganzen unter tierquälerischen Umständen. Warum werden die Hormone eigentlich nicht aus dem

Harn schwangerer Frauen isoliert?[1] Menschliches Blut wird schließlich auch medizinisch genutzt . . .

Sabine H. aus Lübeck:
Mein Sohn D. hatte Gürtelrose. Die Creme, die der Arzt mir gab, enthielt Cortison. Statt dieser Creme nahm ich mir den Urin von D. Tja, der Arzt sagte nur: „Gut verheilt mit der Creme, ich glaube auf Narbensalbe können wir verzichten." Im stillen lachte ich . . .

Gerda B. aus Walldorf:
Hatte hohe Cholesterinwerte, hohe Leberwerte, Bakterien im Darm, niederen Blutdruck, so daß ich oft ins Bett mußte. Außerdem Herpes und Stuhlprobleme. Seit Januar trinke ich meinen Morgenurin. Es ist alles wie verschwunden und wie ein Wunder und alles ohne Tabletten. Mein Arzt verschreibt mir immer wieder die Arznei und rät mir, es noch mal einzunehmen. Er weiß nichts von der Urinbehandlung. Mit meinem Bericht bin ich bereit, anderen Menschen zu helfen . . .

Annemarie K. aus Köln:
. . . Nach dem Krieg freundete ich mich mit der Tochter des Arztes an. An einem Sonntag wurde ein Patient eingeliefert, es ging hoch her, meine Freundin und ich mußten mit anfassen. Dann kam der Befehl. Die Frau des Patienten bekam einen Topf in die Hand gedrückt und dann hieß es: „Rock hoch, Hosen runter, Pipi machen." Der Patient bekam die Flüssigkeit körperwarm eingeflößt. Wir zwei 16–17jährigen standen nun da. Dann wurde uns erklärt, der Patient sei ein Schwarzbrenner und hatte zuviel „probiert". Es war eine Alkoholvergiftung.

Wir hatten ja noch die schönen Mullwindeln. Wenn es Hautprobleme gab und Töpfers Kinderbad nicht half, trat die Mullwindel in Aktion. Meine Kinder hatten keine Hautprobleme mehr. Nun habe ich zehn Jahre in einer Arztpraxis gearbeitet und meinem Chef irgendwann davon erzählt. Er guckt mich immer ganz mißtrauisch an, wenn Patienten mit langjährigen Hautproblemen kamen. Ich glaube, er hatte immer Angst, ich würde jemandem einen nassen Pipiverband „draufhauen". Ich weiß auch, daß meine Gedanken in die Richtung gingen, aber natürlich habe ich es nicht gewagt . . .

Hilde R. aus Stuttgart:
. . . Vor vielen Jahren (ich bin heute 76) bekam ich kurz vor meinem dritten Examen einen doppelseitigen Halsabzeß. Der Professor drehte sich zu seinen vielen Ärzten um, die er immer im Schlepptau hatte, und sagte: „Da werden wir morgen schneiden müsssen!" Ich sah ihn entsetzt an. Kaum war er fort, kam die Nachtschwester mit einem Schüsselchen und sagte: „Machen Sie Ihr Wässerchen hier hinein und gurgeln Sie damit die ganze Nacht. Dann schneidet er Sie nicht!" Oh, lieber Gott, nur das nicht! Pfui Teufel! So etwas kann doch ein Mensch nicht tun. Igitt, igitt!!! dachte ich und schüttelte mich. Ich hatte 40 Grad Fieber und fiel in einen schummrigen Schlaf. Im Traum wurde das Operationsmesser immer größer und fiel auf mich herab. Ich wurde wach, schrie vor Angst und ließ mein Wässerle in das Schüssele fallen und gurgelte, gurgelte die ganze Nacht. Als der Professor mit seiner ganzen Schar zur Morgenvisite kam, meinte er: „Das ist doch unmöglich. So etwas gibt es doch nicht!" Er ging kopfschüttelnd aus dem Zimmer! Die Nachtschwester sah mich lächelnd an . . .

Rosè-Charlotte S. aus Löffingen:
. . . Meine Schwester hatte mit elf Jahren Diphtherie, als der jüdische Dr. Blumenthal kam, sagte er zu meiner Schwester, sie solle ihren Urin trinken. Meine Schwester ist inzwischen 67 Jahre alt. Sie ist im Altersheim, nachdem sie ihren vierten Schlaganfall hatte. Sie kann sich kaum bewegen und deshalb braucht sie die Nachtschwester, um ihren Urin aufzufangen. Die Stationsschwester ist außer sich. Hysterisch. Alle schimpfen mit meiner Schwester. Die Menschen ekeln sich fürchterlich . . .

---

[1] Vgl. auch „Blick über den Zaun – Erfolge und Erfahrungen mit Urin".

Ein Leser aus dem Saarland, der nicht genannt sein möchte:

... Meinem Hautarzt habe ich Ihr Buch präsentiert – mit seinem Kommentar: Dieses Buch kennt er, man kann nach Belieben davon Gebrauch machen! Der Inhalt dieses Buches sei eine alte Jacke!! ...

Eine Leserin aus Düsseldorf, die gern ungenannt sein möchte:

... Mein HNO-Arzt hält davon nichts. Es würde entkeimen, aber „von ihm aus könne ich das machen", habe ich zu hören bekommen ...

Marita M. aus Rheinbreitbach:

... Angeregt durch Ihr Buch sprach ich mit meinem Hausarzt über eine Eigenurin-Therapie bei Heuschnupfen (Injektionen). Mein Hausarzt war sehr aufgeschlossen, hätte aber vor einer Behandlung gerne Kontakt mit Kolleginnen, die entsprechende Erfahrung haben ...

Lotte N. aus Norderstedt:

... Wir sind ein Ehepaar von 66 Jahren. Seit der Urinkur überhaupt keine Erkältungen mehr. Unsere Kinder und Enkel dagegen sind dauernd erkältet.

Ich habe sogar meinem Hausarzt davon erzählt. Er meinte lächelnd: „Ich kann ja nicht allen Patienten eine Urintherapie verordnen. Aber tun Sie das ruhig, Urin ist normalerweise ganz steril." ...

M. R. aus Brandenburg:

... Die Freundin meiner Mutter war 1946 sehr schwer an Diphtherie erkrankt. Als einzigen Ausweg riet der Arzt dann zum Gurgeln mit Eigenurin, so oft wie möglich. Die Freundin überwand sich, gurgelte und wurde langsam wieder gesund ...

Wolfgang K. aus Niedernhausen:

... Ich leide seit meiner Geburt an Furunkulose. So wurde ich im vergangenen Jahr von einem Professor der Uni-

versität Bonn auf diese Möglichkeit hingewiesen. Er war es auch, der mir die natürliche Abneigung genommen hat. Zur gleichen Zeit wurde ich von einer Dame auf Ihr Buch hingewiesen ...

Sabine W. aus Todendorf:

... Seit $1^1/_2$ Jahren habe ich Neurodermitis. Mit Hilfe von Cortison riß ich mich und meine Haut in eine Sackgasse, in der ich todtraurig verweilte, bis ich zum Internisten ging. Nach einem Ganz-Körper-Check riet der Internist mir vorsichtig, über eine Eigenurinbehandlung nachzudenken. Am Anfang war ich schockiert, daß ich schon so weit war, daß mir nur noch mein eigener Urin helfen sollte. Mit der Zeit gewöhnte ich mich an den Gedanken. Der Arzt schlug vor, erstmal die Problemzonen zu betupfen und es vielleicht eines Tages zu trinken. Er gab mir noch den Tip, es keinem zu sagen, in Ruhe darüber nachzudenken und Ihr Buch zu kaufen.

Seit dem Tag trinke ich meinen Urin 1x pro Tag, und endlich kann ich mich wieder im Spiegel anschauen. Die einzige negative Reaktion kam von einem Hautarzt, der mir mit Ekel und verzerrtem Gesichtsausdruck erzählte, daß es eine vornehmere Art gäbe, Harnstoff zu sich zu nehmen. Leider gibt es auch solche Leute, aber die meisten reagieren mit Verständnis ...

Juliane K. aus Leutenbach:

... Meine Hausärztin hat mir Ihr Buch zur Behandlung meiner Fußwarzen empfohlen. Obwohl mit Urin „nur" geholfen wurde, wo gewöhnliche Mittel oft versagt haben, wird „er" als schmutzig und eklig angesehen ...

Almut O. aus Bonn:

... Ich bin Neurodermitikerin (das sind natürlich sehr erbauliche Aussichten angesichts meines angestrebten Berufs als Medizinerin und meiner jetzigen Beschäftigung als studentische Hilfskraft auf einer Intensivstation). Ich habe Odysseen durchgemacht, um einen Arzt zu finden, der ein vernünftiges Behandlungskonzept ohne

Cortison anbieten konnte. Mit Ausbruch meiner Latexallergie bin ich zur Hautklinik gegangen und dort an einen Arzt geraten, der mir die Behandlung mit Eigenurin wärmstens ans Herz legte. Um eventuelle anfängliche Berührungsängste zu überbrücken, gab er mir zunächst eine Harnstoffsalbe mit. Diese Salbe nahm ich nur die ersten Tage. Meine Beobachtungen sind dergestalt, daß die Heilung länger dauert als mit Cortison, sie jedoch von Dauer ist (mit Cortison heile ich nicht in dem Sinne, sondern beseitige die Symptome und das auch meist nur für kurze Zeit). Manchmal ließ sich ein Schub jedoch nicht mehr verhindern; dann hat die Anwendung von Urin die Heilung beschleunigt . . .

Gabriele J. aus Heinsberg:
. . . Auf Ihr Buch wurde ich durch den Kinderarzt meines Sohnes aufmerksam gemacht. In der hiesigen Bücherei ist es zu entleihen. Mein Sohn, der an Neurodermitis leidet ($2^1/_2$ Jahre alt), wird nun damit behandelt. Jetzt kratzt er oft den ganzen Tag nicht mehr . . .

Ein Leser aus Singen, der gern ungenannt sein möchte:
. . . Im Januar 1993 begannen bei mir die ersten Anzeichen von Verdauungsstörungen. Alle Ratschläge der verschiedenen Ärzte der verschiedenen Fachrichtungen hatten keinen Erfolg. Die Sache wurde schlimmer und schlimmer. Diesen Übelstand trug ich dem Urologen vor. Darauf erzählte er mir von der Sendung und gab mir den Tip, das Buch zu kaufen. Das war wohl einer der besten Ratschläge, den ich je bekam, und eine der lohnendsten Anschaffungen, die ich je tätigte. Am Tag darauf trank ich erstmals meinen Morgenurin gegen 8:00 Uhr, gegen 10:00 Uhr trank ich nochmals und konnte gegen 16:00 Uhr erstmals, nach ca. 15 Monaten, meinen Darm ohne Medikamente, Hausmittelchen oder Klistier entleeren. Seither habe ich wieder Stuhlgang mit fast der gleichen Regelmäßigkeit und Mühelosigkeit wie früher . . .

Dr. med. H. L. aus Frielendorf:
. . . Es wird Sie vielleicht interessieren, daß wir 1944 in russischer Gefangenschaft eigentlich nur Urin zur Behandlung unserer Kranken hatten. Wir ließen damit gurgeln, machten Umschläge und behandelten Wunden damit. Als ich mich 1950 niederließ, fiel mir ein Buch in die Hände, in dem von Erfolgen bei der Urinanwendung gesprochen wurde. Ich habe damals längere Zeit diese Vorschläge in meiner Praxis angewendet, und zwar wurde bei verschiedenen Krankheiten der sterilisierte Urin des Patienten intramuskulär eingespritzt. Da die Erfolge aber nicht den Angaben des Buchautors entsprachen, habe ich nach einiger Zeit diese Versuche eingestellt. Geschadet zumindest hat es niemandem. Es gab auch nie ungewollte Reaktionen . . .

Dr. med. K. W. aus Wuppertal:
. . . Wenn ich es nicht erlebt hätte, ich würde es bis heute keinem Menschen glauben, was Urintherapie in diesem Fall bewirkt hat: Die Wende im Leben meiner Helferin war schnell und grundlegend: Aus einer sich trotz Maximaltherapie weiter verschlechternden Asthmakrankheit ist ein leicht behandelbares Krankheitsbild geworden, das seit einem Jahr nur noch der Intervalltherapie bedarf. Aus einem durch die Häufung seiner Erkrankungen immer mutloser und bedrückter werdenden Menschen ist wieder eine fröhliche lebensbejahende und zuversichtliche junge Frau geworden . . .

Dr. Günter K. aus NRW:
. . . Die Ausscheidungen der Pharmaindustrie sind vergleichsweise noch uninteressanter geworden. Dieses Resümee ist als Kliniksangehöriger natürlich nur leise bis unhörbar zu vertreten! . . .

Herr A. G. aus Köln, Zahnarzt:
. . . Viele Anwendungsschilderungen erinnerten mich an meine Kindheit. Ich bin in Rußland aufgewachsen. Durch den morgendlichen Urintrunk fühle ich mich viel wohler,

und ich glaube, daß ich mich dadurch selbst heilen kann. Ich denke, Sie haben mit Ihrem Buch Leuten, die sich überwinden können, einen sehr guten Dienst erwiesen . . .

Dr. med. Joachim G.-R. aus Düsseldorf:
. . . Ich arbeite als Psychiater und Psychotherapeut in einer psychiatrischen Klinik und bin über Ihr erstes Urin-Buch und durch Freunde, die erfolgreich Urin trinken, dazu angeregt worden, es selbst zu versuchen. Anlaß zu dem Entschluß, meinen Morgenurin (bzw. ca. 200 ml Mittelstrahlurin) zu trinken, waren meine chronisch-rezidivierenden Sinusitiden (Nasennebenhöhlen-Entzündung, Anm. d. Red.). Ich bin jetzt 45 Jahre und habe ca. 30 Jahre an Sinusitiden laboriert. Seit Anfang November 1994 trinke ich meinen unverdünnten Morgenurin jeden Tag und bin seither von erneuten Sinusitiden verschont geblieben. Außerdem ist es mir gelungen, ein nässendes beidseitiges Gehörgangsekzem, das bereits vier Monate lang jeglicher medikamentöser Behandlung trotzte, durch Abtupfen mit in Urin getränkten Q-Tips „loszuwerden". Da ich mich teilweise vollwertig ernähre, finde ich den Feedback-Effekt, den mir der Geschmack meines Morgenurins hinsichtlich der Vollwertigkeit und den „scharfmachenden und verbitternden" Auswirkungen meines Eß- und Trinkverhaltens prompt liefert, hilfreich beim Versuch, mich vernünftig zu ernähren. Nebenbei bin ich unmerklich ein paar überflüssige Pfunde losgeworden. Falls Sie diese „Selbsterfahrung" verarbeiten möchten, habe ich keinerlei Einwände. Bei unseren Patienten (es handelt sich um Suchtpatienten) habe ich bisher keine Versuche unternommen . . .

Dr. med. A. Z. S. aus Bad Oeynhausen:
. . . Ihr Buch besitze ich schon einige Monate und habe es sehr aufmerksam gelesen, da mir einige Passagen überaus bekannt vorkamen. Haben mir doch mehrfach ältere Patienten vom Land berichtet, daß in ihrer Jugend, während und besonders vor dem 2. Weltkrieg, bei verschiedenen Infektionskrankheiten, Herpes zoster (Gürtelrose), Halsentzündungen sowie im äußeren Bereich, z. B. bei schlecht heilenden Wunden, sehr erfolgreich mit eigenem Urin behandelt wurde. Eine Patientin erzählte mir einmal, daß während des Weltkrieges ihre Schwester und deren beide Töchter an Herpes zoster erkrankten. Ein Arzt empfahl ihr, mindestens 2–3mal täglich ein kleines Gläschen eigenen Urin nüchtern zu trinken. Die Kinder konnten dies. Die Mutter überwand ihren Ekel davor nicht, während die Kinder bald wieder völlig gesund wurden. Von einem Heilpraktiker erfuhr ich, daß er seinen Patienten empfiehlt, 15–20 Tropfen Morgenurin, in einem Glas mit 200 ml lauwarmem Wasser verdünnt, eine halbe Stunde vor den Mahlzeiten nüchtern zu trinken. Inzwischen habe ich selber Erfahrungen gesammelt und auch den eigenen Urin pur und verdünnt gekostet und getestet. Pur getrunken kann es bei einigen Patienten zu Verdauungsstörungen kommen. Daher rate ich auch lieber zu einer Verdünnung. Die Verdünnung hat zudem den Vorteil, daß ein Ekel, der durch den Geruch und intensiven Geschmack aufkommt, leichter überwunden wird. In meinem privaten, naturkundlichen Bekanntenkreis empfehle ich erfolgreich, besonders bei Personen mit verschiedenen Hauterkrankungen und sogar generalisierten Pilzerkrankungen, bei Allergien, bei Stoffwechselkrankheiten sowie bei chronischen Krankheiten und auch bei Immunschwäche, 1–2mal täglich eine halbe Stunde vor den Mahlzeiten ein Schnapsgläschen (20 ml) Mittelstrahlurin in 2 dcl stillem Mineralwasser verdünnt zu trinken. Diese Verdünnung läßt sich ohne Ekelgefühl trinken und ist, wie eine homöopathische Potenzierung, äußerst wirksam. Ausnahme: Mund- und Halsentzündungen sowie äußere Wunden, bei denen unverdünnt gegurgelt und gespült werden sollte. Die Dosierung richtet sich nach dem Krankheitsbild und sollte individuell dosiert werden. Dieses Medikament hat den großen Vorteil, nie auszugehen, solange der Patient lebt!

Wie Sie sehen, wird dieses reine Naturheilmittel auch heute noch empfohlen, und ich verschenke Ihr Buch sehr gerne in meinem Bekanntenkreis, besonders an Kollegen, die sich zu Naturheilverfahren hingezogen fühlen . . .

Dr. med. Dietrich G. aus Münster:
. . . Ich war von 1953 bis 1984 in Coesfeld praktischer Kinderarzt – bis 1970 als einziger im Kreise, bis 1963 zusätzlich auch als Belegarzt auf der Kinderstation, tätig. Ich hatte eine sehr umfangreiche Praxis, viel zuviel zu tun, damals 140–170 Kinder am Tag, dazu durchschnittlich täglich 15–20 Besuche.

Ich habe bei den schweren asthmatischen Kindern und bei schwerer Neurodermitis nach dem Konzept von Dr. Herz therapiert – stets mit gutem, meistens bleibendem Erfolg. Manchmal waren 2–3 Wiederholungen der Injektionskuren erforderlich. Ich konnte die Eltern anfangs schwer überzeugen von dieser Therapie, von der sie nie gehört hatten. Als dann der erste Patient, ein vierjähriger Asthmatiker, so prompt einen bleibenden Erfolg zeigte, ja da hatte sich das schnell in Coesfeld und Umgebung herumgesprochen. Dann brachten die Mütter ihre Männer mit schwerem Asthma. Nein, sie durfte ich ja als Kinderarzt nicht behandeln und deren Hausärzte übernahmen nicht die Eigenharntherapie – wagten allerdings auch nicht, mich lächerlich zu machen. Dagegen hatte ich meinen guten Ruf einzusetzen! . . .

Dr. med. U. E. Hasler aus St. Gallen, Schweiz:[2]
. . . Leider ist mein Wunsch nicht in Erfüllung gegangen, daß sich Wissenschaftler von Firmen wie der Ciba Geigy aus Basel etc. damit befassen. Ich bin wirklich der Meinung, daß nach solcher Forschung ein Medikament gefunden werden könnte, das mit Anreicherung evt. bei Aids- und Krebspatienten eine gute Wirkung hätte. Aber das Verständnis ist vorläufig noch nicht da . . .

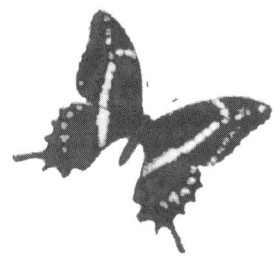

---

[2] Vgl. auch „Blick über den Zaun – Erfolge und Erfahrungen mit Urin".

Vom Körper

Jetzt kommt der Körper und seine Krankheiten in Einzelheiten dran. Ich habe die Berichte grob nach Körperregionen unterteilt und sie untereinander und in sich alphabetisch geordnet. Entsprechend geht es bei A wie Augen los. Die in diesem Kapitel Zitierten müssen übrigens besonders nachsichtig sein, weil ich nur knappe Teilbereiche aus ihren Schilderungen ausgliedern konnte (und das, obwohl ich weiß, wie schmerzlich solche Verkürzungen für die Betroffenen sind). Glauben Sie mir, es ist mir sehr schwer gefallen (alle Briefe hätten verdient, in ganzer Länge abgedruckt zu werden), und manchmal hab' ich auch noch ein Zusatz-Sätzchen gerettet:

Augen

Monika K.-N. aus Jarplund:
. . . Seit etwa 1 Jahr litt ich fürchterlich unter trockenen *Augen.* Am Tage 4–5mal die Augen gut damit ausgespült. Es hat wunderbar gewirkt. Meine *Tränenflüssigkeit* ist wieder ganz normal . . .

Eine Leserin, die gern ungenannt sein möchte:
. . . Ich bin vor zwei Jahren am linken *Auge operiert* worden. Wenn ich am Auge rieb, tat mir das ganze Auge weh. Ich war damit auch bei der Augenärztin, aber sie befand alles in Ordnung. Sie sagte, es sei wahrscheinlich die Narbe. Seitdem ich jeden Morgen mit dem goldenen Saft abwasche, tut nichts mehr weh. Die Altersflecken auf den Händen sind ebenfalls kaum noch zu sehen . . .

Edeltraud E., o. O.:
. . . Mein Mann ist Diabetiker. Er muß auch Tabletten nehmen. Unter den Augen hatte er ganz *dicke Säcke* hängen, mit Waschungen sind sie inzwischen fast weg. Er macht das jetzt 5 Tage . . .

Eine Leserin, die gern ungenannt sein möchte:
. . . Auslöser – stark *geschwollene Augenlider*, mit roten Flecken drauf, die brannten und juckten. Der Besuch bei drei Augenärzten (Uniklinik Bonn) und Hautarzt brachte nichts. Jedesmal bekam ich Cortisonsalbe, wodurch es kurzfristig verschwand. Die Erklärung: „Allergie. Kann man nichts machen." Eigentlich wurde ich gar nicht richtig ernst genommen (eine Kleinigkeit – rote geschwollene Augen). Ich war ganz einfach verzweifelt. Bis mir ein Bekannter von dem Buch erzählte. Er kannte meine Verzweiflung und riet: Probier es doch mal aus. Der Erfolg trat fast sofort ein! Ich nehme stets frischen Mittelstrahlurin, meist mehrmals täglich. Für den Notfall habe ich sogar ein kleines fest verschlossenes Glas in der Schule . . .

Annelise B.-H. aus Kaiserslautern:
. . . Auslöser für die eigene Probeanwendung dieses Saftes war zunächst einmal meine kolossale Neugierde und starke Lidrand- und *Bindehautentzündung*, woran ich schon als Kind oft gelitten habe. Da zufällig bei einer gerade kurz davor stattgefundenen Routineuntersuchung ein einwandfrei bakterienloser Urin bei mir festgestellt werden konnte, dachte ich spontan: „Na, dann mal nischt wie rein in das feuchte Vergnügen!" Übrigens – es stimmt, daß dieses bewußte Naß angenehm heuig riecht.

Benutzt habe ich stets nur den frischen Morgen-Mittelstrahl-Urin. Mit ihm habe ich einige Wochen lang 1–2mal täglich die Augen gespült, wobei ich aufgrund von Ratschlägen einiger Ihrer Befragten etwas davon ins Augeninnere einfließen ließ. Als die Augen schon am nächsten Tag merklich heller wurden, d. h. die scheußliche Rötung abflaute, wurde ich sichtlich mutiger und probierte es auch gleich mal, wie im Buch von einer Dame empfohlen, als Kosmetikum aus . . .

Carl B. aus Ahnsbeck:

. . . Wenn ich am Steuer meines Wagens sitze und die *Brille ablege*, kommt es mir vor wie eine Aufhellung des Universums – so hat sich das Augenbad positiv ausgewirkt. Als Empfehlung für Interessierte: Man nehme einen Wattebausch, lege ihn in das Waschbecken und uriniere darauf. Dann mit dem vollgesättigten Wattebausch die geöffneten Augen baden. Anschließend Nase und Stirn abreiben, dann die Hände in den Urin tauchen, Waschebewegung machen und dann mit den nassen Händen Haare und Gesicht einreiben . . .

Marion R. aus Münster:

. . . Ich befolge, seit ich die Sendung „Urin – Ein ganz besonderer Saft" gehört habe, folgenden Tip: Wenn ich bemerke, daß ein *Gerstenkorn* im Anmarsch ist, nehme ich meinen Morgenurin und reibe damit mein Auge aus. Es wirkt! Ich danke Ihnen für diesen guten Tip . . .

Mira G. aus Zagreb, 71 Jahre:

. . . Ich möchte Ihnen gern einen Bericht aus Croatien senden. Was mich am stärksten beeindruckt hat, war die Heilung meines Glaucoms (grüner Star, Anm. d. Red.), das ich schon seit drei Jahren habe und durch das der Augendruck ziemlich hoch war. Nach 18 Tagen Anwendung des Urintrinkens war ich beim Augenarzt, und er fand meinen Augendruck ganz normal. Beim dritten Mal sagte der Augenarzt: „Es ist erstaunlich, aber Ihr Augendruck ist ausgezeichnet. Sie brauchen Timol Meleat nicht mehr zu verwenden. Da erzählte ich ihm, wie es zu diesem Wunder gekommen war, denn er hatte noch nie von der Heilung eines Glaucoms gehört. Was interessant ist: ich hatte die Heilung des Grauen Stars erwartet, denn in Ihrem Buch war eine solche Heilung beschrieben, aber keiner hatte von der Heilung des Glaucoms berichtet. Das Glaucom ist jedenfalls weg, der Graue Star noch nicht. Ich hoffe, es wird auch weggehen. Über meine Urin-Therapie erzähle ich jedem Menschen, den ich treffe. Auch habe ich einen Kollegen dazu angeregt, Ihr Buch auf Croatisch herauszugeben . . .

Haare

Das ist ein Bereich mit besonders unterschiedlichen Rückmeldungen: Bei manchen hilft's, bei anderen nicht. (Liegt's vielleicht an der Dauer der Anwendung?) Hier einige Erfolgsberichte:

Eine Leserin, die gern ungenannt sein möchte, o.O.:

. . . Vor einigen Jahren hatte eine Bekannte von mir einen kreisrunden *Haarausfall* und war damit sehr lange in Behandlung – ohne Erfolg. Wenn sie den Kopf senkte, sah man die kahle Stelle. Es war sehr unschön.

Eines Tages kam sie zu mir und zeigte mir die Stelle: Auf der gesamten Kopfhaut saßen oben auf ca. $1^1/_2$ mm lange Haare. Ihre Haare wuchsen sehr schnell. Und sie sind heute noch in Ordnung. Als ich sie fragte, was sie getan hätte, erklärte sie mir, daß sie die Kopfhaut jeden Abend in ein Tuch, das sie vorher in frischen Urin getaucht hatte, bedeckte – darüber eine Badekappe. Das war des Rätsels Lösung . . .

Margret H. aus Köln (zum Thema Haarausfall):

. . . Dreimal täglich ca. fünf Minuten lang habe ich den ersten Morgenurin (Mittelstrahl) tüchtig eingerieben und dabei jedesmal ca. 30 *Haare* zusätzlich *verloren*! Daraufhin ließ ich die Haare auf 1 cm kürzen. Wie ich aussah, war mir egal. Jetzt oder nie. Nach genau 3 Monaten, also am 14. 8. 1993, ließen sich meine restlichen wenigen Haare nach der Behandlung nicht mehr glatt zurückkämmen; sie richteten sich naß etwas auf . . . und der Grund waren Stoppeln! Ich konnte es kaum fassen. War ich doch schon nah daran gewesen, aufzuhören. Am schlimmsten war es immer gewesen, mit diesem Stinkkopf in ein frischüberzogenes Bett zu gehen, und nur Ihr Buch half mir, den Uringeruch als Heugeruch wahrzunehmen. Den Kopf gewaschen habe ich nur drei Mal (wegen eines Zahnarztbesuches), denn Urin reinigt tatsächlich. Zur Zeit habe ich einen harten, stoppligen Kopf wie ein Jungigel . . .

Elvira K. aus Mannheim:

Mein Söhne C. und C. (9 und 6 Jahre alt) hatten eine vollständige *Glatze*. Bei meinem älteren Sohn fing es vor zwei Jahren an. Zunächst bildeten sich richtige Löcher auf der Kopfhaut und dann sind ihm alle Haare ausgefallen, sogar die Wimpern und Augenbrauen. Mein Sohn ist noch im Anfangsstadium. Bei C. bildete sich von der Kopfmitte ausgehend bis zur Stirn eine Glatze, dann fing es an, sich seitlich und am Hinterkopf auszubreiten. Natürlich haben wir Ärzte über Ärzte besucht. . . . Also kam mir Ihr Buch wie gerufen. Sorgfältig las ich es und fing dann an, zu experimentieren. Das Ganze habe ich zwei Monate lang durchgezogen. Das heißt, ich habe ihm jeden Mittag die Kopfhaut mit seinem Urin abgetupft und jeden dritten Tag den Kopf mit sechs Wochen altem, vergorenem Urin eingerieben, wobei ich letzteren etwa 15 Minuten einziehen ließ. Schon nach einem Monat konnte man den Erfolg sehen. Jetzt, fünf Monate später, sind alle Löcher auf der Kopfhaut zugewachsen.

Liebe Frau Thomas, mein Mann und ich möchten uns ganz, ganz herzlich bei Ihnen bedanken . . .

Frau Z. Z. aus Dresden:

. . . Wenn Ihr Buch nicht ins Slowakische übersetzt ist, so ist es doch bereits als positives Thema von einigen slowakischen Ärzten im Fernsehen besprochen worden. Leider habe ich keine Fotos „vorher – nachher". Aber mir reicht es, daß ich von früher Haarteile habe, die nun brachliegen und darauf warten, daß Sie sich ein Museum einrichten. Behandelt habe ich so, wie von Ihnen beschrieben: jeden Abend die Kopfhaut mit einem Wattebausch am Spieß, eingetaucht in dem vom Morgen aufbewahrten Shivambu Kalpa[1], bearbeiten. Begonnen habe ich im Februar 94, also vor neun Monaten . . .

---

[1] Anm. d. Red. = Hindi: Das Wasser des Lebens, vgl. auch „Blick über den Zaun – Erfolge und Erfahrungen mit Urin".

Helma W. aus Gelnhausen/Hailer:

. . . An zwei Stellen an der Stirn litt ich bis vor kurzem an Haarausfall. Niemand konnte mir helfen, und ich dachte, daß ich wohl bald eine Perücke brauchen würde. Daraufhin nahm ich allen Mut zusammen und rieb vorsichtig die betroffenen Stellen morgens und abends mit frischem Mittelstrahl-Urin ein.

Schon nach wenigen Tagen sprießten die ersten winzigen Haare. Motiviert rieb ich einmal in der Woche eine halbe Stunde lang vor dem Haarewaschen den Kopf mit vergorenem Urin ein und mit dem Rest habe ich dann den Kopf gewaschen. Mit dem Ergebnis bin ich sehr zufrieden . . .

Haut

H wie die Haut ist als nächstes an der Reihe. Sie finden wieder – es läßt sich leider nicht vermeiden – ausgewählte und gekürzte Berichte, alphabetisch nach Beschwerden geordnet von Akne bis Wunden:

Akne

Astrid F. aus Geldern:

. . . Ich finde es sehr beeindruckend, daß man mit einem so einfachen Mittel wie Urin so viele Sachen anstellen kann – und dabei umsonst. Ich bin 14 Jahre alt und durch meine Mutter auf das Buch gekommen. Trotz anfänglichem Ekel wollte ich mal ausprobieren, ob man mit Urin seine Akne und Pickel wegbekommt. Jeden Morgen vor dem Frühstück urinierte ich über einen Wattebausch und ging dann mit diesem über mein Gesicht. Nach 10 Minuten habe ich mein Gesicht mit Wasser abgewaschen. Nachdem ich dieses Vorgehen jeden Morgen ca. eine Woche durchgeführt hatte, hatte ich so gut wie keine Pickel mehr. Ich schilderte dieses Ergebnis einer meiner

Freundinnen, die damals mit Pickeln übersät war. Als letzte Hoffnung versuchte sie es damit – und siehe da, es klappte. Nun hatte ich fast keinen Ekel mehr vor meinem Urin und habe mir mit Morgenurin die Haare gewaschen. Morgens habe ich in eine alte Tasse uriniert und mittags goß ich den Urin über meinen Kopf und ließ es eine Stunde lang einziehen. Danach habe ich meine Haare ausgewaschen. Sie waren wirklich nicht mehr fettig, glänzten und sie rochen wirklich nach Heu, wie es einige Leute geschildert hatten. Ich war echt erstaunt. Seitdem wasche ich meine Haare 1x wöchentlich mit Urin als Kurpflege. Leider schäumten sie überhaupt nicht. Habe ich vielleicht etwas falsch gemacht? . . .

Abszess

Karin S. aus Marktgröningen:
. . . Gehört habe ich schon des öfteren davon (Fernsehen, Sendung mit Herrn Fliege), aber erst nach dem Lesen des Buches kam ich auf die Idee, es bei mir selbst anzuwenden. Ich hatte seit ca. 8 Jahren entzündete Schweißdrüsen an einer sehr heiklen Stelle, zwischen den äußeren Schamlippen und dem Bein (komisch zu beschreiben), also genau da, wo der Slip immer lag. Ich hatte schon resigniert, als ich das Buch las. Tja, und vor vier Wochen begann ich dann, bei jedem Wasserlassen etwas vom Mittelstrahl abzunehmen. Nach drei Tagen war kein einziges Geschwür mehr zu sehen. Der Schmerz ist weg. Ich kann es noch gar nicht fassen . . .

Dermatitis

Wolfgang B. aus Düsseldorf:
. . . Seit Jahren leide ich unter einer dünnen Haut, d. h. Dermatitis. Verletzungen jeder Art – selbst beim Spiel mit meiner Katze – sind daher vorprogrammiert. Einige Jahre versuchten nun verschiedene Hautärzte zu heilen.

Der Erfolg war gleich Null. Monatelang lief ich mit offenen Wunden herum, nichts hat geholfen. Am 20. 11. 94 wagte ich die Eigenurinbehandlung. Nach vierzehn Tagen stellte ich bereits die ersten Vernarbungen fest . . .

Ekzem

Alicia F. aus Wuppertal:
. . . Seit dem Sommer 74 (!) hatte ich ein *Ekzem*, juckende, durch viele Pusteln verunstaltete Fußsohlen. Ich suchte viele Ärzte auf in der Hoffnung, „einer muß doch den Stein der Weisen finden".

Vor allem die Zuschrift von Frau Doris V., S. 79, hat mich sehr ermutigt. Den Satz, meine Füße wurden mein Schmuckstück, machte ich zu meinem Leitsatz. Frühmorgens fange ich den Urin in einer Schale auf. Nach dem Duschen bade und massiere ich meine Füße mit dem eigenen Saft. Davon profitieren meine Hände, die wunderbar weich und glatt geworden sind. Ich tupfe die Füße mit Küchenkrepp trocken und muß nur noch wenig eincremen. Die Epidermis hat sich inzwischen so erholt, daß sich sogar Melkfett erübrigt, was ich sonst noch benötigte. Die natürliche Geschmeidigkeit der Haut ist zurückgekehrt. Und seit damals, Ende Januar, hat sich keine Pustel mehr gezeigt!! . . .

Susanne T. aus Krefeld:
. . . Der Auslöser für den Kauf des Buches und den Beginn der Therapie war mein Sohn, geboren 6. 5. 91. Er leidet an einigen Stellen seines Körpers an einem *trokkenen Ekzem*. Die Stellen sind nicht größer als ein Zweimarkstück. An der linken Kniekehle war eine Stelle besonders groß, und ab Oktober 92 siedelten sich dort etwa 20 (!) Dellwarzen an. Jedesmal also, wenn er statt in die Toilette in die Hose gemacht hatte (was ziemlich häufig der Fall war), rieb ich mit der nassen Unterhose seine Kniekehle ein. Der Erfolg war verblüffend: ca. dreimali-

ges Einreiben pro Tag, etwa drei Monate lang, brachte das Ekzem zum Verschwinden und die ersten Warzen wurden ebenfalls blutig und kleiner. Ende August waren die ersten weg. Ich setzte die Behandlung fort und Ende November war das Ekzem weg. Nach und nach wurden die Warzen alle blutig, kleiner und verschwanden bis auf kleine, helle Flecke . . .

Entzündung

Tobias J. aus Braunschweig:
. . . Schon seit längerer Zeit bereitete mir eine chronische und immer wieder eiternde *Entzündung* am großen Zeh arge Probleme.

Vor etwa einem halben Jahr fing die ganze Sache an. Keiner hätte je vermutet, was aus einer so harmlos wirkenden kleinen Entzündung (durch einen eingewachsenen Zehnagel hervorgerufen) werden könnte.

Meine Hausärztin riet mir damals, nachdem zahlreiche Fußbäder und Salben keinen Erfolg versprachen, einen Chirurgen aufzusuchen. Dieser operierte mich sofort, indem er einen „Keil" zwischen Nagelbett und Zehnagel entfernte. aufgrund dieser schmerzhaften Angelegenheit konnte ich erst nach etwa drei Wochen wieder normal gehen. Nach weiteren vier Wochen entzündete sich der Zeh aufs neue. Diesmal allerdings so extrem, daß Eiter herausfloß. Da die Entzündung nicht nachließ, entschloß ich mich, einen zweiten Chirurgen aufzusuchen. Dieser Arzt empfahl mir, mich erneut operieren zu lassen. Bei diesem Eingriff stellte sich heraus, daß sich ein Knorpelgewebe gebildet hatte. Es wurde daraufhin entfernt. Es hatte den Anschein, daß sich nun bald mein Zeh bester Gesundheit erfreuen würde. Doch nach anfänglich gutem Wundheilungsprozeß kam erneut die Entzündung zum Vorschein. Wenig später eiterte es auch wieder.

Ich war nun wütend und deprimiert zugleich, wie man sich unschwer vorstellen kann. Ich hatte eigentlich keine Hoffnung mehr auf Besserung. Auch der Chirurg war am Ende seiner Kräfte. Er schüttelte nur noch den Kopf, wenn er meinen schlimmen Zeh sah. Doch dann hörte ich von einem Bekannten, der ähnliche Probleme mit seinem Zeh hatte, daß Fußbäder in Eigenurin sehr wirksam seien (er hatte dies aus Ihrem Buch erfahren). Nach anfänglichem Mißtrauen entschloß ich mich zu dieser Möglichkeit. So badete ich meinen Zeh dreimal täglich in Eigenurin. Schon nach zwei Tagen stellte sich eine rapide Besserung ein. Das hätte ich nie für möglich gehalten. Ich war einfach begeistert und fasziniert. Das ist ein Phänomen, dachte ich. Ich badete noch etwa zwei Wochen lang weiter, bis die Entzündung völlig verschwunden war. Ganz zu schweigen von der finanziellen Seite. Zum Schluß möchte ich noch erwähnen, daß sich meine Einstellung zum Thema Eigenurin geändert hat. Es ist mir bewußt geworden, daß es etwas ganz Wertvolles ist, was unser Körper produziert: Ein Heilmittel, das man immer „dabei" hat. Letztlich habe ich dadurch ein Stückchen Freiheit dazugewonnen. Ich würde mich freuen, wenn Sie Ihre Recherchen in Sachen „Urin" weiterführten . . .

Fußpilz

E. E. G. W. aus Runaway Bay Village, Gold Coast, Australien:
. . .Ihre nette Pipi-chen-Story ist bis nach Queensland vorgedrungen. Eine Schulfreundin brachte mir Ihren „Ganz besonderen Saft – Urin" als Geschenk aus Deutschland mit. Seit 14 Tagen erprobe ich dieses Mittel (aus eigener Apotheke) und bin begeistert!! Ein *Fußpilz* verschwand binnen 48 Stunden und meine Altersflecken (bin 80 Jahre jung) gehen rückwärts . . .

Ruth J. aus Bad Soden-Salmünster:
. . . Eine zweijährige völlig therapieresistente fachärztliche Betreuung meiner *pilzerkrankten linken Ferse* bewog mich zur Urinanwendung. Ich sammelte den Nachturin

und wusch jeden Morgen die erkrankte Stelle, die ich anschließend mit Eutra-Melkfett einsalbte. Heute, etwa sechs Wochen nach regelmäßiger Behandlung, ist meine Ferse total abgeheilt und sauber . . .

Geschwür

Eckardt Z. aus Bochum:
. . . Die Urintherapie hat geholfen. Was Ärzte in acht Monaten nicht schafften, das schaffte die Urin-Therapie in 24 Tagen. . . . Nachdem ich 24 Tage lang meinen eigenen Urin trank, ist das *Geschwür*, das offene Fußgelenk, vollkommen ausgeheilt . . .

Herpes

Hannelore D. aus Wiesbaden:
. . . Ich leide seit Jahren an *Herpes* auf Lippen- und Mundpartie bis hin zur Nase. Vor einigen Tagen bemerkte ich auf meiner Lippe wieder die ersten Anzeichen. Ich habe die Stelle am nächsten Tag sofort mit Eigenurin betupft. Die Wirkung war prima. Außer einer Blase, die sich zurückbildete, ist nichts weiteres entstanden. Nach 3–4 Tagen war alles behoben. Früher habe ich wochenlang gelitten . . .

Ichthyosis

Jan J. aus Ahrenshoop:
. . . Beide Mädchen (L. 4, L. 9) leiden an einer leichten Form der *Ichthyosis* (Fischschuppenkrankheit, übermäßige Trockenheit bzw. Verhornung der Haut, Anm. d. Red.). Die Neunjährige konnte ich überreden, sich hin und wieder mit Eigenurin einreiben zu lassen. Noch hat sie leichten Ekel vor der Behandlung, doch das Ergebnis verblüfft auch sie . . .

Insektenstich

Marie-Luise S.-G. aus Bottrop:
. . . Die letzte Septemberwoche dieses Jahres habe ich genutzt, um in der Türkei noch einmal so richtig Sonne zu tanken. Am Mittwoch, dem 28. 9. 94 lag ich total relaxed auf meiner Liege am Strand und döste in der Sonne. Plötzlich ein beißender Schmerz oberhalb meines linken Handgelenkes. Ich fuhr hoch und sah gerade noch so ein kleines schwarzes Ding, vielleicht 2 mm Durchmesser, auf der Schmerzstelle sitzen. Ich ließ die Stelle völlig unbehandelt, es juckte wie wahnsinnig, und – obwohl ich nicht kratzte – wurde die Stelle immer röter. Zu Hause angekommen, zeigte ich gleich meinem Mann (ich war mit einer Freundin verreist) meine dramatische Wunde. Mein Mann fand ebenfalls, daß die Stelle sehr gefährlich aussah, und fragte dann sogleich, ob ich die Stelle denn noch nicht mit Urin behandelt hätte. Jetzt erst machte es bei mir „Klick". Warum war mir das noch nicht in den Sinn gekommen? Wir haben schließlich Ihr Buch.

Mein Mann hat die Eigenurin-Behandlung in allen erdenklichen Formen ausprobiert, innerlich und äußerlich. Hier ein Beispiel: Mein Mann verfügt nicht gerade über volles, dichtes Haar, und die Stirn ist auch sehr hoch angesetzt. Über einen Zeitraum von ca. 10 Wochen hat er u. a. morgens einen Waschlappen mit Eigenurin getränkt und für etwa $1/2$ Stunde auf den Kopf gelegt und einwirken lassen. Die Folge war sichtbar. Da, wo vorher kein Härchen gewachsen ist, bildete sich ein Haarflaum. Nun zurück zu meinem „Fall": Ich habe die Sofortbildkamera hervorgeholt und das Ergebnis der Insektenattacke fotografiert. Dann habe ich auf die Stelle einen mit Eigenurin getränkten Wattebausch gelegt, darüber ein Pflaster geklebt und anschließend etwa eine Stunde einwirken lassen. Bevor ich an diesem Tag ins Bett gegangen bin, habe ich die Prozedur noch einmal wiederholt, den Wattebausch allerdings die ganze Nacht über auf der Haut gelassen. Sonntag morgen habe ich ein neues Urin-

Pflaster auf die Stelle geklebt und wieder einwirken lassen. Die Aufnahme vom 1. 10. entstand vor der Behandlung, die zweite Aufnahme, am 2. 10., zeigt meinen Arm nach der dritten Behandlung. Weitere Aufnahmen haben sich erübrigt; es wäre nichts mehr zu erkennen gewesen. Insgesamt habe ich fünf Eigenurin-Behandlungen an mir vorgenommen ...

Juckreiz

Anni A. aus Herten:
... Ich bekam in diesem Jahr eine Allergie. *Juckreiz* vom Nabel abwärts bis zu den Beinen abwärts. Meine Ärztin verschrieb erstmal Trittozem, es half zwei Tage. Ich kratzte danach, teilweise bis es blutete. Dann bekam ich Cortisonsalbe, die ich aber nach mehrmaliger Benutzung wieder nicht vertrug. Voller Verzweiflung ging ich zu einem Dermatalogen, seine Antwort war: „Wenn es über den Bauchnabel geht, müssen Sie ins Krankenhaus, es kann lebensgefährlich für Sie werden!" Ich rief meinen Ältesten an, erzählte von meiner Misere. Er hatte sich gerade Ihr Buch gekauft und brachte es mir. Sie werden es vielleicht kaum glauben, ohne mit der Wimper zu zucken, habe ich mich mit meinem „eigenen Saft" innerhalb von knapp drei Tagen total erholen können. Ich rieb die kranken Hautstellen ein, es brannte und biß, aber innerhalb von zwei Stunden war das Jukken weg. Zwei Tage wiederholte ich die Prozedur und bin nun schon seit drei Monaten geheilt. Meine Altersflecke werden von Tag zu Tag blasser ...

Eine Leserin, die gern ungenannt sein möchte, o.O.:
... Ich quäle mich seit anderthalb Jahren mit einem *Jucken* am Darmausgang, das mich oft rein zur Verzweiflung trieb (man kann sich ja nicht mal anständig kratzen). Nichts nutzte: kein Arzt, keine Salbe, kein Zäpfchen. Dann dachte ich, das versuchst du auch, ist ja auch ganz „nahe bei". Gedacht – getan – mit Morgenurin, nach der

Verdauung – mit Erfolg gleich nach dem ersten Versuch, aber ich mache weiter, inzwischen in der dritten Woche. Zum ersten Mal seit anderthalb Jahren frei von lästigem und auch schmerzhaftem Jucken und sehr froh ...

Neurodermitis

Regine B. aus Hamburg:
Anfangs hatte ich Zweifel, da ich dachte, daß gerade bei *Neurodermitis* als einer Stoffwechselstörung über den Urin „Giftstoffe" ausgeschieden werden. Da ich aber kurz vorher zufällig meinen Urin untersuchen lassen hatte und er befundfrei gewesen war, fing ich mit der Anwendung des Eigenurins an.

Ich ging folgendermaßen vor: Ich fing jedesmal beim Wasserlassen den Mittelstrahlurin auf und tupfte ihn mit dem Finger oder einem Wattebausch auf die erkrankten Hautstellen. Beim ersten Mal kam ich mir schon etwas komisch vor, allerdings eher beim Auffangen des Urins als beim Auftupfen! Der Erfolg war nach zwei Tagen sichtbar. Die Wunden verschorften viel schneller und heilten insgesamt besser ab. Besonders hartnäckige Stellen an den Händen, die ich mit Salben nicht wegbekommen hatte, heilten zu! Allerdings dauerte es immer ca. fünf bis zehn Tage bei mindestens dreimal täglicher Behandlung.

Zu meinem Bedauern hilft der Urin nicht gegen den Juckreiz, wie es bei einigen Leserinnen der Fall war. Im Gegenteil: Oft brennt der Urin auf der Haut sehr stark und verstärkt den Juckreiz dadurch noch. Aber ich kann es aushalten, da ich weiß, wie gut der Urin hilft. Ich bin sehr froh, endlich ein unschädliches Mittel gegen die Neurodermitis gefunden zu haben ...

Frau W. Z. aus Willstädt:
... Seit vier Monaten gibt es nun fast keinen Tag, an dem ich mich nicht mit der Urin-Therapie beschäftige. Ich leide seit meinem 16. Lebensjahr sehr stark an Neurodermi-

tis. Zehn Jahre Leidens liegen nun hinter mir, denn seit ich jeden Morgen meinen Urin trinke, geht es mir blendend. Das erste Mal gehört von der Eigenurinbehandlung habe ich zufällig eines Nachmittags bei der Hans Meiser Show. Am nächsten Morgen fing ich an. Ich ließ das Glas drei Viertel voll laufen. Der Ekel ließ mich den ganzen Tag nicht los, aber ich machte weiter: Wer an einer starken Neurodermitis und Heuschnupfen leidet, weiß, wovon ich rede. Nach also zwei Wochen Eigenurintrinken bekam ich einen großen Schub der Krankheit, alles war gereizt, es juckte und der Heuschnupfen war schlimmer denn je. Mich verließ die Hoffnung, an ein Wunder zu glauben. Doch mein Mann ermutigte mich, weiterzumachen. Er glaubte, es wäre ein Akt vollkommener „Durchwäsche", was mein Körper da mit mir machte. Ich machte weiter. Nach zwei Monaten wurde die Haut von Tag zu Tag schöner, zarter, glatter, weicher. Nur eines machte mir Sorgen. Ich bekam am ganzen Körper kleine eitrige Pickel, die extrem juckten. Nun entschloß ich mich, in eine Buchhandlung zu gehen. Da fiel mir Ihr Buch in die Hände und ein anderers. Also im Buch stand, ich sollte wegen der Pickel den Urin herabsetzen. Dies tat ich dann auch. Drei Wochen später waren sie verschwunden. Ich trinke nun ein Viertel vom mittleren Teil des Urins und fülle das Glas halb voll mit warmem Leitungswasser. Auch habe ich ein Fläschchen gefüllt mit vergorenem Urin, das ich für die Haut zum Einreiben verwende. Nach nur vier Monaten ist mein Körper schöner denn je. Ich bekomme auch wieder unzählige Komplimente. Mein Juckreiz ist verschwunden. Ich sehe wieder toll aus . . .

Anja S. aus Hamburg:
. . . Da mein Sohn seit dem 4. Lebensmonat an *Neurodermitis* leidet und ich auch schon sämtliche Cremes ausprobiert hatte, war Ihr Buch für mich sehr interessant. Es hat mich dazu angeregt, von meinem Sohn immer die morgendliche Windel zum Abtupfen der Stellen zu nehmen. Obwohl ich nur bestimmte Stellen am Rücken abtupfte, verschwand die Neurodermitis auch im Gesicht. Mein Sohn kratzte sich dann auch nicht mehr blutig, und die Stellen, die teilweise schon näßten, gingen zu. Daß es ganz weggeht, glaube ich nicht, aber es ist trotzdem ein Erfolg zu erkennen. Mein Sohn und ich können wieder ruhig durchschlafen . . .

Kirsten K. aus Schlangen:
. . . leide unter starker *Neurodermitis* und sah so häßlich aus, so daß ich nicht mal auf die Terrasse ging. Mit den Kindern ging ich nirgendwo hin. Als ich das Buch in einem Katalog fand, bestellte ich es mir. Es las sich für mich besser als irgendein Roman. Ich konnte es zwar nicht trinken, aber strich es auf meine Haut. Meine Hände waren schon bald zu. Da machte ich im Gesicht weiter und brauchte mich nicht mehr zu verstecken. Nun trinke ich es seit 7 Monaten fast durchgehend und erlebe zum erstenmal seit 5 Jahren eine Ruhepause von den unbeweglichen Tagen und qualvollen Nächten. Die Haut sieht glatt aus. Cortison habe ich nie genommen, weil es eine Endstation für mich ist. Homöopathische Mittel in meinen Mengen waren unbezahlbar. Nun habe ich ein Mittel, was billig ist und immer zur Hand. Nun brauche ich auch vor keinem Urlaub mehr panische Ängste zu haben, denn Sonne und Salzwasser nutzten bei mir nichts, „Pipi" hat man immer dabei.

Liebe Carmen, Sie haben mir in gewissem Sinne auf alle Fälle wieder Freude am Leben gegeben. (Ich bin 32 Jahre alt.) Ich kann im Moment mit meiner Familie alles mitmachen. Ansonsten spricht meine Haut für sich! . . .

Siegrid B. aus Neustadt:
. . . Ein Wunder ist geschehen, für mich jedenfalls. Heiligabend 93 beim Stadtbummel entdeckte ich Ihr Buch, blättere durch und sehe Allergie, *Neurodermitis* usw., das Buch war gekauft. Sofort ausprobiert, Silvester hatte ich eine glatte Haut, wie schon lange nicht mehr. Meine Geschichte: Bin 54 Jahre, berufstätig und seit fast 10 Jahren

habe ich Allergie und Neurodermitis, die sich von Jahr zu Jahr verschlechterte. Ich gebe die Therapie natürlich weiter. Welch eine Arroganz von diesem Mann, der ins Lenkrad beißt (s. S. 64 „Ein ganz besonderer Saft – Urin"), hoffentlich verbeißt er sich. Wer so abfällig urteilt, hat nichts dergleichen erlebt und zeigt so seine Unwissenheit. Der frische Urin riecht angenehm und duftig, wie Heu . . .

Rasierwasser

Herr G. P. aus Sottrum:
. . . Schon vor ca. 11 Jahren hatte ich als Jugendlicher von einem Freund gehört, daß ein indischer Minister Urin trinken würde, und daß es sehr gesund sei.

Wenn ich kleine Wunden oder Verletzungen habe, verheilen diese schneller, wenn ich sie mit Urin beträufele. Das wende ich in diesem Bereich häufig an. Erfolglos war die Anwendung bei Warzen. Allerdings habe ich hier auch nicht kontinuierlich genug betupft.

Meine beste Entdeckung mit Urin ist die Verwendung als *Rasierwasser*. Ich rasiere naß und hatte nach der Rasur immer Hautrötungen am Hals, wo die Haut wohl etwas empfindlicher ist. Von Rasierwasser halte ich wenig, wegen des Parfums. So benutzte ich immer Alkohol aus der Apotheke. Die billigste Lösung ist allerdings Urin zu verwenden. 5–10 Minuten nachdem man sich den Urin als Rasierwasser an Hals und Wangen gerieben hat, sollte man ihn wieder abwaschen, bevor man unter Menschen geht – wegen des Geruchs. Möglicherweise haben Sie jemanden an der Hand, der für eine wissenschaftliche Arbeit noch „Test-Personen" sucht, die Urin anwenden. Wenn es kein allzugroßer Aufwand wäre, könnten Sie ihm-ihr mitteilen, daß ich mich möglicherweise bereit erkläre – je nach Umfang . . .

Scheidenpilz

Marion H. aus Frankenberg:
. . . Immer wenn ich wegen einer Erkrankung Antibiotika verordnet bekomme, kann ich direkt ein zweites Präparat gegen *Scheidenpilz* ausstellen lassen. Es ist ein Teufelskreis. So litt ich seit Mitte März '95 an dieser Pilzerkrankung und wußte sie nicht loszuwerden. Ich erhielt vier verschiedene Präparate, von denen keins Linderung oder gar Heilung brachte. Dann, am 19. April '95 eine Wiederholungssendung im Fernsehen vom November 1994. Schon am nächsten Tag wollte ich wissen, ob auch ich durch den Eigenharn Linderung erfahren würde. Mit Skepsis fing ich meinen Morgenurin in einem Becher auf und habe dann zunächst den Raum wieder verlassen. Es war schon ein komisches Gefühl. Nach kurzer Zeit kehrte ich jedoch zurück, in der Hand eine Sprudelflasche und mit dem Zeigefinger der anderen Hand nippend. Ich war überrascht, denn es gibt wesentlich schlimmere Medizin, so war ich weder angewidert noch ekelte ich mich vor diesem „Goldenen Saft". Ich hoffte einfach auf Heilung. Schon eine halbe Stunde nach Einnahme hörte das lästige Brennen und Jucken auf. Von Donnerstag bis Montag therapierte ich mich auf diese Art und Weise, mit dem Ergebnis, daß meine Pilzerkrankung geheilt war . . .

Schuppenflechte

Monika W. aus Herdecke:
. . . Ich bin 50 Jahre alt und seit mehr als 40 Jahren plage ich mich mit *Schuppenflechte*. Am 10. Februar diesen Jahres kam ich aus der Kur und war wieder mal am Ende. Eine Freundin rief an und erkundigte sich nach meinem Kurerfolg. Ich konnte nur verzweifelt schluchzen. Sie erzählte mir von Ihrer Sendung und Ihrem Buch. Ich hatte bis zu diesem Tag nichts davon gehört. Das Buch kaufte ich sofort und legte es erst aus der Hand, als die

letzte Seite gelesen war. Jetzt war ich neugierig geworden. Ich hatte auf einmal eine andere Einstellung zu meinem Urin. Am anderen Morgen nahm ich den Urin auf einen Wattebausch und betupfte mein Gesicht. Seit vier Tagen mache ich das nun jeden Tag. Ich kann es kaum glauben: Ohne Creme keine Schuppen, kein Jukken und kein Brennen mehr. Meine Psyche geht wieder aufwärts. Alle Medikamente, auch Putzmittel habe ich weggeworfen. Erst einmal nehme ich für fast alles meinen Urin . . .

Eine Leserin aus Stephansposching, die gern ungenannt sein möchte:
. . . Ich hatte *Schuppenflechte* (liegt in der Familie) im Gesicht. Es waren ungefähr 6–7 dunkelrote ausgetrocknete Flecken, so groß wie der Daumennagel und größer. Meine Arbeitskollegin erzählte mir von Ihnen. Anfangs wollte ich ihr nicht zuhören, denn ich kenne den Spruch „Ich weiß, was dagegen hilft", und bei mir schien nichts mehr zu helfen. Beim 1. Mal habe ich mich geekelt und versucht, so wenig wie möglich einzuatmen. Aber schließlich wurde es zur Gewohnheit. Außer meiner Familie wußte zuerst niemand davon. Da die Farbe meiner Flecken immer von meinem Zustand abhing (nach dem Auswaschen dunkelrot, bei Wut ganz groß und rot, morgens ganz klein und hellrot usw.), fiel mir zuerst nichts Positives auf, ich tupfte und tupfte und tupfte, denn ich war froh, daß meine Krankheit nicht schmerzhaft war.

Nach etwa 4–5 Monaten fragte mich meine Freundin, die von dem „Saft" nichts wußte, wo meine Flecken seien, und plötzlich bemerkte ich selber, daß die Flecken bis auf ganz kleine, hellrote Punkte, kaum noch zu sehen, verschwunden waren.

Jetzt fragen mich viele Bekannte, wie ich meine Krankheit so lindern konnte, und wenn ich ihnen vom „Urin" erzähle, treten sie leider immer ein Stück zurück und sehen mich an, als ob ich ihnen einen Bären aufbinden wolle – wie ich zuerst! . . .

Lina R. aus Wiesbaden:
. . . Ich habe meinen Nachturin über meinen Kopf geschüttet, mit einem Frottierhandtuch gut zugebunden und ca. 4–5 Stunden einwirken lassen. Und siehe da: es hatte schon beim ersten Versuch gewirkt. Röte und Klebrigkeit waren verschwunden. Sie müssen wissen, ich habe mich schon zwei Jahre lang von Arzt zu Arzt geschleppt, und kein Medikament (innerlich oder äußerlich angewendet) hat geholfen. Ein Hautarzt sagte mir, damit müßte ich leben. Heute bin glücklich und vollkommen beschwerdefrei. Ab und zu mache ich mal wieder eine Urinpackung zur Vorbeugung . . .

Sonnenallergie

Eine Leserin aus Süddeutschland, die gern ungenannt sein möchte:
. . . Vor 6 Jahren, Ostern (bin Verkäuferin im Freien, damals ohne jeden Sonnenschutz) bekam ich eine *Sonnenallergie* (krebsrotes aufgedunsenes Gesicht, man hat mich fast nicht mehr erkannt). Mußte am Arbeitsplatz den Notarzt kommen lassen.

Seit ich Ihr Buch mein eigen nenne, trinke ich täglich meinen ersten Urin (seit ca. 1 Jahr). Habe mein Gesicht auch äußerlich behandelt. Dieses Jahr konnte ich ohne Hut aus dem Haus gehen. Alles wie weggeblasen. Nur in der größten Hitze, diesen Sommer, zog ich einen Hut an. Früher konnte ich nicht mal im Januar 100 m ohne Sonnenschutz über die Straße gehen.

Hatte seit 2 Jahren einen roten Pickel im Gesicht. Mit keiner Salbe brachte ich ihn weg, auch nicht mit frischem Urin. Erst seitdem ich mind. 3 Tage alten Urin nehme, ging er weg. Legte 100%ige Baumwollwatte getränkt ca. 1 Stunde drauf, das mehrere Male. Negative Erfahrung: Habe mit altem Urin über Nacht meine Haare eingerieben. Danach gingen mir sehr viele Haare (Büschel) raus. Seitdem nehme ich nur noch frischen Urin, wachsen wieder toll . . .

Sonnenbrand

Eine Leserin, die gern ungenannt sein möchte:
... Bald nach der zweiten Fernsehsendung hatte ich an beiden Waden einen *Sonnenbrand* wie noch nie. Meine Schwester erschrak: „Wie rohes Fleisch". Ich duschte, ließ also trotzdem Wasser drüberlaufen und nach dem Abtrocknen wusch ich mit Eigenurin ab. Schon nach etwa drei Minuten war der schmerzhafte Brand soweit abgeklungen, daß ich es nicht für möglich gehalten hätte. Nach mehrmaligem Abwaschen den Abend über merkte ich in der Nacht kaum noch etwas. Bekam auch keine Blasen. Es ging nicht ein Fetzchen Haut ab, was früher schon bei leichterem Sonnenbrand immer der Fall war ...

Sonnenschutz

Eine Leserin, die gern ungenannt sein möchte, o.O.:
... Ich wende inzwischen meinen Urin zur Hautpflege an. Besonders gute Erfahrungen habe ich im Sommer gemacht. Ich habe Urin vor und nach dem Sonnenbad angewandt, habe weder Creme noch Sonnenschutzmittel benutzt – hatte eine braune und gepflegte Haut wie nie zuvor. Ich spüle meine Haare nach jedem Waschen mit Urin nach – ich habe weder Spliß noch Haarausfall. Ich habe jeglichen Ekel vor Urin verloren und benötige fast keine Kosmetik mehr. Ich habe nur positive Erfahrungen gemacht. Da ich Geschäftsfrau bin und in meiner Umgebung sehr gut bekannt, möchte ich Sie bitten, meinen Namen nicht auszuschreiben ...

Verbrennung

Dorothea S. aus Lieserbrücke, Österreich:
... Das Teewasser kochte – ich goß die Teekanne voll und hob sie auf, um sie auf den Eßtisch zu stellen. Da zersprang sie mir in den Händen. Eineinhalb Liter kochendes Wasser ergossen sich über meinen Bauch und meinen rechten Oberschenkel. Panisch vor Schock und Schmerz riß ich mir das Nachthemd herunter und rannte in die Dusche. Ich dachte nur daran, kaltes Wasser über die Verbrühung fließen zu lassen. Aber da sah ich die Flaschen mit Urin, den ich für Massage und Haarewaschen gesammelt hatte. Ich zitterte am ganzen Körper, so stark waren die Schmerzen und der Schock. Es wurde mir übel und ich dachte, ich würde in Ohnmacht fallen. Es gelang mir aber doch, reichlich Urin auf die verbrühten Stellen aufzutragen. Sofort ließen die Schmerzen nach, so daß ich mich beruhigen konnte und nicht mehr Angst hatte, ohnmächtig zu werden und mich dabei vielleicht auch noch zu verletzen (ich lebe allein in einem Haus). Ich tränkte große Taschentücher mit Urin und legte sie auf die verbrühten Stellen, die stark gerötet waren; an einer Stelle war eine Brandblase von Handtellergröße entstanden. Eine halbe Stunde lang behandelte ich die stark schmerzenden Stellen alle paar Minuten mit kühlendem Urin; danach ließ ich die Kompressen so lange, bis die Tücher von der Körperwärme getrocknet waren, und befeuchtete sie dann erst wieder. Schon nach einer Stunde waren die Schmerzen fast weg; ich war nur etwas benommen und legte mich für eine halbe Stunde hin. Der Unfall war um ca. 12 Uhr 30 passiert; um 14 Uhr 30 fühlte ich mich fit genug, um leichte Arbeiten zu verrichten, wobei ich weiter die mit Urin befeuchteten Tücher auf den verbrühten Stellen behielt (ich zog einfach eine eng anliegende Hose darüber). Am Abend waren die Schmerzen völlig verschwunden und die Brandblase ebenfalls. Ich konnte, wie jeden Tag, meine 15-Kilometer-Rollerblade-Tour unternehmen ...

Warzen

Karl-Heinz K. aus Bochum:
... Wir möchten Ihnen unsere sehr erfreulichen Erfahrungen mit der Urinbehandlung bei zwei *Dornwarzen*

mitteilen. Nach den drei Wochen Ferien waren die zwei Warzen noch ein bißchen größer geworden, und wir setzten zu Hause sofort mit der empfohlenen Behandlung ein. Sie bestand aus einer Stickstoff-Vereisung, Salicyl-Säuretinktur und zeitweise auch der Anwendung eines Warzenpflasters. Ein- bis zweimal die Woche gingen wir zum Hautarzt, um möglichst viele Hautteile ablösen zu können. Klar, daß unserer kleinen Tochter die wöchentlichen Hautabschabungsversuche keine Freude bereiteten. Nach fünf Monaten Behandlung (die eine ziemliche Tortur für alle Beteiligten bedeutete) zeigten sich keinerlei Anzeichen, daß die Warzen verschwinden könnten. In dieser „hoffnungslosen Stimmung" stieß ich auf Ihr Buch.

Wir hatten uns schnell für das Experiment entschieden (um den 15. Januar 95). Die bisherigen Behandlungsmethoden stellten wir daraufhin sofort ein. Unsere kleine Tochter, nach zuerst ablehnender Reaktion, willigte dann doch ein. Wir holten ihr „Kindertöpfchen" wieder hervor, und es machte ihr Spaß, da hinein zu urinieren. Sie setzte sich morgens nach dem Aufstehen darauf – wir nahmen den frühen Morgenurin – und sie stellte sich danach mit dem „Warzenfuß" vielleicht fünf Minuten in den Urin. Danach wuschen wir den Fuß mit Wasser ab. In den ersten paar Behandlungstagen „juckte" der Fuß immer kurz nach der Urinbehandlung. Nach ein paar Tagen verlor sich das aber. Etwa nach zwei Wochen hatte sich die Haut rund um die Warzen „beruhigt" (keine Rötung mehr). Die Haut drumherum sah wieder normal aus, nur die Warze war im Zentrum nach wie vor vorhanden. Zwei Wochen später – um den 15. Februar 1995 – lösten sich beide Warzen als kegelförmige Hautansammlung problemlos ab. Unsere Tochter zeigte uns das Ergebnis und zog die letzten Hautstücke selbst ab. Jetzt, Ende Februar, verwächst die Stelle . . .

Franz-J. K. aus Neuss:
. . . Eine hartnäckige *Warze*, auf der Kuppe des zweiten Zeigefingers, bekam ich einfach nicht weg. Ich habe über vier Jahre mit Sarricilsäurepflaster und Verrucid laboriert, gefeilt und geschnitten. Die *Warze* kam größer und breiter wieder. Unter den größten Schmerzen habe ich mit der Schreibmaschine geschrieben, es war die Hölle. Am ersten Weihnachtstag habe ich Ihr Buch gelesen und am zweiten Feiertag den Finger in meinem Mittelstrahlurin gebadet und bei jeder Gelegenheit täglich wiederholt. Wir haben heute den 10. Februar 95, und die Warze ist verschwunden. Ich fühle mich einfach verpflichtet, Ihnen schmerzfrei diese Erfahrung für Ihre Auswertung mitzuteilen . . .

Sabine B. aus Hamm:
. . . Ich werde schon seit mehreren Jahren von *Warzen* geplagt, die sich trotz Behandlung durch einen Hautarzt (Warzenlack, -pflaster bzw. Vereisung) immer weiter verbreiteten. Sie sitzen unter den Füßen und an den Händen. Durch Ihr Buch animiert, habe ich dann sofort mit der äußeren Urinbehandlung angefangen. Ich behandelte die Warzen mit meinem Mittelstrahlurin vom Morgen über ca. vier Wochen. Es stellte sich aber überhaupt keine Besserung ein. Da ich mir überlegte, daß mein Urin vielleicht, aus welchen Gründen auch immer, nicht wirkungsvoll genug ist, probierte ich es mit dem Morgenurin meines Mannes über ca. drei Wochen. Wenn ich ganz ehrlich bin, muß ich sagen, daß es Tage gab, an denen ich die Behandlung unterbrach, weil ich bzw. mein Mann es vergessen hatten, den Urin abzufangen. Aber trotzdem hätte sich ja irgend etwas an meinen Warzen ändern müssen. Ich bin ziemlich ratlos und habe kaum noch Hoffnung, die scheußlichen und hartnäckigen Warzen jemals wiederloszuwerden . . .

Axel A. aus Martinsfeld im Eichsfeld:
. . . Lassen Sie mich zum besseren Verständnis einen kurzen Überblick zu meiner Person und des persönlichen Umfelds voranstellen. Mein Alter beträgt 29 Jahre, bin freiberuflich tätig (Autor ursachenwissenschaftlicher

Publikationen). Den Beginn der Urinanwendung ermöglichte eine zunehmend lästige und zugleich schmerzhafte *Warze* an der Innnenseite des linken Mittelfingers. Wochenlang behandelte ich meine Warze mit Urin. Eifrig betrachtete ich sie Tag für Tag, ohne eine Veränderung feststellen zu können. Nach mehrmonatiger Behandlung verblaßte allmählich meine Zuversicht und schien schon in Resignation, gar Skepsis überzugehen, als plötzlich innert kurzer Frist die Warze spurlos verschwand. Dies entfachte meinen Eifer nicht nur neu, sondern überzeugte mich restlos von der Heilsamkeit der Eigenurinanwendung. Zunächst legte ich eine Urinbank an – mittlerweile verfüge ich über zahlreiche volle Gläser, angefüllt mit Urin verschiedenen Alters, Farbe und Geruchs. Die orale Anwendung ließ nicht lange auf sich warten. Anläßlich einer ersten einwöchigen Fastenkur, die ich in einem eigens dafür vorgesehenen Fasten-Tagebuch akribisch protokolliert habe, trank ich meinen Urin regelmäßig und machte dabei erstaunliche Erfahrungen, was beispielsweise Konsistenz, Farbe, Geruch, Geschmack und Aussehen desselben betrifft, und gleichzeitig verwendete ich ihn als natürliches Darmreinigungsmittel mittels Irrigator und Klistierspritze zur Unterstützung des Entleerungsvorgangs. Auch diese Erkenntnisse erlauben mir allmählich ein umfassendes Bild zu projizieren, welche Möglichkeiten die Urin-Therapie eröffnet. Morgens in Urin gebadete Füße geben den ganzen Tag lang ein unbeschreibliches Frischeempfinden – die Haut entspannt sich, ein wohliges Gefühl breitet sich aus. Schon seit frühester Kindheit störten mich zahlreiche, während der Pubertät gar dornenartige und extrem schmerzhafte Warzen an den Fußsohlen. Seit dem Beginn der Urinbehandlung nehmen die latent vorhandenen Warzenherde mal stärker (schwarze harte Punkte), mal schwächer (bloße, aber harte Druckstellen) kontinuierlich ab. Einmal ließ ich die Fußsohlen für längere Zeit in meinem eigenen Kot verharren und spülte sie nach der Behandlung mit klarem Wasser ab. Seither sind sogar die restlichen Druckstellen ver-

schwunden. Die Zeitdifferenz lag dabei höchstens bei zwölf Wochen zwischen dieser Aktion und dem heutigen Ergebnis . . .

Wunden

Christel S. aus Wuppertal:
. . . Wenn man sich verletzt, also Stoß-, Schnitt- oder Stich*wunden* bekommt, soll man alles fallenlassen und sofort Urin auftupfen. Schon nach einer Stunde Wartezeit ist die Wirkung schlechter. Wenn das Einreiben nicht bald hilft, muß man mal eine Stunde eine Urin-Packung machen, besonders bei Prellungen oder Zerrungen. Dann habe ich herausgefunden, daß man Achselschweiß mit Urin rein bekommt, ebenso wie die Kleidung dazu . . .

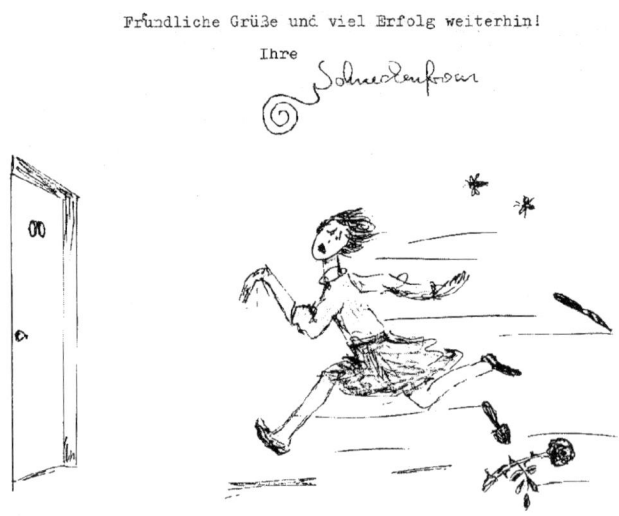

Fründliche Grüße und viel Erfolg weiterhin!
Ihre

HNO

Ich habe einmal einen Artikel unter der Überschrift „Nasenrieseln statt Nadelrieseln" geschrieben[2], der von dieser neuen Menschheitsgeißel handelt. Es ist tatsächlich ein Drama, wie viele Menschen darunter leiden. Die Flut der Berichte von Heuschnupfen-Beeinträchtigten, die geschrieben haben, belegt, wie stark allergische Erkrankungen in unseren Breiten zunehmen. Berichte dazu sind in den Bereich HNO eingegliedert, der alphabetisch von Allergie bis Schnupfen reicht.

Allergie

Ekkehard S. aus Leipzig:
. . . Seit meiner frühen Kindheit leide ich sehr stark an einer Pollen*allergie*, wie Sie aus den Kopien der Testprotokolle ersehen können. Die übliche Desensibilisierungs-Therapie hatte mir eine massive Verschlimmerung eingebracht. Daraufhin gab ich die Hoffnung auf und brach die Therapie ab. Ich begnügte mich mit den üblichen Linderungsmaßnahmen. Nach Studienbeginn versuchte ich es mit einer Variante der Eigenblut-Therapie und der Akupunktur. Die Ergebnisse waren bedauerlicherweise nicht von Dauer. Nach der Lektüre Ihres Buches hatte ich die nötige Motivation und begann mitten in der Saison, im Juli, mit der Eigenurintherapie! Zuvor für alle Interessierten: Eigenurin – er schmeckt bitter-salzig und ist von einem aromatischen Geruch. Heller Harn schmeckt nach nichts. Der Geschmack verschwindet nach einigen Schlucken Wasser recht schnell und ist nicht halb so abstoßend, wie es sich anhört!

Ich trank jeden Morgen eine Daumenbreite meines Urins, wischte mir die offenen Augen aus und tamponierte mir meine Nase. Der Erfolg stellte sich schon in der ersten Woche ein! Nach einigen Niesanfällen

(abends) schwoll meine Nasenschleimhaut ab, so daß ich endlich wieder frei atmen konnte! Was dies bedeutet, kann nur ein Betroffener nachempfinden. Endlich konnte ich wieder schlafen, ohne mit völlig ausgetrocknetem Mund aufzuwachen. Kein nasales Sprechen mehr, ebenso versiegte der lästige Fließschnupfen. Nach 14tägiger Behandlung war ich nahezu beschwerdefrei! Hoffentlich konnte ich einigen Allergikern Mut machen . . .

Maria H. aus Feldkirch, Österreich:
Seit drei Jahren leide ich unter einer Pollen*allergie*. Von Frühjahr bis Sommer quälen mich leicht juckende Augen, Niesen und vor allem aber ein konstanter Schnupfen. Nur an Regentagen spüre ich Erleichterung. Augentropfen und aufgelöste Calzium-Brausetabletten zeigten so gut wie keine Wirkung. Obwohl der Schnupfen mein Hauptproblem ist und nicht die juckenden Augen, habe ich morgens in beide Augen etwas frischen Urin mit einem Papiertaschentuch aufgetragen. Es war kurz ein leichtes Brennen zu spüren und nach ca. 30 Minuten habe ich den Urin beim Duschen wieder abgewaschen. Bereits nach der ersten Anwendung hörte der Schnupfen nach ca. 1 Stunde auf, und ich hatte den ganzen Tag bis zum nächsten Morgen keine allergische Reaktion mehr. Ich wiederholte die Prozedur jeden Morgen ca. 1 Woche lang mit dem gleichen Ergebnis. Es war unglaublich, die Allergie war wie weggeblasen. Als ich auf einer Reise 2 Tage die Urin-Therapie nicht machte, war am 3. Tag morgens Niesen und Schnupfen wieder da. Sofort habe ich den Urin wieder in die Augen geträufelt und nach kurzer Zeit war wieder alles bestens. Es ist wie ein Wunder, und ich bin total begeistert . . .

Bronchitis

Helge R. aus Hungen:
. . . Meine *Bronchitis* bekam ich in den Griff mit Urin. Die Schulmedizin konnte mir nicht helfen; statt nun wei-

---

[2] Vgl. „Willi, kannze mich hören?" C. Thomas, 1994.

terhin nachts hustend und mit rasselndem Atem im Bett zu sitzen, vertraute ich mich der Urin-Therapie an und hatte schon nach dem ersten Gurgeln und Trinken große Erleichterung, so daß ich schlafen konnte. Nachdem ich einige Tage alles Flüssige, was ich vorher losgelassen hatte, wieder zu mir nahm – mit gleichzeitigem Gurgeln – war ich die Bronchitis schnell los . . .

Ursula M. D. aus Remscheid:
. . . Ihr Buch über die Urin-Sendung steht bei mir immer griffbereit, und bei einer schweren *Bronchitis* hat mir der besondere Saft sehr geholfen . . .

Halsschmerzen

Inge W. aus Behn:
. . . Während ich Ihr Buch las, bekam ich eine starke Halsentzündung. Ich konnte weder sprechen noch schlucken. Ohne lange zu überlegen, habe ich mit meinem Urin gegurgelt. Ich mußte dann gleich so viel Schleim ausspucken, daß ich es schon mit der Angst bekam. Die *Halsschmerzen* waren am nächsten Tag nach mehrmaligem Gurgeln weg. Bei der Bronchitis hat es leider nicht geholfen. Vielleicht hätte ich es trinken sollen . . .

Ein Leser, der gern ungenannt sein möchte:
. . . In Ihrem Buch „Ein ganz besonderer Saft – Urin" baten Sie um Zuschriften, die auch anonym sein dürften. Die Urin-Therapie ist sicher anfangs – und nur anfangs sehr überwindungsbedürftig. Ich habe gute Erfolge damit erzielt, daß ich zwei Tropfen vom Finger ins Ohr tröpfeln lasse; meine Ohren machen sich nicht mehr bemerkbar. *Halsschmerzen* werden innerhalb kürzester Zeit weggegurgelt. Wenn ich mich nicht recht wohl fühle, trinke ich morgens ein Schlückchen . . .

Heuschnupfen

Horst S. aus Wörth:
. . . Im Frühjahr leide ich immer unter *Heuschnupfen*, d. h. Augenbrennen und Niesen. Durch Zufall habe ich mir vor ein paar Monaten Ihr Buch „Ein ganz besonderer Saft – Urin" gekauft, das ich im Buchladen liegen sah.

Als dieses Jahr der Heuschnupfen anfing, habe ich mir mehrmals täglich mit frischem Urin die Augen ausgerieben, was mir für einige Stunden Linderung brachte. Auch das Niesen wurde deutlich weniger . . .

Werner B. aus Bendorf-Sayn:
. . . Seit meiner Rückkehr aus der russischen Gefangenschaft Ende 1949 bzw. im darauffolgenden Sommer litt ich erstmalig unter *Heuschnupfen* mit anschließendem Nasennebenhöhlen-Katarrh. Konsultationen bei etlichen HNO-Ärzten und die Einnahme ihrer verordneten Medikamente führten dennoch zu einer chronischen Erkrankung. Ich war zur Behandlung bei Ärzten in Witten, Dortmund, Düsseldorf, Hof/Saale und Berlin. Eine Desensibilisierung mit wöchentlichen Injektionen verlief negativ. Nasensprays verschiedener Hersteller in Europa habe ich in den 45 Jahren täglich und nächtlich in regelmäßigen Intervallen benutzen müssen, um über die Nase Luft zu bekommen. Folge: Austrocknen der Nasenschleimhäute und auch meines Portemonnaies! Dann die Hans-Meiser-Sendung, und meine Frau fragte mich, ob ich Eigenurin trinken könnte? Ich bejahte das sofort. Ohne sie weiter zu informieren, nicht aus Ekel oder Scheu, habe ich an 3 Tagen jeweils 1 volles Trinkglas Morgenurin in der Mittelphase getrunken. Ergebnis: Sofort, aber endgültig nach 3 Tagen bekam ich wieder Luft durch die Nase und habe anschließend ca. 8 Wochen keinen Urin mehr zu mir genommen. Meine Beschwerden sind passé!! . . .

Mährle W. aus Königsbrunn:
. . . Seit ich denken kann, habe ich *Heuschnupfen*. Ich bin jetzt 48 Jahre alt und habe alles ausprobiert, was auf dem

medizinischen Markt ist. Von Spritzen über Tabletten, Tropfen, Sprays und Desensibilisierung. Die Erfolge waren nur vorübergehende Linderungen. Der Auslöser für meine Eigenurin-Behandlung waren die Aussagen von Patienten (in der Meiser-Sendung) und ihre Erfolge. Um meinen Ekel zu überwinden, habe ich mich erst ca. eine Woche lang gedanklich mit Urin beschäftigt. Dann betupfte ich einmal täglich meine trockene Kopfhaut, Stirn, Augenpartie und Nase mit einem uringetränkten Wattebausch. Ich nahm nur den Mittelstrahl von frischem Morgenurin, ließ ihn an der Luft trocknen und trug dann eine fettreiche Tagescreme auf. Zu meiner Verblüffung stellten weder ich noch meine Frau einen üblen Geruch fest. Nach ca. fünf Tagen bemerkte ich bereits eine Besserung. In dieser Zeit verzichtete ich auf die Cortisonsalben. Zum Vatertag, 25. 5. 95, bekam ich Ihr Buch „Ein ganz besonderer Saft – Urin" geschenkt. Ich habe es sofort überflogen. Am nächsten Tag nahm ich den ersten Schluck des frischen Morgenurins, den Mittelstrahl. Noch am gleichen Tag kam ich nach einer zweistündigen Radtour verschwitzt nach Hause, es war ein schöner, heißer Tag. Kaum stieg ich vom Rad mußte ich ca. 30–40mal niesen. Sofort nahm ich nochmals, ein halbes Glas frischen Urin zu mir. Ab sofort (!!) hatte ich keine Beschwerden mehr. Weder niesen, noch eine laufende Nase oder rote, tränende Augen . . .

Mumps

Kurt W. aus Düsseldorf (Garath):
. . . Als Kind war ich häufig krank und lag sehr oft im Krankenhaus. Mehrmals mit eitriger Mandelentzündung und mit *Mumps*. Meine Halsmandeln waren häufig so stark geschwollen, daß ich kaum schlucken konnte und die heftigsten Schmerzen verspürte. So bekam ich oftmals wenig oder nichts zu essen – und auch nichts zu trinken. Eines Nachts wurde ich wach. Heftiger Durst peinigte mich. Ich wagte nicht, mich verständlich zu machen, weil meine Bettnachbarn – Kinder in meinem Alter – fest schliefen. Zumindest schien es so. In meiner großen Not stieg ich leise aus dem Bett, öffnete den Nachtschrank, der neben meinem Bett stand, holte den Nachttopf mit seinem flüssigen Inhalt hervor, den ich am späten Abend dahinein entleert hatte und trank diesen langsam, bis auf den letzten Rest aus. Der üble Geschmack hat mich nicht weiter gestört, denn wegen meiner häufigen Erkrankungen mußte ich oft und viel bittere Medizin schlucken. Dann legte ich mich leise wieder ins Bett und schlief den Rest der Nacht bis zum Morgen durch.

Als die Krankenschwester ins Zimmer kam, um, wie allmorgendlich, das Nachtgeschirr zu leeren, fragte sie mich ganz erstaunt, ob ich in der Nacht nicht „raus" gemußt hätte. Ich traute mich gar nicht zu antworten. Aber mein Bettnachbar sagte laut: „Der hat heute nacht den ganzen Nachttopf ausgetrunken, ich habe es gesehen." Die Schwester sah mich strafend an und dabei muß sie wohl festgestellt haben, daß mein zuvor tagelang stark geschwollener Hals wieder ganz normal aussah. Sie befahl mir, den Mund aufzumachen und die Zunge herauszustrecken. Zu meinem eigenen Erstaunen tat mir nichts mehr weh und mein Hals war auch von innen wieder abgeschwollen, und ich verspürte keinerlei Schmerzen mehr.

Natürlich wurde dem Arzt berichtet, auf welch ungewöhnliche Art und Weise ich nachts zuvor den Nachttopf geleert hatte und auch, daß ich so unerwartet überraschend gesund geworden war. Mehrmals wurde ich an diesem Tag auf verschiedene Art und Weise untersucht, und ich kann mich noch genau daran erinnern, daß meine wunderbare Heilung mit dem Inhalt des Nachttopfes in Verbindung gebracht wurde. Diese seltsame Medizin habe ich übrigens in den vielen Jahren seitdem oft weiterempfohlen, und ich habe von guten Ergebnissen – gerade bei Halserkrankungen – berichten gehört.

Aber einen besonderen Fall möchte ich hier noch anfügen. Eines Tages beobachtete ich auf der Straße einen dahintorkelnden älteren Herrn, der mir fast in die Arme fiel. Da dieser Vorfall sich kurz vor meinem Büro ereignete, nahm ich ihn erst einmal zu mir mit herauf und ließ ihn sich auf einem bequemen Stuhl ausruhen und erholen. Er war gerade von einer Untersuchung beim Arzt gekommen, bei dem er sich nach seinen Worten schon ziemlich lange – jedoch ohne Erfolg – in Behandlung befand. Auch klinisch war er mehrfach untersucht worden, und man hatte ihm gesagt, daß er sich ruhig auf sein baldiges Dahinscheiden vorbereiten sollte, da ihm nicht mehr zu helfen sei. Er litt an merkwürdigen Entzündungserscheinungen verschiedener innerer Organe, fühlte sich seit langem matt, hatte häufig hohes Fieber und sah übrigens auch sehr leidend aus. Und er habe auch gar keine Lust mehr am Leben. Ich sagte ihm, daß er ja mal einen Versuch mit seinem Urin machen könnte und erzählte ihm meine Geschichte und auch diejenigen, die mir im Laufe der Jahre zu Ohren gekommen waren. Er schüttelte sich und schien mir böse zu sein, daß ich ihm so etwas Entsetzliches empfahl. Schließlich begleitete ich ihn nach Hause. Er wohnte nicht weit von meinem Büro. Er war selbst Inhaber eines Geschäftes, das allerdings seit längerer Zeit von seinen Kindern geführt wurde. Ich bekräftigte beim Abschied noch einmal meinen Vorschlag und riet ihm dringend ab, irgend jemandem davon zu erzählen. Nach etwa einem Vierteljahr bin ich ihm wieder begegnet – und traute meinen Augen nicht. Ein strahlender, gut aussehender Mann stand vor mir, schüttelte mir kräftig die Hand und bedankte sich für meinen Rat, den er insgeheim befolgt hatte, und der ihm nach den ersten Versuchen schon überraschend schnelle und wirksame Hilfe brachte. Aber seiner Familie und den über seine nicht mehr für möglich gehaltene Heilung erstaunten Ärzten hatte er natürlich von seiner nützlichen Kur nichts berichtet. Ich bin ihm noch oft begegnet in den letzten Jahren – ich glaube, er lebte noch gut 15 Jahre und starb in hohen Alter mit weit über 80. Ich traf ihn auch oft noch in seinem Geschäft tätig an, wenn ich gelegentlich dort etwas einzukaufen hatte. Oft zwinkerte er

mir verschmitzt mit seinen leuchtenden Augen zu und antwortete auf meine Frage, wie es ihm ginge: „Oh, gut! – Man muß nur ab und zu ein Täßchen vom richtigen Saft trinken." Er war seitdem auch nie wieder krank geworden. Leider hat er sein Geheimnis wohl mit ins Grab genommen . . .

Gehörsturz

Werner O. aus Bornheim:
. . . Fünf Großoperationen haben bei mir Durchblutungsstörungen hinterlassen, beide Unterschenkel, kalte Finger, *Gehörsturz linkes Ohr* mit einem residenten Tinnitus seit 1982. Zum Glück blieb mein rechtes Ohr ohne Schaden. Im Januar 94 ging das Gehör meines rechten Ohres schlagartig verloren, mit verstärktem Ohrensausen. Ich konnte nur mit großer Mühe etwas verstehen, mußte jedem Gesprächspartner genau auf den Mund sehen, Telefongespräche waren unmöglich. Der behandelnde Arzt zog nach jedem Hörtest eine bedenkliche Miene. Ich habe von Februar bis Oktober 50 Infusionen, 25 Spritzen, verschiedene Packungen Durchblutungstabletten bekommen – ohne jeglichen Erfolg. Ab August ein Hörgerät, beim Einstellen hörte ich meinen eigenen Atem rasseln, aber nicht die Stimme des Gesprächspartners. In meinem Zustand habe ich alles Lesbare über Durchblutungsstörungen durchgeackert, bei Bertelsmann, wo ich seit 40 Jahren Mitglied bin, wurde im letzten Quartal Ihr Buch angeboten. Es war der 11. 11., als ich den Katalog las. Samstag, den 12. das Buch gekauft, am selben Abend 70 Seiten gelesen, gegen 22 Uhr meinen ersten Viertelliter Urin getrunken. Widerwillen? Ekel? Darüber war ich längst weg. Wenn der Körper in Not ist, verlieren anerzogene Glaubensdinge ihre Bedeutung. Ich klammerte mich an jeden Strohhalm, mit dem Gedanken: „Hoffentlich hilft es." Das Dröhnen in meinem Kopf brachte mich langsam, aber sicher zur Verzweiflung. Ich hatte mich in Gedanken auf einige Monate festgelegt, ehe ich eine Bes-

serung erhoffte. Nach zehn Tagen, am 23. 11., frühmorgens, als ich wach wurde, dröhnte mein Kopf nicht mehr, ich konnte ganz normal mit meinem rechten Ohr hören. Mich hat das derart aus der Fassung gebracht, mit meinen siebzig Jahren kamen mir die Tränen. Es war ein unbeschreibliches Gefühl. Ich bin nicht wundergläubig, suchte in Ihrem Buch nach dem Grund. Den fand ich in van der Kroons Buch auf Seite 43 und 98. Das Enzym Urokinase ist für die Gefäßerweiterung verantwortlich.

24. 1. 95 Hörtest beim Ohrenarzt. Ich sehe immer noch dieses unglaublich erstaunte Gesicht eines Arztes (Alter 55–60), als er die alte mit der neuen Hörtestkarte verglich. Ich faselte was von Knoblauch und Sauna. Kein Wort von meiner Selbstheilung. Der Arzt glaubte an eine vorübergehende Phase. 24. 4. neuer Hörtest mit vorhergehenden zehn Infusionen, Urintrunk extra nicht abgesetzt, keine Nebenwirkung (das Absetzen des Urins ist völlig zwecklos, aber dazu später). Die Hörkurve bleibt stabil, so wie am 24. 1. 95, von 45%igem Hörverlust 1994 auf 15%igen jetzt. Millionen Menschen leiden unter Hörschaden. Befreiung und Heilung in nicht einmal zwei Wochen auf so simple Art? Wird vermutlich niemand glauben. Ist zu einfach.

Meine unbefangene Erzählung, wie der Urintrunk mir geholfen hat, daß ich heute täglich ca. anderthalb Liter Urin wie Mineralwasser mit angenehmem Wohlbefinden trinke. . . . Wohlerzogen behält man die Fassung, aber in Gedanken halten sie mich für ein unnatürliches Schwein. Ich komme zum Orthopäden, er begrüßt mich laut. „Bitte nicht mehr so laut, ich höre wieder!" und ich erzähle ihm meine Geschichte. Die Mitarbeiterin MTA lehnte an der Tür. „Nein, nein, Herr O., hören Sie bitte auf, das kann doch nicht wahr sein, mir wird schlecht." Der Arzt redete von Glaubensritualen, von wissenschaftlich nicht belegten Erkenntnissen. Heute hat er das Buch von van der Kroon gelesen. Unsere Gespräche haben eine sachliche Ebene erreicht, und wir sind uns einig, daß hier schwerpunktmäßige Forschung fehlt. Woher kommt diese Scheu? Die Unreinheit des menschlichen Körpers ist über Jahrhunderte durch religiöse Angst und Furcht den Menschen indoktriniert worden, mit der Wahnvorstellung, nur die Seele sei rein . . .

Husten

Beatrice L. aus Sutz:
. . . Seit meiner kleinsten Kindheit leide ich an sporadischem *Husten*. Nun habe ich mit meinem „Morgenwasser" (drei bis vier Schluck) die Entdeckung gemacht, daß dabei irgendwie die Lungen gestärkt werden. Ich hustete bei meiner obligaten Erkältung eine ganze Woche und nicht mehr! Seither sind mehrere Wochen verstrichen, und der Husten hat sich nicht mehr eingestellt. Ich bin überglücklich . . .

Walter P. aus Basel:
. . . Meine Tante aus Duisburg ist einen sie quälenden *Husten* durch Trinken des besonderen Saftes losgeworden. Zwei ihrer Kinder, die Ihre Sendung gehört hatten, hatten sie auf diese Medizin aufmerksam gemacht. Ich selbst hatte vor ein paar Tagen ein leichtes Halsweh. Das Trinken eines Schlückchens Morgenurin hat den Schmerz einfach weggespült . . .

Mary von M. aus Imbshausen Northeim:
. . . Ich litt seit vielen Monaten an einem quälendem *Husten*. Immer, wenn ich sprechen wollte, und auch nachts setzte er sofort ein, es war schrecklich. Ich bekam immer wieder Antibiotika und dann laufend nur noch Cortison, und das wäre wohl bis an mein Lebensende so weitergegangen (ich bin 87 Jahre), wenn ich nicht Ihr Buch in die Hände bekommen hätte. Obgleich ich zu Weihnachten viele Gäste erwartete und daher das Cortison beträchtlich hätte erhöhen müssen, wagte ich es – ich setzte das Cortison ab und gurgelte fleißig mit meinem Urin – und das Wunder geschah! Schon nach zwei Tagen war der Husten fast ganz verschwunden! Nun wollten natürlich alle wis-

sen, wie das gekommen war. Ich zeigte Ihnen Ihr Buch und bat erst darin zu lesen, ehe ich es erzähle. Aber es wurden nur Witze gemacht. Keiner nahm es ernst. Da sagte ich: gut, dann will ich es euch jetzt erzählen und sagte das fast Unglaubliche. Nun war natürlich das Erstaunen groß, das Buch wurde gelesen ...

Mandelentzündung

Herta R. aus Enger:
... Ich hatte aber von einer Bekannten schon von dem eigenen Urin gehört, natürlich ekelte ich mich auch. Aber aus Liebe zu meinem Mann habe ich den Urin geschluckt, und siehe da, es geschah ein Wunder. Das hohe Fieber sank, die *Mandelentzündung* ging rapide zurück und mein Mann konnte eine gesunde Frau in seine Arme schließen. In diesem Jahr 1994 werde ich 82 Jahre alt, meine Mandeln machen mir keinen Kummer mehr ...

Schnupfen

Ein Leser aus Freiburg, der gern ungenannt sein möchte:
... Seit über 12 Jahren plage ich mich mit einer aus einer Heuschnupfenallergie entstandenen chronischen Stirn- und Nebenhöhlenentzündung mit permanentem Stockschnupfen ab. Vom HNO-Arzt habe ich eine Spezialemulsion bekommen, welche zwar die Nase freimachte, jedoch eine Abheilung nicht zustande brachte. Nachdem ich Ihr Buch gelesen hatte, habe ich mir gesagt: Was bei anderen Unpäßlichkeiten hilft, kann auch hier helfen. Ich tränkte einen Wattebausch mit frischem, körperwarmem Eigenurin und sog ihn durch die Nase ein. Zunächst erfolgte eine starke Schleimbildung, die aber durch die Nase (nicht durch den Rachen) abging. Nun das Unfaßbare: Nach 4 Tagen hatte ich eine freie Nase!!! Über 4 Wochen sind nun schon vergangen und die Stirn- und Nebenhöh-

len sowie die Nase sind immer noch frei und im Gegensatz zu früher geht der Schleim durch die Nase ab, so daß ich das Zeug nicht – wie früher – schlucken muß ...

Innere Medizin

Nun sind Sie bei I wie Innere Krankheiten angelangt. Die Zuschriften reichen von A wie Anämie bis W bis Wechseljahre:

Anämie

Anna S. aus Stetten:
... Meine Mutter hatte als junges Mädchen mit $17^1/_2$ Jahren Bleichsucht, also Blutarmut oder *Anämie*, so schlimm, daß, wenn sie noch die Periode hatte, sie kaum imstande war, die schwere Bauernarbeit zu verrichten. Da kam eines Tages eine Zigeunerin zum Betteln und sah meine total geschwächte Mutter. ... Sie gab ihr den Tip mit dem „Urin". Meine Mutter solle jeden Morgen eine Tasse Mittelstrahl des ersten Urins trinken und könne gewiß sein, daß es ihr helfe. Daß es half, kann meine Mutter heute noch bezeugen, da sie mit ihren 90 Jahren noch geistig und körperlich fit ist ...

Asthma

Reinhard J. aus Tribsees:
... Nach fast einem Jahr möchte ich Ihnen meine Erfahrungen mit dem „Lebensretter" Urin mitteilen. Seit ca. 20 Jahren litt ich an Heuschnupfen, der mich damals zufällig erwischte und nie richtig geheilt werden konnte. In den letzten 5 Jahren schlug der Heuschnupfen in *Asthma* um, wobei mir hier ein Spray äußerst gute Dienste leistete (pro Tag mindestens 6 Sprühstöße). Nach

Aussagen der Ärzte sollte ich das Spray und die Mittel gegen den Schnupfen nie loswerden. Am 5. Mai 1993 sah ich zufällig beim Sender VOX die Talkshow mit Ihnen. Gegen 4 Uhr am anderen Morgen habe ich dann eine Tasse mit Urin gefüllt und nach ca. einer halben Stunde „Überwindungszeit" die Tasse getrunken. Man kann es wirklich so sagen: das fast Unmögliche ist eingetreten, der Heuschnupfen und vor allem das Asthma sind wie weggeblasen. Bei äußerst extremen Witterungsveränderungen (Luftdruckabfall), mußte ich im ersten Vierteljahr noch auf wenige Sprühstöße zurückgreifen, bin aber ansonsten völlig beschwerdefrei und ohne weitere Heuschnupfenmedikamente bis jetzt über die Runden gekommen. Im Herbst '93 bekam ich dann noch eine Hautallergie (beim Sport, im Garten – bei körperlicher Betätigung bekam ich einen vorübergehenden Ausschlag, der nach ungefähr 20 Minuten Ruhe wieder wegging). Auch kam es hier zu kurzzeitiger Verschlechterung der Atmung. Auch hier nahm ich, wie in Ihrem Buch beschrieben, 3–4 Tage alten Urin zum Einreiben der Haut (3–4 Tage jeweils abends und morgens). Auch hier stellte sich der Erfolg so ein, daß ich körperliche Betätigung wieder ohne Allergie ausüben kann . . .

Basedow

Marion S. aus Burgau-Oberknöringen
. . . Ich leide an einer *Basedow*-Erkrankung und behandle seit Mitte Februar meine Augen mit Urin. Die Behandlung besteht darin, daß ich mir 3mal täglich meinen Morgenurin in die Augen träufle. Nach den ersten zwei Wochen trat eine merkliche Besserung ein; Augenarzt und ich selber freuten uns natürlich sehr. Nach ca. 3 Wochen kam es wieder zu einem Rückfall, der sich aber wieder beruhigte. Natürlich werde ich die „Therapie" fortsetzen, da mir die Schulmedizin mit Cortison und Strahlenbehandlung auch nicht weiterhelfen konnte . . .

Darm

Ein Leser aus Süddeutschland, der gern ungenannt sein möchte:
. . . Von der Urin-Therapie hatte ich 1994 einen Bericht in einer Pforzheimer Zeitung gelesen. Größere Probleme bereiteten mir Blähungen, Winde, breiige, massige Stühle und wöchentlich bis zu vier Mal starke Durchfälle, besonders kurz nach dem Mittagessen. Durch Einnahme von Weizenkeimen und Molke wurden die Durchfälle ein wenig reduziert. In den letzten acht Jahren bekam ich öfters Magenschleimhautentzündungen. . . . Das Urintrinken begann ich mit einem halben Glas Morgenurin, den ich zunächst nur schluckweise trank, dazwischen jeweils einen Schluck stilles Wasser. Die erste Woche kostete es mich schon starke Überwindung. Eine halbe Stunde später nahm ich mein Frühstück ein. Es dauerte kaum eine Woche, da wurden die Stuhlentleerungen weniger und fester, Blähungen und Winde ließen nach und die Durchfälle traten kaum mehr auf. Meine Magenprobleme verschwanden und mein Wohlbefinden besserte sich. War der Urin zu säuerlich oder hatte ich den gesamten Morgenurin getrunken, stellte sich nach einer Stunde Durchfall ein. Diese Therapie machte ich vier Monate lang und pausierte dann. Nach vier Wochen bekam ich wie früher Durchfall nach dem Mittagessen, so daß ich wieder mit dem Urintrinken begann. Da der Urin viele Fermente, darunter Lipase für die Fettverdauung enthält, ist die Besserung wohl auf das Urintrinken zurückzuführen . . .

Jessica B. aus Essen:
In den letzten 4 Jahren hatte ich starke, immer wieder sporadisch auftretende Durchfälle. Keine Magen- oder auch Darmspiegelung konnte helfen, die Ursache zu finden. Auch diverse Medikamente halfen nicht. Zusätzlich nahm meine Vitalität ab – ich war andauernd müde und abgeschlagen und krank. 2–3mal im Jahr hatte ich im Wechsel eine *Magen-Darm*-Grippe oder Bronchitis. Ei-

gentlich schade – mit 24 Jahren schon so „krank" – spätestens dann wird man wirklich psychisch labil. Ich hatte das Glück, daß meine Mutter mich zu einer F.X.-Mayr-Kur schickte. Der Arzt dort stellte einen massiven *Darmpilz* fest, der inzwischen mein Immunsystem angegriffen hatte – und empfahl mir, Urin zu trinken. Das war im Juni 94. 3 Wochen lang habe ich eine Urin-Intensivkur gemacht, habe keine Medikamente eingenommen, halt auf die Ernährung geachtet (kein Zucker, kein Weißmehl). Anfangs habe ich den Urin immer wieder erbrechen müssen, weil ich mich so geekelt habe: Heute trinke ich meinen Morgenurin ohne Probleme.

Mein Pilz ist weg – kein Durchfall mehr, meine Erkältungen sind längst nicht mehr so stark, keine Magen-Darm-Grippe bis jetzt . . .

Marlene K. aus Zons:
. . . Am 3. Tag ließ mein starker Druck im linken Unterbauch nach, am 4. Tag war der Druck weg. Bis heute, am 26. 1. 95, ist der Schmerz, der Durchfall und eine Entzündung weggeblieben. Das habe ich in 20 Jahren nicht erlebt und für möglich gehalten. 20 Jahre litt ich unter Durchfall, weil ich zum Teil sehr große Divertikel im *Darm* habe, die sich oft entzündeten und ich dann Antibiotika und andere Tabletten nehmen mußte. Eine Symbiose-Lenkung hat der Arzt gemacht und zuletzt meinte er sogar, daß ich mir das mit einer Operation einmal überlegen sollte.

Noch etwas Positives muß ich Ihnen schreiben. Über 3 Jahre habe ich beim Bewegen meines linken Daumengelenks starke Schmerzen. Nach 4 Wochen meiner Trinkkur merkte ich eine Veränderung, eine Verschiebung oder Verteilung im Daumengelenk. Noch mal genau 4 Wochen später, am 12. 1. 95, war das Ganze merklich besser. Und jetzt, am 26. 1. kann ich mit meinem Daumengelenk wieder richtig zupacken, ohne daß mir etwas aus der Hand fällt. Ich hätte nicht im Traum daran gedacht . . . Liebe Frau Thomas, ich habe noch nie zu irgendeiner Sache geantwortet oder geschrieben. Es war mir ein Bedürfnis, Ih-

nen zu schreiben und zu danken. Wenn Sie aus meinem Brief etwas weiterleiten können und es diesen Menschen so hilft wie mir, dann hat sich mein Brief an Sie gelohnt.

Diabetes

Martina W. aus Berlin:
. . . Mir berichtete meine Mutter etwas, das mich sehr erschütterte: Bevor bei mir 1963, kurz vor meinem 4. Lebensjahr, die Diagnose *Diabetes mellitus* gestellt wurde, hätte ich oft versucht, meinen eigenen Urin zu trinken. Meine Mutter hätte mich aber „erfolgreich" daran gehindert. Natürlich ist es unwissenschaftlich, was ich hier behaupte, aber ich bin mir völlig sicher, daß ich damals instinktiv genau das Richtige tun wollte: Hätte ich im Anfangsstadium des Diabetes meinen eigenen Urin trinken können, hätte mein Körper gewußt, gegen welche Viren (die meine insulinproduzierenden Zellen zerstören), er Abwehrstoffe zu entwickeln hat. Dann hätte ich den Ausbruch meines Diabetes verhindern können! Mit dem Hintergrundwissen, das ich jetzt, dank Ihres Buches besitze, bekommt die Polyurie (vermehrter Harndrang, Anm. d. Red.) als eines der ersten Anzeichen eines (beginnenden) Diabetes noch eine andere Bedeutung: Vielleicht wird auch vermehrt Urin produziert, damit zur Bildung körpereigner Abwehrkräfte viel mehr (eigener) Urin getrunken werden kann?

Forschung tut not! Aber die Pharmaindustrie wird es zu verhindern wissen . . .

Renate R. aus Frechen:
. . . Ich bin der sogenannte *Typ-1-Diabetiker*, bei dem die insulinproduzierenden Zellen in der Bauchspeicheldrüse durch das eigene Immunsystem völlig zerstört sind. Ohne Zuführung von Insulin von außen in den Körper, also durch Injektionen, stirbt ein so betroffener Mensch. Da hilft keine Urinspritze.

Bei meinen mit großer Genauigkeit durchgeführten

Testreihen habe ich aber etwas anderes festgestellt: Ich habe im Lauf der Zeit eine immer umfangreichere Lebensmittelunverträglichkeit bekommen. Eine positive Veränderung trat erst ein, als ich mich für eine Urin-Trinktherapie entschieden habe, und zwar für eine längere Zeit. Plötzlich konnte ich die früher mir nicht bekommenden Lebensmittel wieder ohne Beschwerden essen. Dabei ist mir aufgefallen, daß, wenn ich mich nur von basischen Lebensmitteln (das sind die meisten Gemüse- und Obstsorten, Anm. d. Red.) ernähre, der Insulinbedarf weitaus geringer ist als bei dem Verzehr von säurebildenden und basischen Lebensmitteln zu einer Mahlzeit.

Urin injiziert hatte ich zu der Zeit, als ich noch mit heftigsten typischen Wechseljahrsbeschwerden zu tun hatte. Innerhalb kürzester Zeit waren diese sehr beeinträchtigenden Symptome verschwunden. Auch ein vermeintlicher Katarrh, der mich dauernd husten ließ, war in dem Moment verschwunden, als ich mit einer Pipette Urin mehrmals am Tag in jedes Nasenloch tropfte und die Flüssigkeit schniefend einsog . . .

Conrad B. aus Bornhöved:
. . . Am 3. April 1993 hatte ich meinen linken Fuß verletzt, aber es zeigte sich kein Blut. Mein damaliger Hausarzt Dr. H. E. begann am 21. 04. 93 die Behandlung.

Die weitere Behandlung durch Dr. J. P. aus P. als Facharzt am 17. 05. 93.

So landete ich bei dem Chirurgen Dr. F. E. vom 19. 05. 93 bis zum 10. 06. 93.

Die nächste Station war mein Nachbar Dr. K. M., Arzt auch für Naturheilverfahren, am 21. 06. 93. Am 21. 06. 93 wurde ich noch abends in das Kreiskrankenhaus in B. S. eingeliefert. Es war eine schwere Zeit – *Diabetes*. Insulin spritzen, auch Dauerdurchfall, Durchblutungsstörung am linken Fuß – mit Amputationsmöglichkeit des Fußes. Eine Dauerbehandlung begann bei dem Dr. M. und endete im Kreiskrankenhaus Segeberg vom 20. 12. 93–23. 12. 93. Die Dauerbehandlung setzte sich auch 1994 fort: Behandelnder Arzt Dr. M.. Hiermit endet auch die Begleitung

durch die Schulmedizin und auch der Versuch mit Homöopathie. Denn am 19. April 1994 begann die Urin-Therapie. Erst sehr vorsichtig – löffelweise, aber am 23. April 1994 begann ich mit mehr Mut; mit ca. 0,8 l in 3 Portionen geteilt pro Tag – als Getränk – und einem Urinfußbad täglich, versuchte ich auch meine Immunschwäche, wie Diabetes, Entzündungen etc. in den Griff zu bekommen. Am 29. 09. 94 hatte ich laut Tagebuch 159 Tage Urin getrunken. Die Gesundung war so groß – auf meinen Arzt konnte ich verzichten. Die Durchblutungsstörung am linken Fuß ist behoben. Die Diabetes ist im Griff: Ich esse wieder ALLES. Bis zum 5. 01. 95 habe ich 256 Tage Urin getrunken, zwischen 0,6 l und ca. 1,2 l täglich, also über 200 Liter. Bei meinem schlechten Gesundheitszustand war es leicht, Urin zu trinken. Dr. M. versicherte, er würde auf Anfragen Auskunft geben. Es ist mit meiner Erlaubnis . . .

Galle

Marianne H. aus Neukirchen-Vluyn:
. . . Eine Freundin war von Ihrem Buch ganz angetan und hat es mir geliehen. Ich habe es mit wachsendem Interesse gelesen. Dabei kam mir der Verdacht, daß ich selbst schon mit Eigenurin behandelt worden bin. Hier meine Geschichte: Als 10–14jährige hatte ich nach jedem Essen „Magenschmerzen". Der Hausarzt verschrieb Tabletten. Die Beschwerden wurden schlimmer. Ich kam ins Krankenhaus. Nach zwei Wochen holte meine Mutter mich auf eigene Verantwortung raus. Der anschließende Besuch bei einem hier bekannten Spezialisten ergab: Chronische *Gallenblasenentzündung*. Der Arzt sagte damals zu mir: „Jetzt ißt du erst mal Diät, und wenn du größer bist, kommst du wieder. Dann schneide ich dir den Bauch auf und hole die Galle raus. Eine Pfanne Bratkartoffeln mit Kotelett wirst du nie essen können." Meine Mutter war entsetzt und empört. Geschwister meiner Mutter, die in Hückelhoven wohnen, rieten ihr, „Pisch-Marie" aufzusuchen, mit einer Flasche von meinem Urin. Meine Mut-

ter erklärte mir, diese Pisch-Marie werde so genannt, weil sie den Urin untersucht und dann entsprechende Kräuter zur Heilung in eine Flüssigkeit gibt. Damals hatte ich schon zwei Jahre strenge Gallendiät eingehalten und ein Ende war nicht in Sicht. Meine Mutter fuhr also in den Kreis Heinsberg, wohin genau weiß ich nicht, und kam mit einer Flasche wieder, aus der ich einnehmen mußte. Es schmeckte scheußlich und meine Mutter lachte: „Was bitter ist für den Mund, ist für das Herz gesund!" An die Dosierung erinnere ich mich nicht mehr. Als die Flasche leer war, war schon eine deutliche Besserung eingetreten. Diesmal wollte ich mitfahren, und ich kann mich heute noch an meiner Mutter Unbehagen erinnern, als ich diesen Wunsch äußerte. Sie fuhr allein und brachte wieder so eine Flasche Medizin mit – und das war's dann. Ich bin heute 56 Jahre alt und esse und trinke, was ich will. Leider kann ich meine Mutter nicht mehr fragen, sie ist 1992 gestorben. Von ihren Geschwistern weiß ich, daß Pisch-Marie, die dieses Wissen von ihrer Mutter hatte, verstorben ist, ohne eine Nachfolgerin anzulernen . . .

Gicht

Carl B. aus Ahnsbeck:
. . . habe ich täglich ca. 200 ml Eigenharn am Morgen mit Gemüsesaft mixt getrunken, es ist mir sehr gut bekommen. Nun, nach 8 Wochen habe ich den Versuch gestoppt, dazu möchte ich sagen: Plötzlich auftretende Gichtschübe – obwohl ich meine Ernährung streng ohne Purine zusammenstelle – haben mir gesagt, das ist wohl doch zuviel Harnsäure, die der Körper verarbeiten soll.

Ein Versuch von 7 Tagen mit Harn zur Haarwäsche war ein voller Erfolg. Ich hatte das Gefühl, mein Haar habe sich vervielfacht . . .

Herr oder Frau P. K. aus München:
. . . Ich hatte plötzlich einen sehr schmerzhaften Gichtanfall am linken Fuß. Der Fuß war dick geschwollen und die Schmerzen machten das Gehen zur Qual, selbst in der Wohnung konnte ich mich nur humpelnd fortbewegen. Die Einnahme von Medikamenten brachte keine Besserung. Zunächst machte ich über Nacht Urinumschläge, die zu einer gewissen Erleichterung führten. Daraufhin habe ich mich überwunden und trank den Mittelstrahl des Eigenurins. Nach nur zwei Tagen waren sowohl die Schmerzen als auch die Geschwulst total verschwunden . . .

Hämorrhoiden

Herr oder Frau U. F. aus Düsseldorf:
. . . Hämorrhoiden – ein unappetliches Leiden, wenn sich die Knoten entzünden, anschwellen und rot-blau von innen nach außen herausdrängen. Nachdem ich mich jahrelang damit herumgequält hatte, riet mir der Arzt, etwas dagegen zu unternehmen. Vor dem Gang zum Chirurgen fiel mir jedoch Ihr Buch ein, und es ist kaum zu glauben: die traubenartigen Gebilde verschwanden über Nacht, nachdem ich sie abends mit Morgenurin betupft hatte.

Anfänglich mußte ich den Vorgang noch zwei-, dreimal pro Monat wiederholen. Jetzt, nach einem halben Jahr, ergab die Proktoskopie eine glatte Darmwand ohne eine Spur dieser schmerzenden und juckenden Gebilde. Als ich dem Arzt das „Wunder" erklärte, meinte er entsetzt: „Hoffentlich macht das nicht Schule!" . . .

Johannes E. aus Frankfurt a.M.:
. . . Seit ein paar Monaten litt ich an *Hämorrhoiden*, die auch bei Zäpfchengabe nicht verschwanden. Ermutigt durch den Erfolg bei meiner Schuppenflechte nahm ich 2–3 x täglich frischen Urin per Einlaufgummibällchen rektal zu mir. Nach ca. zehn Minuten Wartezeit entleerte ich dann den Darminhalt. Die Hämorrhoiden sind verschwunden. Da ich so gut in Schwung war, habe ich meine Mundwinkelrisse durch Betupfen mit meinem Urin verschwinden lassen. Also, Sie entnehmen es mei-

nem Schreiben, ich bin begeistert und verneige mich vor den Kräften der Natur . . .

Leber

Winfried H. aus Eupen:
. . . Seit Jahren litt ich an Bauchkrämpfen, welche durch keinen Arzt zu beheben waren. Dann waren meine *Leberwerte* seit sieben Monaten nicht in Ordnung. Kein Medikament half. Daraufhin habe ich auf nüchternen Magen jeden Morgen ein Glas Morgenurin getrunken, und siehe, wie durch ein Wunder, waren die Leberwerte nach einer Blutuntersuchung vierzehn Tage nach Beginn der Trinkkur in Ordnung! . . .

Cordula C. aus Köln:
. . . Meine *Leber* fing an regelmäßig zu zwicken und Blähungen hatte ich auch täglich schon vor dem Aufstehen. Schlußfolgerung: da ist was faul. Zum Arzt wollte ich nicht, die finden ja doch immer was und scheuchen einem dann alles im Körper auf. Und außer Tabletten oder Schneiden fällt ihnen ja doch nichts ein. Trinken ekelte mich. So habe ich mir ein kleines Gummiklistier gekauft und nun mache ich morgens und abends einen 20-ml-Einlauf. Ganz behutsam. Das tut richtig gut und die Beschwerden sind deutlich besser – nach anderthalb Wochen fast täglicher Anwendung. Hämorrhoiden sind seither auch kein Thema mehr. Nur daß ich mich damit noch verstecken muß, stört mich. Daran will ich demnächst was tun . . .

Max und Elisabeth L. aus Erding:
. . . Wir sind ein betagtes Ehepaar und über 70 Jahre alt. Wir besorgten uns das Buch „Ein ganz besonderer Saft – Urin". Spontan entschlossen wir uns, Eigenurin zu trinken und uns damit zu waschen. Der Geschmack des Eigenurins störte uns nicht, ungesüßter Kamillentee schmeckt weniger. Meine Frau, absolute Antialkoholikerin, die an

Leberzirrhose leidet, hatte schon nach ganz kurzer Zeit Erfolg. Kleine rote Pickel am Bauch und am Rücken, die nach Diagnose ihrer Internistin Folge der erkrankten Leber sind, verschwanden nach kurzer Zeit ebenso wie der damit verbundene Juckreiz, dazu noch einige Warzen. Hier ist zu bemerken, daß sich meine Frau sehr gesund ernährt. Milchprodukte, Reis, Grieß, verdünnter Kaffee, kein Alkohol, kein Nikotin gehören zu ihrer Lebensweise. Fazit: Sie bleibt bei der Urinanwendung . . .

Lunge

Maria M. aus Drolshagen:
. . . Bin so richtig froh, daß dies mal unter die Menschen kommt. Denn ich wußte schon sehr lange, daß Urin so wertvoll ist, und zwar von einer Frau, die mit mir zusammen im Krankenhaus war und an der Schilddrüse operiert worden war. Sie hat mir das im Jahr 1948 erzählt, daß wenn ich wüßte, daß es jemand an der *Lunge* hat, so sollte ich dies sagen. Und ich habe es auch früher mal einer lieben Frau, die im Krankenhaus in Höxten war, geraten. Sie hatte große Schmerzen, weil sie lungenkrank war. Sie sollte jeden Morgen um 5 Uhr vom Urin einen Eßlöffel in den Kaffee zugeben. Drei Wochen hat sie das auch getan, dann drei Wochen nicht. Aber es sollte ein um den andern Tag sein. Die Frau wurde ganz gesund. Der Herr Doktor wußte aber nichts davon. Sie wurde entlassen und wurde nie mehr krank . . .

Nieren

Christine K.-M. aus Bad Honnef:
. . . Seit meiner Kinderzeit weiß ich von der Heilkraft des Urins. Meine Eltern waren mit einem Heilpraktiker befreundet, der sehr viel mit Urin gearbeitet hat. An Einzelheiten kann ich mich nicht mehr erinnern, nur noch an ein Treffen mit meiner Mutter, als er ausrief: „Weißt

du, Leute mit offenen Beinen (30er Jahre, damals unheilbar), ich kriege sie zu." Es hatte mit Urin zu tun. Ein persönliches Erlebnis will ich noch schildern. . . . Vor ca. 15 Jahren hatte ich *Nierensteine* und -koliken. Mit einer Spritzenmischung inkl. Urin haben sich die Steine aufgelöst. Keine Operation notwendig . . .

Vera W. aus München:
. . . Meine Mutter hatte mir erzählt, daß sie etwa um die Zeit des 1. Weltkrieges an einer schweren *Nierenentzündung* erkrankt war, ihr bereits die Haare ausgingen, und die Ärzte machtlos waren. Da gab ihr ihre Mutter, meine Großmutter, ihren gesunden Urin zu trinken, und meine Mutter erholte sich in kürzester Zeit . . .

Konrad F. aus Aachen:
. . . Ich habe durch die Urinkur keine *Nierensteinbildung* mehr beobachtet. Früher bekam ich im Frühjahr und zur Erntezeit im Herbst regelmäßig starke Koliken. Jeder Steinabgang meldete sich vorher durch Migräne an. Auch diese rasenden *Kopfschmerzen* sind nicht mehr so häufig aufgetreten und sind milder geworden. Große Steine scheinen sich nicht mehr zu bilden. Im Harnleiter sind zwar noch spürbare Stauungen, die sich auflösen, wie ich an einem Gluckern in dieser Region spüre. Später kommt es dann zur Ausscheidung. Früher kontrollierte ich das mit einem Sieb. Das ist nicht mehr nötig, da sich die Größe von ca. 2–3 mm Durchmesser auf eine nicht mehr visuell wahrnehmbare Größe schrumpfte (etwa wie „Fliegendreck" oder Stecknadelkopfgröße). Das ist übrigens beweisbar. Am Klinikum Aachen wurde ich 1990 dem Urologenkongreß mit „stummer Niere" vorgeführt. Die Steine blockierten total den Abfluß. . . . Bis heute bin ich beschwerdefrei – sieht man mal von Kleinigkeiten ab. Doch die großen Koliken sind nicht mehr gekommen, obwohl ich erst seit ca. Juni 1993 experimentiere.

Meine Erfahrungen mit der „Urin-Therapie" sind durchweg positiv. Leider ist mein Hausarzt nicht aufgeschlossen genug, obwohl er sich als Arzt für Naturheilkunde niedergelassen hat. Die Vorprägung durch die Schulmedizin ist ersichtlich . . .

Schilddrüse

Gerda C. aus Rendtsburg:
. . . Durch die Nebenwirkung eines Medikamentes reagierte meine *Schilddrüse* heftig, mein Hals schwoll an. . . . Diese Schwellung ist fast ganz zurückgegangen. Die Empfehlung des Internisten, mich einer Operation zu unterziehen, habe ich nicht wahrgenommen . . .

Schlankheitskur

Hannelore S. aus Hamburg:
. . . Man muß nicht trinken. Zähneputzen, getränktes Zuckerstückchen (wie Polio-Impfung) oder ein Teelöffelchen genügen dem Immunsystem. Allerdings können wie bei jeder Impfung Körperreaktionen auftreten, wie bei jeder Therapie, Anwendung, Medikamenten und wie gesagt Impfungen. Bei medizinisch „erlaubten" Impfungen sind die in Tieren gezüchteten Antikörper sogar medizinisch erwünscht und werden positiv gewertet.

Natürlich müssen die Ärzte dagegen angehen: entweder sie wissen oder ahnen, daß sie arbeitslos werden. Ich bin seit Mai 1994 dabei und habe 10 kg abgenommen, ohne Diät, ohne Hungern, auch mein Appetit reguliert sich. Fühle mich pudelwohl. Ich blühe richtig auf und erahne Kräfte, die ich eben nur ahnen kann, und es wächst jetzt, mit 51 Jahren, zum ersten Mal Selbstvertrauen, von dem ich immer nur träumen konnte. Auch meine mannigfaltigen Süchte regulieren sich. Ich wendete es einfach innerlich und äußerlich aus logischer Überzeugung heraus an, ohne auf Erfolg zu lauern und habe Erfolge. Ich stehe ihnen mit Fotos gerne zur Verfügung. Ich ahne sogar, daß meine grauen Haare dunkler werden. Ich werde richtig happy . . .

Schmerz

Eine Leserin aus Köln, die gern ungenannt sein möchte:
. . . hatte ich beim Trinken von Urin insofern einen großen Erfolg, als ich zweimal eine irre *Migräne* damit geheilt habe. Es ist mir nicht schwergefallen, den Urin anzuwenden . . .

Venenentzündung

Edelgard S. aus Berlin:
. . . Im vorigen Jahr bekam ich in der Innenseite meines Oberschenkels eine Venenentzündung. Zurück blieb ein 5-Mark-Stück großer Knoten. Diesen betupfte ich mit einem uringetränkten Wattebausch ca. eine Woche lang. Der Knoten ist weg . . .

Wechseljahre

Eine Leserin aus Kollnburg, die nicht genannt sein möchte:
. . . Da ich vor ca. 2 Jahren erfolgreich mit morgendlichem Eigenurin (1x wöchentlich in den Po gespritzt) gegen *Wechseljahrsbeschwerden* behandelt wurde von einem Arzt in einer größeren Stadt, weiß ich um die segensreiche Wirkung des „ganz besonderen Safts" . . .

Edeltraud E. aus Dachau:
. . . Eine Bekannte von mir hat sich dann das Buch gekauft, gelesen und war hellauf begeistert. Inzwischen macht sie eine „Trinkkur" wegen ihrer *Wechseljahrbeschwerden*, sie hatte unbeschreibliche Hitzewallungen. Nach zwei Tagen waren diese verschwunden. Sie ist mehr als glücklich . . .

Renate R. aus Frechen:
. . . Alle typischen *Wechseljahrsbeschwerden* traten vor Jahren bei mir mit größter Heftigkeit auf. Ich habe Ei-

genurin injiziert und kann seitdem den Begriff Klimakterium wieder als Fremdwort ansehen und in der untersten Schublade ablegen. Ich bin nicht nur beschwerdefrei, was diese Beeinträchtigung angeht, sondern habe seitdem auch keine Erkältungskrankheiten mehr gehabt. Urin ist auch ein Mittel zur Desinfektion oder Vermeidung von Blutergüsssen.

Als insulinpflichtige Diabetikerin habe ich mir früher öfter einen blauen Fleck eingehandelt, weil ich ein Blutgefäß durchstochen habe. Seit ich die Wirkung des besonderen Saftes kenne, werden sofort ein paar Tropfen auf der durchstochenen Haut verrieben und es entsteht erst gar kein blauer Fleck. Das gleiche gilt für kleinere Schnitt- oder sonstige Wunden, die sich bei Nichtbehandlung entzünden würden. Wichtig ist, daß man bei einem zu erwartenden Bluterguß, auch wenn man sich heftig gestoßen hat, sofort einreibt und nicht erst einen Tag später. Dann ist auch der besondere Saft keine Hilfe mehr . . .

Eine Leserin aus München, die gern ungenannt sein möchte:
Meine Geschichte: Durch einen Unfall konnte ich ca. 9 Monate keinen Sport treiben (Schwimmen, Radfahren, Laufen). Ich nahm in ganz kurzer Zeit (ca. 3 Monate) 35 Pfund zu. Und das bei meiner Größe von 157 cm. Ich bin bald verrückt geworden. Ich rannte von Arzt zu Arzt, auch zu Heilpraktikern und zu allem, was der „Markt" so hergibt. Von allen erntete ich ratlose Blicke und ein versteckt hämisches Benehmen: „Was will die Alte denn noch vom Leben. Die hat doch längst alles hinter sich." Verbal hörte ich immer wieder: „Na ja, Sie sind doch jetzt voll in den Wechseljahren." Und zwischen den Zeilen . . . „Sie gehören doch jetzt zum alten Eisen. Was sollen wir uns jetzt noch um Sie kümmern. Wir kümmern uns jetzt um die Nachwachsenden. Die bringen's noch."

Aber denkste, hab' ich mir gedacht. Jetzt fängt mein Leben erst richtig an. Gesagt, getan, Ihr Buch gefunden und das von Frau Allmann, Urin getrunken bis zum Ertrinken. Und mein Freund staunte nicht schlecht, als ich buchstäblich über Nacht 18 Pfund abgenommen habe. Mein Selbstwertgefühl fühlte sich wieder gut an. Und die restlichen 17 Pfund machen mir jetzt fast schon Freude. Die sind etwas hartnäckiger. Aber das Leben macht mir solch große Freude, daß ich nur jeder *Wechseljährigen* empfehlen kann: Urin trinken von früh bis spät. Das macht schön, das macht leicht, das macht gesund, das macht glücklich. Und meinen/Ihren Freund/Mann auch! Ich bin jetzt 52 Jahre und mein Freund ist neiderregende 25 Jahre jünger. Ich bin nicht reich und habe ihn nicht mit einem Sportwagen gekauft. Er hat mich vor 2 Jahren am Strand angesprochen, als ich gesund und schlank war und wollte mich einfach haben. Ich bewunderte ihn wirklich, daß er so fest zu mir hielt, als ich so dick geworden bin. Natürlich hatte ich mich in der schwersten Zeit (im doppelten Sinn des Wortes) zurückgezogen. Ich bin Ästhet und möchte keinem Menschen einen unschönen Anblick bieten. Er hat nicht wenig gestaunt über meine Entschluß- und Willenskraft. Natürlich wuchs beides mit der Menge des Urins und dem steigenden Erfolg. Neben den Pfunden hatte ich zusätzlich plötzlich sämtliche Begleiterscheinungen einer Wechseljährigen, die nun wie weggeblasen sind. Und was soll ich sagen, seit 10 Tagen trinkt mein Freund selber morgens und abends den goldenen Saft. Und er hat es wirklich nicht nötig, denn er ist Triathlet und nicht nur traumhaft schön, sondern m. E. auch gesund und kraftstrotzend. Habe ich ihn etwa angetört mit meinem Spaß an dieser Therapie? Oder will er etwa die nächsten 250 Jahre so schön bleiben wie jetzt? Ach, ich wünsche es ihm. Dann hat er genügend Zeit, noch wenigstens drei Frauen mit 50 glücklich zu machen . . .

Skelett und Muskeln

Um den Mantel – inklusive Gestell – sprich die Muskeln mit Skelett geht es im nächsten Teil. Beeindruckt hat mich, wie viele Menschen durch die Urin-Therapie begonnen haben, netter zu ihrer genialen Umhüllung zu

sein, sie zu pflegen und achtsamer wahrzunehmen, ja dankbarer und liebevoller zu begreifen. Der Focus der Berichte in der Auswahl wurde darauf gelegt, Störungen und Schmerzen zu beheben – von A wie Arthrose bis T wie Tennisarm:

Arthrose

Hans- J. B. aus Moraira, Spanien:
. . . Seit Lektüre Ihres Buches massiere ich mir 3mal am Tag beide *Knie* mit dem aufbewahrten Morgenurin, und ich kann es fast selbst nicht glauben, meine tägliche Golfrunde kann ich inzwischen wieder absolvieren, ohne die Knie zu bandagieren . . .

Adelheid G. aus Halle:
. . . Ich bin 50 Jahre und leide unter *Arthrose*. Das Treppensteigen und Laufen auf gerader Strecke wurde für mich zur Qual. Ärztliche Mittel wie Ultraschall, Reizstrom, Tabletten brachten keine Linderung. Morgens und abends habe ich meine Knien mit Harn eingerieben und eintrocknen lassen. Etwa nach 10 Tagen verspürte ich früh stundenweise erste Besserung. Die Behandlung führte ich etwa 4 Wochen durch. Jetzt habe ich einen Zustand erreicht, der mich ca. 80 % von meinen Schmerzen befreit hat. Ich litt seit 10 Jahren darunter, und jetzt bin ich überglücklich. Ich habe die Behandlung bei Schnittwunden auch angewendet, alles heilt besser . . .

Bandscheibenvorfall

Marlies R. aus Solingen:
. . . Den Tip zu Ihrem Buch bekam ich von meiner Mutter. Sie hatte bereits einige Monate eine Eigenharntherapie (Einreibungen) nach einem *Bandscheibenvorfall* mit Erfolg angewandt, d. h. die Beschwerden wurden erträglicher und die Beweglichkeit des Rückens besser.

Zunächst war ich etwas skeptisch, aber während des Lesens in Ihrem Buch wurde ich von der Wirksamkeit der Heilwirkung überzeugt ...

Frost

Helga T. aus Bonn:
... Auf der Flucht von Ostpreußen im Januar 1945 erfroren mir beide Zeigefinger. Ein Arzt unterwegs wollte beide abnehmen – ich war 14 Jahre alt. Meine sehr resolute Mutter besorgte irgendwoher eine leere Konservenbüchse. Da rein mußte ich fortan mein Pippi machen und die Hände so lange reinhalten, bis der kostbare Saft kalt war. Meine Finger habe ich heute noch.

Natürlich habe ich mich erst geekelt, als ich aber merkte, daß die höllischen Schmerzen – sehr bald – nachließen, wandelte sich das bis zu angenehm.

Später bin ich Apothekerin geworden, Praktikum 1950 in einer damals noch privaten Apotheke in Potsdam, die aber so gut wie keine Fertigmedikamente mehr bekam. Wir machten alles selbst. „Urea pura" – Harnstoff war Hauptbestandteil unserer Wundsalben. Zu meinem Beruf so viel: Ich wechselte so bald als möglich ins Krankenhaus, weil ich im niedergelassenen Bereich den kommerziellen Touch, der so oft zum Schaden der Patienten wirkt, nicht unterstützen konnte. Als alleinerziehende Mutter verdiente ich die Brötchen, und wenn meine Kinder krank waren, hieß es: „Wir leben davon, müssen wir es dann auch noch essen?" – es kam meist Läppchen rum – dabei bin ich eine der letzten, die gegen Medikamente ist. Es braucht aber eindeutige Indikation ...

Krampfadern

Elfriede B. aus Dorpen:
... Ihr Buch war hier in der Bäckerei ausgestellt, und eigentlich wollte ich es gar nicht kaufen. Trotzdem interessierte ich mich dafür, dachte aber an mein volles Bücher-

regal, und wohin mit immer mehr Lesestoff. Ein Traumbild machte mich eines Nachts aufmerksam. Meine Badewanne war zu einem Drittel gefüllt mit Wasser, dann kam Urin dazu und dadrinnen sollte ich baden. So wußte ich, dieses Buch soll ich kaufen. Ich las nun über die Einnahme des Urins, begeistert war ich keinesfalls darüber. So befragte ich mein Unterbewußtsein vor dem Einschlafen, es möge mir darüber Auskunft erteilen. Tatsächlich erschien mir wieder ein einziges Traumbild. Ein Herr hatte ein Glas in der Hand, zur Hälfte gefüllt mit Urin, und er lächelte mir freundlich zu. Das war alles. So wußte ich, ich soll trinken. Die Überwindung dazu war riesengroß. Ich habe zwei *Krampfadern*, verbunden mit einer Beule, die mir zu jeder Tageszeit weh tut. Alles Mögliche hatte ich schon versucht, ohne Erfolg. Nun gut, seit einem Vierteljahr trinke ich den Morgenurin, so ungefähr ein Zahnputzglas voll. Dann klimper ich mit meinen Augen in einer vollen Augenbadewanne herum, und mit dem Rest reibe ich mir mein Gesicht sowie den ganzen Körper ein. Nach fünf Wochen der Einnahme merkte ich eine Reaktion in meinem Bein. Erschrocken hatte ich mich schon: ein Gefühl, als sauste etwas durch die Blutbahn. Waren es ein oder zwei Blutklümpchen aus der Beule? Wäre das hängengeblieben, hätte ich wohl meinen Kostümwechsel angetreten. Jedenfalls sind die Schmerzen verschwunden, und die Beule hat sich verkleinert. Die Krampfadern sind ein wenig kleiner, aber eben noch vorhanden. Meine Warzen sind auch noch da, und mein Haar, ja, das bekommt so nach und nach seine ursprüngliche Farbe wieder, nachdem ich es mit vier Tage altem Urin einreibe – schön in die Kopfhaut hinein ...

Lähmung

Ein Leser aus Süddeutschland, der gern ungenannt sein möchte:
... Für mich geschah das folgende „Wunder": Ich leide seit vier Jahren an merkwürdigen *Lähmungserschei-*

nungen an der rechten Hand, die plötzlich besser wurden; so pinkelte ich öfter über die Hand, was ja ziemlich praktisch ist – und es war kaum zu glauben, die oftmals lästigen Behinderungen in der rechten Hand verschwanden ziemlich schnell. Da ich ganz bestimmte alltägliche Handgriffe und handwerkliche Tätigkeiten aufgrund der Lähmungserscheinung nicht verrichten konnte und diese nun so wundersam verschwunden zu sein scheinen, dachte ich, jetzt müsse ich die rechte Hand mit genau den Dingen belasten, die ich bisher nicht konnte und bepinkelte mehrmals täglich diese Hand. Meine Lähmungserscheinungen sind nicht wiedergekehrt, nach extremer Handbelastung ergaben sich nur ganz leichte Beschwerden, die durch einfache Urinbehandlung sogleich wieder verschwanden. Inzwischen sind neun Monate vergangen und bis heute sind keine Anzeichen der ehemals chronischen Handlähmung zu bemerken. Erklären kann ich mir diese „Heilung" allerdings nicht.

Seit etwa neun Monaten trinke ich täglich meinen Morgenurin (etwa 1–2 Tassen) und habe eindeutig feststellen müssen, daß meine schlechte körperliche Verfassung eine grundlegende Verbesserung erfahren hat. Chronische Bronchitis und Stirnhöhlenentzündung, mit denen ich mich vorher oft wochenlang beschäftigen mußte, sind in den letzten neun Monaten nur zweimal in abgeschwächter Form aufgetreten und mit nur einem kritischen Tag mittels Urinanwendung therapiert worden: Öfters tagsüber Urin getrunken, Brust und Kopf mit Urin eingerieben.

Im vergangenen Jahr verletzte sich meine Tochter den Mittelfinger schwer, da er in einer Metalltür eingeklemmt wurde. Obwohl der Finger sehr kritisch aussah, blieb nach täglicher intensiver Behandlung keine Formveränderung, ja noch nicht einmal eine Narbe am Finger zurück. Der verletzte Finger wurde ohne ärztliche Behandlung ein paar Tage nur mit Eigenurin behandelt (Fingerbad, betupft) und war nach kurzer Zeit wieder in Ordnung.

Meine Familie hat die tägliche Benutzung von Urin für die verschiedensten Zwecke in unseren Alltag integriert . . .

Offenes Bein

Gerald H. aus Finnentrop:
. . . Unsere Oma hatte 10 Jahre ein *offenes Bein*. Nachdem Oma Ihr Buch gelesen hatte, behandelte sie das Bein mit ihrem Urin, und in einer Woche war das Bein geheilt!! . . .

Osteoporose

Ruth K. aus Frankfurt:
. . . Ende 1991 und Anfang 1992 je einen Lendenwirbel osteoporotisch eingebrochen. Bis zu diesem Zeitpunkt noch nichts von der eigenen *Osteoporose* gewußt. (Ich bin 1931 geboren.) Man verordnete mir für Jahre Medikamente, die ich auch brav schluckte. Erfolg: keiner, bis Mitte 1992.

Ich war nicht mehr in der Lage, meinen schwerbehinderten Mann in der Früh anzuziehen. Dann sah ich eine Fernsehsendung und besorgte mir Ihr Buch, hatte nach 2 Tagen Ekelüberwindung die mir genehme Art und Rhythmus gefunden. Ich trinke 6 Schluck Morgenurin seitdem täglich. Erfolg: Schon nach 8 Tagen ein vollkommenes Besserungsgefühl, und ich benötige seitdem keine Hilfe mehr, um meinen Mann zu versorgen und ihn anzuziehen. Nun wollte ich es ärztlich genau wissen. Habe im Januar '94 einen sogenannten Gesundheits-Check machen lassen und bekam gesagt, alle Organe tip-top normal. Mit Überweisung zum Radiologen zur Knochendichte-Messung: Nun stellen Sie sich vor: 3–4% neue Kristallisierung in der Knochenmasse. Ich wäre dem Mann fast um den Hals gefallen. Bis jetzt war mir nur bekannt, daß Osteoporose unheilbar immer weiter fortschreitet. Und nun das . . .

Prellungen

Marie S. aus Langenfeld:

. . . Ich bin 90 Jahre alt und verwende Urin seit fast einem Jahr. Es fing so an: Ich war in meiner Küche wieder mal furchtbar hingefallen, meine beiden Knie waren sehr stark geprellt und aufgeschürft, die Knöchel ganz dick geschwollen und blau, mein linker Zeigefinger war sehr angeschwollen. Ich dachte erst, ich hätte ihn gebrochen. Jedenfalls habe ich alles mit Urin eingerieben und verbunden. Am anderen Tag war der Finger wieder in Ordnung, Knie und Knöchel haben etwas mehr Zeit gebraucht. Früh trinke ich als erstes Urin, dann tue ich Urin in die Nasenlöcher, das hilft sehr, ich kann jetzt gut durch die Nase atmen, das ging früher nur ganz schlecht. Dann wasche ich mir die Augen aus, denn ich sehe sehr schlecht. Ich will meine Augen nicht operieren lassen. . . .

Elli E. aus Hochheim/Main:

. . . Auch ich habe meinen ausgerenkten rechten Fuß mit Urin ausgeheilt. Mein Fuß sah schrecklich aus, ein *Bluterguß* von der Ferse bis zu den Zehen. Mein Hausarzt wollte nichts tun. Er meinte, das müßte geröngt werden. Aber es war ein Samstag. Wo wollte er einen Röntgenologen suchen, im Ort hatten wir vor 30 Jahren keinen. So half ich mir selbst mit meinem Urin, und mein Mann konnte es bald nicht glauben. Wir sind in unseren geplanten Urlaub so losgefahren, an jedem Rasthaus ging ich zur Toilette, bis wir in Tirol ankamen, konnte ich jeden Schuh anziehen und Wanderungen machen . . .

Schmerzen

Friederike B. aus Ansbach:

. . . Im Spätsommer 1983 hatte ich Venenstau in beiden Beinen. Arznei zum Einreiben vom Arzt hat nicht geholfen. Da erinnerte ich mich an einen Rat, den ich einige Zeit vorher gelesen hatte: Lappen mit Morgenurin

tränken, Umschlag, Plastik darüber . . . Das hat gut und schneller geholfen, als ich mir vorstellen konnte. 1994 bekam ich *Schmerzen* in den Hüft- und Kniegelenken. Die Knie habe ich mit Umschlägen behandelt, aber statt Plastik nahm ich ein Wolltuch. Dann habe ich Knie und Hüften auch mit Urin eingerieben, aber nicht nur mit Morgenurin, sondern vom ganzen Tag, immer frisch. Ich konnte nun viel besser gehen. Und nach sechs Wochen konnte ich endlich wieder meine gewohnte Schlafhaltung einnehmen, nämlich Seitenlage, links und rechts. Vorher mußte ich wegen der Schmerzen immer auf dem Rücken liegen. Ganz weg sind die Schmerzen nicht, aber ich bin mit dem Erfolg sehr zufrieden, denn ich habe, was ich wollte – Schmerzlinderung ohne Chemie . . .

Maria M. aus Füssen:

. . . Wir haben bald nach der Sendung viele Schnitzereien an unserem Haus reinigen müssen. Sie waren etwa vierzehn Jahre der Witterung und Umwelt ausgesetzt. Ich mußte daher mehrere Tage lang bürsten, und nach dem zweiten Tag hat mir an der rechten Hand der Daumenballen so weh getan, daß ich dachte, jetzt geht nichts mehr, ich muß zum Arzt. Der Daumenballen war blau-rot, heiß und tat fürchterlich weh. Auch die ganze Innenhand (Handteller), das Handgelenk, der Ellbogen und das Achselgelenk. Da fällt mir Ihre Sendung ein. Ich denke, denen werde ich jetzt auf den Zahn fühlen und mache einen Urinwickel über Nacht. Ich war platt, 80 % der Schmerzen waren weg. Hut ab vor Ihrem Mittel. Alle Achtung. Ich war nicht beim Arzt, habe am anderen Tag lustig weitergebürstet. Es tat schon noch weh, aber wir haben die Arbeit in einem Zug fertiggebracht. Am anderen Tag machten wir auch am Achselgelenk einen Urinwickel. Es half so gut, daß wir fertigmachen konnten, natürlich mit etwas Schmerzen dabei, aber es ging . . .

Karl B. aus Köln:

. . . Nach Boulevard Bio kam meine Frau aus dem Bad mit einem kleinen Eimerchen und forderte mich auf, mich auch wie sie auszuziehen und den Inhalt des Eimerchens auf meinem schmerzenden Rücken zu verteilen. Sie hätte eben im Bad den Inhalt ihrer Blase in das Eimerchen entleert und den Urin auf ihrem schmerzenden Hintern verteilt. Meine Frau war vor Wochen an einem Regentag auf glitschigem Laub ausgerutscht, und dabei hatte sie einen ganz herrlichen Spagat gemacht, dem aber ihre Extremitäten nicht mehr gewachsen waren. Das war vor Weihnachten '93, und seitdem litt sie große *Schmerzen* in ihrer Verlängerung des Rückens. Die Spritzen, die ihr der Hausarzt verabreichte, hielten auch nicht lange vor. Sie war von Ihrem Vortrag über das Wunderheilmittel aus der eigenen körperlichen Apotheke so überzeugt, daß sie spontan zur Tat schritt. Leider mußte meine Frau nun meinerseits eine Enttäuschung hinnehmen, als ich ihr erklärte, daß ihr besonderer Saft bei mir wirkungslos wäre. Ich erzählte ihr etwas von Genen und Antigenen, und daß deshalb nur der eigene Urin wirksam sei.

Vor einem Vierteljahr etwa bekam ich Schmerzen in der Nierengegend, die sich bis zu den Hüften hinzogen und bis zum Beckenknochenrand. Ich war deshalb doch im Zweifel, ob es die Nieren seien, die schmerzten, ging aber sicherheitshalber doch zum Arzt. Der erklärte mir, daß es der große Rückenmuskel sei, der schmerzte. Bei mir geht es so langsam auf die Neunzig zu, da dachte ich, das ist eben eine Alterserscheinung, weil ich viel an meinem Schreibtisch sitze und nur wenig von meiner Frau zu einem Spaziergang an die Poller Wiesen den Rhein entlang verführt werde. Die Schmerzen treten eigentlich immer dann auf, wenn ich eine bestimmte Bewegung mache. Ich pinkelte also in die hohle Hand und verteilte den Inhalt auf die Hüften. Was soll ich Ihnen sagen? Als meine Frau heute vom Stadtbummel mit mir zurückkam, blieb ihr fast die Spucke weg. Ohne mich am Geländer hochzuziehen, hüpfte ich vor ihr die Treppenstufen hinauf, wie in meinen besten Jahren. Die Schmerzen sind weg, einfach weg. Ich kann mich wieder frei bewegen!! Ich sag's ja, der Mensch hat eine dolle

Apotheke in sich, mit Medikamenten ganz speziell auf ihn persönlich abgestimmt, ohne daß sich Antigene bilden. Meiner Frau geht es auch besser, wenn auch der Schmerz nicht ganz bei ihr weg ist . . .

Egon L. aus Hollenstein, Österreich:
. . . Im Jänner '95, oder besser gesagt im Herbst, November, Dezember '94 klagte ich öfters über *Schmerzen* in der linken Hüftgegend. Einmal mehr, dann wieder weniger. Aber im Jänner '95 wurden sie immer stärker und anhaltender. Zum Arzt wollte ich nicht so schnell. Die Schmerzen wurden aber in den letzten drei Januarwochen noch ärger, und ich hatte schon mit dem Atmen Probleme. So eine Art Stechen. Ich entschloß mich, einen Arzt aufzusuchen. Ich holte mir den Krankenschein aus der Kredenz und legte ihn auf den Eßtisch. Am dritten Tag war es dann soweit. Ich war schon abfahrbereit zum Arzt, da kam meine Tochter rein zufällig mit dem Buch „Ein ganz besonderer Saft – Urin". Ich habe es sofort gelesen und mich entschlossen, meinen Urin zu trinken. Meine Überwindung dauerte eine halbe Minute. Am selben Tag, abends, merkte ich schon eine Linderung, nach drei Tagen waren die Schmerzen überhaupt weg. Und vorher waren sie so stark gewesen, daß ich es nicht mehr aushalten konnte. Seitdem trinke ich jeden Tag in der Frühe eine Tasse Urin.

Meinem Halbbruder haben einige Leute oder eine Person nach schwerer Alkoholvergiftung (nach reichhaltigem Schnapskonsum) in den Mund gepinkelt. Soll anscheinend geholfen haben.

Ich war ca. 15 oder 16 Jahre alt, mein Penis war an der Eichel ganz eitrig und konnte kaum Wasser (Harn) lassen. Vor Scham ging ich nicht zum Arzt. Instinktiv habe ich mit der Hand die Vorhaut zugehalten beim Pinkeln. Nach einer Woche war alles wieder in Ordnung. Dasselbe ist dann noch zwei bis drei Mal passiert. Danach nie mehr wieder . . .

Janina S. aus Herne:
. . . Vor dreißig Jahren brach ich mir bei einem Unfall mit dem Fahrrad das Steißbein. Auf eine Operation wurde verzichtet, da das Risiko einer Lähmung zu hoch war. Ich sollte mich schonen und möglichst selten längere Zeit sitzen. Nun reiste ich 1994 im Bus nach Polen, 1200 km im Bus. Danach konnte ich weder sitzen noch gehen. Von der Toilette konnte ich nicht ohne Hilfe aufstehen, und ich schrie vor Schmerzen. Als ich endlich wieder nach Hause kam, riet mir eine Freundin (eine Deutsche, die lange in Rußland gelebt hatte): „Mache Umschläge mit Urin." Ich wollte erst nicht an solche Märchen glauben, doch als die Tabletten nichts halfen und ich weiterhin nicht zur Arbeit konnte, entschloß ich mich, einen Versuch zu machen. Ich machte mir über Nacht einen Umschlag mit Urin. Nachts wachte ich auf, und es ging mir eher schlechter. Ich bekam Angst. Doch dann gegen 3 Uhr morgens mußte ich zur Toilette, und da fiel mir das Aufstehen schon etwas leichter. Ich brauchte nicht mehr aus dem Bett auf den Fußboden zu rollen... Als ich schließlich gegen 6 Uhr wieder raus mußte, fühlte ich mich wie neugeboren. Ich lief zu meinem Mann und führte ihm vor, was ich alles konnte: sitzen, aufstehen, gehen! Er wollte wissen, was ich gemacht habe, und ich sagte ihm die Wahrheit. Er war sprachlos.

Im Sommer fuhr ich wieder nach Polen. Eine meiner Freundinnen zeigte mir ihre Beine. Sie hatte handgroße, rote offene Wunden am ganzen Körper. Ich riet ihr, vegetarisch zu essen, Alkohol und Salz wegzulassen und jeden Morgen ihren Urin zu trinken. Als ich im Oktober wieder nach Polen kam, sagte meine Mutter: „Du sollst zu deiner Freundin kommen, die strahlt vor Glück. Sie hat getan, was du ihr geraten hast, und nun will sie sich bei dir bedanken." Tatsächlich hatte sie nur noch ganz kleine Flecke. Aber sie macht weiter. Als ihr Arzt wissen wollte, was sie getan hat, schämte sie sich, ihm die Wahrheit zu erzählen . . .

Tennisarm:

Helma B. aus Elsdorf:
. . . Mein Tennisarm wird stetig besser. Seit Anfang der Urin-Therapie keine anderen Mittel mehr . . .

Venenentzündung

Leni A. aus Dortmund:
Seit der Hungerzeit habe ich Ödeme in den Beinen, *Venenentzündungen*, Thrombosen. Je nach Belastungen mal mehr, mal weniger. Ich behandelte sie mit medizinischen Salben. Während meiner Urin-Therapie notierte ich am 16. 6. 1994: Beim Aufstehen starker Schmerz des rechten Beines, als das Blut hineinfloß. Der morgendliche Urintrunk erschreckte mich. Es kam wenig und er war kalt, klar und roch wie gewohnt. (Ich weiß: kalt kann nicht sein, aber ich empfand es so). Ich rieb mit dem wenigen die Beine ein, rettete ein wenig fürs Gesicht. Nachmittags Schüttelfrost, blaue Hände 38,5 Fieber. Im späteren Verlauf des Abends merkte ich Fieberrückgang. Nur noch 38 Grad.

Am 17. 6. 94: Erneut starker Schmerz im rechten Bein. Urintrunk wie gewohnt. Intensive Einreibung des ganzen Körpers, speziell der Beine. Starke Rötung des Unterbeins, vom Verlauf oberhalb des Knöchels bis hin zu den Zehen und Schwellung. Schmerzen beim Gehen. Sogar der Birkenstockschuh erzeugt Druckschmerz auf dem Fuß. Die Einreibung bringt Erleichterung. Angenehme Kühlung. Ich wiederhole bei jedem Wasserlassen diesen Vorgang. Aber ich überlege, ob meine Behandlungsmethode die richtige ist. Mein gewohntes Venatilan 2000 kommt mir in den Sinn. Es wird mir klar, es gibt nur ein Entweder-Oder. Bei Einnahme von Tabletten soll kein Urin getrunken werden. Da die Salbe auch vom Körper aufgenommen wird, entscheide ich mich für Urin. Nach jeder Einreibung verspüre ich Linderung. Ich habe kein Fieber mehr.

18. 6. 94: Urintrunk wie gewohnt. Nur noch leichte Schmerzen beim Gehen. Bin erstaunt über den Rückgang der Entzündung. Ich nutze jedes Wasserlassen für die Einreibung.

19. 6. 94: Noch kleiner Schmerz auf dem Fuß, oberhalb der Zehen. Auch noch Schwellung. Weitere intensive Einreibungen.

Am 20. 6. 94: Der gewohnte Zustand des Beines bzw. des Fußes ist zurückgekehrt. – Ich kann es nicht glauben, aber es ist wahr: Meine erste Selbstbehandlung (bezüglich des Beines) ist geglückt!

Inzwischen mußte ich Behandlungen solcher Art wiederholen, weil immer wieder Entzündungen auftraten. Aber, der Krankheitsverlauf ist entschieden leichterer Art. Kein Fieber. Nach drei Tagen ist alles vergessen. Das Erstaunlichste: Meine Beine sind dünner geworden, die Venen ziehen sich zurück und, was das Tollste ist, ich kann länger stehen, ohne Staubeschwerden. Das Gewebe scheint sich zu festigen. Mir ist so, als trüge ich Gummistrümpfe.

Meiner Ärztin – einer wunderbaren Frau – habe ich alles erzählt. Da auch sie Last mit den Beinen hat, war sie sehr interessiert. Eine gute Bekannte von mir litt unter nächtlichen *Wadenkrämpfen*. Seit sie Ihr Buch gelesen hat, sind die schmerzhaften Krämpfe verschwunden. Sie ist überzeugte Urin-Trinkerin und reibt ihren Körper und die Glieder ein, insbesondere die Beine. Sie gestand mir, den besonderen Saft seit Jahren schon zum Fensterputzen zu gebrauchen, auch für die Hände oder zum Schuheeinlaufen. Sie lernte dies von ihrer Mutter . . .

„Neuzeit-Seuchen"

Den „Neuzeit-Seuchen" AIDS, Krebs und Tuberkulose habe ich ein Extra-Kapitel eingerichtet, weil diesen Erkrankungen heute eine besondere Bedeutung zukommt. Zu diesem Bereich habe ich auch viele mündliche Berichte bekommen – vor allem im Ausland (vgl. *Blick über*

den Zaun – Erfolge und Erfahrungen mit Urin). Hier einige schriftliche Rückmeldungen aus der Leserschaft:

AIDS

Wolfgang W. v. d. N. aus Walchsee, Österreich:
. . . Zum Thema AIDS ist m. E. folgendes angezeigt: keinerlei Rauschmittel mehr!

Auch bewährt bei Entzugs-Therapien: Die guten u. a. aus Indien und China erhältlichen Heilpflanzenmischungen verstärken ihre Wirkung bei Urin-Therapien, wenn richtig vorgegangen wird. Während jeder „Kur" bei Aids Temperatur des Körpers sorgfältig kontrollieren. Nicht Urin trinken, da die Magenschleimhäute zumeist überreizt sind. Dagegen sind Einläufe und Wickel möglich. – Packungen unter den Rücken legen. Im Wechsel mit Castor-Öl.

Sonst höchstens ab D 4 – der Therapeut muß die verschiedenen Qualitäten der Ausscheidungsstoffe überprüfen, da Aids-Kranke zu verschiedene „Giftstoffe" im Urin ausscheiden. Jeder ist anders disponiert und andersartig erkrankt. Sorgfältig auf Unterbauch- und Darm-Blockaden achten! Allgemein scheint zu gelten: Nie plötzlich „Kur abbrechen". Es können Stuhl-Beschwerden auftreten.

Es ist gewiß nicht unwichtig anzumerken, daß M. Desai vegetarisch lebt[3] . . .

Krebs

Johanna G. aus Empfingen:
. . . Ich habe Anfang Dezember eine leichte Schwellung rechts am Hals bemerkt, die sich rasch zu einem haselnußgroßen Knoten auswuchs. Mein Hausarzt schickte

---

[3] Anm. d. Aut.: Morarji Desai ist im April '95 mit 99 Jahren gestorben. Einzelheiten zu seinem Lebenswandel in „Blick über den Zaun – Erfolge und Erfahrungen mit Urin".

mich umgehend zur Kernspin-Tomographie und zum HNO. Der Kehlkopf und einiges Gewebe rechts davon waren von Krebs befallen. Eine Endoskopie Anfang Januar im Katharinenhospital in Stuttgart bestätigte die Diagnose. Eine sofortige Operation – wegen Erstickungsgefahr – war nötig. So wurde denn am 26. Januar der Kehlkopf entfernt und einiges darum herum auch. Sechs Wochen nach der Operation begannen die Bestrahlungen; insgesamt 36 während der folgenden sieben Wochen. Am Ende gab es eine Computer-Tomographie, die besagte, daß ich frei von Metastasen bin. Juni/Juli war ich vier Wochen zur Kur. Inzwischen habe ich mich daran gewöhnt, nur schlecht sprechen zu können. Die sonstigen Beeinträchtigungen sind zu ertragen; es gibt Schlimmeres als eine Kehlkopfentfernung. Urin trinke ich nicht mehr. Nach all den Strahlen, die in meinem Körper eingedrungen sind, fände ich das nicht gut . . .

Edith T. aus Lebach:
. . . Ich bin 53 Jahre alt und nach einer *Brustkrebsoperation* mit Lymphödem im linken Arm leide ich seit fast 20 Jahren an regelmäßigen Entzündungen des Arms mit Fieber um die 40 Grad, verbunden mit starken Schmerzen. Bisher halfen nur Antibiotika sowie Umschläge mit Revanol. Bei zwei Schüben im Abstand von vier Wochen habe ich eine ganz tolle Erfahrung gemacht. Bei den ersten Anzeichen habe ich meinen Urin restlos verwertet: in Form von Trinken und Umschlägen. Beim ersten Mal waren alle Symptome nach einem Tag weg, beim letzten Schub, vor wenigen Tagen, schon nach wenigen Stunden. In den ganzen Jahren war ich nie vor Ablauf von 4–5 Tagen, trotz Einnahme von Antibiotika, fieberfrei. Was mich ebenso verblüfft, ist die Tatsache, daß ich sofort nach Abklingen der Beschwerden wieder fit bin. Ich brauchte immer eine Woche, um wieder leistungsfähig zu sein. Ich bin unendlich dankbar und glücklich, von dieser Methode gehört zu haben, und daß ich diesen enormen Erfolg erleben durfte . . .

Eine Leserin aus Borken, die gern ungenannt sein möchte:
. . . Ich hatte 1992 im Oktober eine *Darmkrebsoperation*. Einen neuen Ausgang mit 2 Därmen. Es ging mir sehr schlecht! Hoffnung auf Hilfe hatte ich nicht. Eine innere Stimme ließ mich aber nicht in Ruhe, ständig hatte ich den Drang: „Tu das!" Urin trinken. So schwer es war, ich hab' es getan mit dem Gedanken, was Großvater konnte, das kannst du auch. Mit niemandem habe ich darüber gesprochen, auch mit meinem Mann nicht. Heute bin ich froh, daß ich es getan habe. Nach ungefähr 14 Tagen nach der ersten Einnahme wurde es mir plötzlich so komisch. Meine Augen bekamen einen klaren Blick. Das war das erste Zeichen, das ich bemerkte. Der Blick blieb klar. Ich bekam Energie und fühlte mich nicht krank, nur sehr müde. Nachdem ich aus dem Krankenhaus entlassen wurde, war ich bis heute noch nicht wieder bei einem Arzt. Medikamente nehme ich keine. Mein Mann weiß nicht, was er sagen soll, er schüttelt immer wieder den Kopf und sagt: „Ich staune, wenn ich sehe, was du alles schon wieder kannst!"

So habe ich mir vorgenommen, aus Dankbarkeit Ihnen dieses mitzuteilen, damit auch andere Kranke davon profitieren können . . .

Anni K. aus Jülich:
. . . Eine Frau hatte nach einer Brustamputation immer schlechte Blutwerte. Das hat sich völlig geändert und scheint konstant zu bleiben . . .

Helga F. aus Ganderkesee:
. . . Meine Freundin, noch sehr jung, 37 Jahre, hat in der Brust einen festen Knoten (wie ein kleines Ei). Sie wird seit einem Jahr mit einer Misteltherapie behandelt. Seit Anfang des Jahres sind auch die Lymphdrüsen unterm Arm betroffen. Seit dieser Zeit ist sie der Urin-Therapie gegenüber aufgeschlossen und wendet sie an. Die Schwellung und die Schmerzen sind unterm Arm fast gänzlich weg. Bei der hartnäckigen Geschwulst ist aber

gewiß eine ärztliche klinische Begleitung notwendig bzw. eine entsprechende Fastenkur. Meine Freundin hat mit Frau Allmann und Herrn van der Kroon Kontakt gesucht . . .

Herbert F. aus Mönchengladbach:
. . . Beim Lesen fiel mir eine Episode ein, was ein Soldat mir als Ratschlag gab, als er aus Frankreich zurück kam, und sich dort eine *Gonorrhöe*-Infektion geholt hatte. (Zu dieser Zeit waren Gonorrhöe, Syphilis und Schanker an der Tagesordnung.) Er gab mir den Rat, ich solle sofort nach dem Verkehr meinen Penis zuhalten, bis er dick voll Urin wäre und dies dann mit einem Strahl Urin ausspülen. Dies habe ich immer beibehalten. Und obwohl ich sehr viele Frauen hatte, habe ich mir nie eine Infektion geholt, auch nicht in der Zeit, wo ich 25 Jahre im Ausland als freiberuflicher Journalist tätig war. Ich entsinne mich, daß ein Kollege von mir, nach einem Trinkgelage in Moskau, wo wir die Nacht mit einer sehr hübschen Russin verbracht hatten, auf dem Rückflug ein starkes Brennen beim Urinieren feststellte. Voller Angst bin ich sofort auch auf die Toilette und stellte fest, daß ich nichts hatte. Zu Hause angekommen fuhren wir sofort mit dem Taxi zum Arzt. Mein Freund hatte schwere Gonorrhöe und ich hatte nichts. Ich habe dies zu jener Zeit für ein Wunder gehalten und jetzt, wo ich schon 62 Jahre alt bin, weiß ich, daß dies nur an dem ganz besonderen Saft gelegen haben kann. Nachdem ich Ihr Buch im Gesamten in mich aufgenommen habe, heile ich fast alles mit Urin. Ich hatte starke Schuppenbildung und Haarausfall, nach dreimaliger Behandlung und Auswaschen mit warmem Wasser habe ich wieder seidenweiches Haar und keine Schuppe mehr. Ich hatte ein hartnäckiges Ekzem auf der Brust, in den Augenbrauen und im Gesicht. Kein Arzt war in der Lage, mir zu helfen. Aber eine Woche mit Urin eingerieben, und alles ist wie vom Erdboden verschwunden. Ich habe vor zwei Jahren im Mai ein bösartiges *Lungenkarzinom* gehabt, was operativ entfernt wurde, und jetzt nach zwei Jahren haben sich noch keine Meta-

stasen gebildet, da ich wie der indische Ministerpräsident Desai regelmäßig ein Glas Morgenurin trinke und fest daran glaube, daß dies das Heilmittel ist, was mir hilft und mir meine Kraft und Lebensmut wiedergegeben hat. Nach der Operation hatte ich einen schweren Darminfekt. Übelkeit und Leibschmerzen. Ich habe ca. sieben Ärzte aufgesucht und so ziemlich alles an Medikamenten geschluckt. Jeder Arzt verschrieb mir etwas anderes, aber nichts half. Dann fing ich in der Not mit dem Eigenurin an, schon nach einer Woche fühlte ich mich wesentlich besser und bin jetzt gesund wie ein Fisch. Auch mein chronisches Bronchialasthma hat sich sehr verbessert . . .

Peter Jacob W. aus Waterloo, Ontario, Kanada:
. . . Ich bin Uhrmacher. So bin ich auch Strahlen ausgesetzt. Das gibt *Krebs*. Ich hatte am linken Ohr und an der linken Schulter deshalb eine Operation. Vom Ohr mußte ein Stück amputiert werden. Der Arzt sagte, er garantiert für sechs Monate. Das war 1988 und es ist immer noch in Ordnung, weil ich die gute Medizin benutze, den Urin. Ich spürte aber, daß ich etwas zwischen den Schultern habe. Im Oktober 93 hatte ich plötzlich füchterliche Schmerzen. Es kroch mir von hinten in den Schädel hinein, daß ich dachte, ich verliere den Verstand. Ich lag auf den Knien auf dem Teppich, dann kroch ich zu einem Stuhl. Was sollte ich tun? Zum Arzt zu gehen hatte keinen Zweck, es war auch gar nichts zu sehen, und ich wollte keine Medizin. Ich ging ins Badezimmer, nahm Urin und tränkte ein Tuch damit. Das band ich um den Kopf. Dreimal am Tag wechselte ich das Tuch. Ich habe meiner Frau nichts gesagt, denn wir wollten ein paar Tage später eine Reise machen. Wir sind gut gefahren.

Einmal wartete ich auf jemanden. Und nach einer Weile kam eine Frau, die ihre linke Brust immer wieder mit den Händen scheuerte. Ich fragte sie, ob sie wüßte, was sie hat? Vermutlich Krebs. Sie sagte, das sei nichts Neues, die rechte Brust sei schon operiert worden. Da sagte ich zu ihr, sie sollte in den Waschraum gehen und eine Plastikdose nehmen und da hinein Pipi machen. Dann noch warm auf ein Läppchen geben und auf die Brust auflegen. Sie werde merken, wie die Beschwerden verschwinden. Sie hat meinen Rat befolgt, und sie läuft heute noch gesund und munter herum. Manche Leute, denen man von der Urin-Therapie erzählt, wollen es allerdings gar nicht glauben und sagen, dann sterbe ich lieber. So verschieden sind die Menschen.

Ich habe versucht, Ihnen unsere Erfahrungen mit Urin mitzuteilen. Uns war es ganz neu, daß es darüber ein Buch gibt und so haben wir sofort drei Bücher bestellt. Jemand wollte nach Deutschland reisen, der soll sie dann mitbringen . . .

Ruth R. aus Wontaggi, Australien:
. . . Ich bin in Heidelberg 1921 geboren, lebe aber schon 33 Jahre hier auf dem 5. Kontinent. Eine sehr gute Bekannte von mir hatte *Krebs*, der bereits Metastasen in der Leber gebildet hatte. Sie flog nach Indien, hat dort alles über Urin-Therapie gelernt, und sie ist heute 62 Jahre alt und gesund . . .

Birgit S. aus Wegberg:
. . . Ich wurde im November 1946 mit einem Blutschwämmchen am Hals geboren. Dieser Blutschwamm wurde damals mit einem sogenannten „Radiumpflaster" weggebrannt und hinterließ eine Brandnarbe. In den folgenden sechs bis sieben Jahren reagierte mein Körper darauf mit kurzzeitig auftretenden, juckenden Hautausschlägen. Danach war lange Zeit Ruhe, abgesehen davon, daß ich die Narbe hin und wieder spürte. Im Winter 1993/94 spürte ich diese Narbe verstärkt, manchmal schmerzte sie auch leicht, aber optisch veränderte sich nichts. In dieser Zeit hörte ich zufällig im Autoradio von den Reaktionen auf Ihre „Urin"-Sendung und danach auch hin und wieder von lebhaften Diskussionen über diese Sendung im Bekanntenkreis. Bis dahin hatte ich davon noch nichts gehört. Am Samstag, dem 22. Januar 1994, wachte ich auf und spürte ein leichtes Brennen an meiner Narbe am Hals. Ein Blick in den Spiegel zeigte

mir, daß sich die Narbe geöffnet hatte und leicht eiterte. Der Arzt, den ich am darauffolgenden Montag aufsuchte, diagnostizierte ein Strahlengeschwür, ausgelöst durch das Radiumpflaster und schickte mich zum Hautarzt. Die Diagnose des Hautarztes war: *Basaliom – ein krebsartiges Strahlengeschwür.* Er sagte mir, daß diese Art von Geschwüren meist nicht mehr zuheilt, und daß es höchstwahrscheinlich chirurgisch entfernt werden müsse. Er verschrieb mir eine Salbe, um es trotzdem erst mal zu versuchen. Auf diese Salbe reagierte ich allergisch mit Ausschlag am gesamten Hals. Ich versuchte mein Glück mit Propolis – ebenfalls allergische Reaktion –, dann mit Ringelblumensalbe über längere Zeit ohne Erfolg. Im Gegenteil, die Narbe ging immer weiter auf, eiterte und verursachte starke Schmerzen bis ins Kinn hinein. Schließlich ging ich zu einem Arzt, der chirurgische Eingriffe ambulant in seiner Praxis ausführt. Er bestätigte die Diagnose der Hautarztes, aber er weigerte sich, das Geschwür zu entfernen, weil – wie er sagte – das Gewebe zu tief verbrannt und geschädigt sei, und das könne man nicht ambulant machen, es müsse zuviel entfernt werden. Ich versuchte es mit Zinnkraut- und Ringelblumen-Umschlägen. Aber auch ohne Erfolg. Am 7. März 1994 suchte ich noch einmal den Hautarzt auf. Der drängte nun, ich solle mich endlich zu einem chirurgischen Eingriff durchringen. Am besten, meinte er, in die Uniklinik Aachen. Es würde wohl ein etwas größerer Eingriff werden, weil das Gewebe zu tief geschädigt sei, und man wohl besser großzügig schneiden würde. Meine Angst steigerte sich maßlos. Bisher hatte ich kaum mit jemandem über dieses Strahlengeschwür gesprochen. Am Abend ging ich zu meinem Kegelabend und erzählte nun meinen Kegelschwestern die ganze Geschichte. Die ihrerseits bedrängten mich, ich solle es doch einfach mit Mittelstrahlurin probieren, jetzt wäre ja auch nichts mehr zu verlieren. Ich fand, sie hätten recht. Am 8. März morgens um halb sechs sammelte ich meinen Mittelstrahlurin. Ich trank einen kleinen Schluck und gurgelte damit, weil ich ja nicht wußte, wie tief das Ganze ging. Einen

Rest hob ich mir für nach dem Duschen auf, für die äußerliche Anwendung. Den Tag über im Büro tupfte ich bei jedem Toilettenbesuch das Geschwür mit etwas Urin ab. Am Abend gurgelte ich wieder und trank einen kleinen Schluck vor dem Schlafengehen. Das Geschwür schmerzte nicht mehr und war deutlich zugegangen. Am nächsten Morgen, 9. März 1994 – ich wachte ohne Schmerzen auf – trank ich wieder einen Schluck, gurgelte und wiederholte die ganze Prozedur vom Vortag. Am Mittag suchte ich im Spiegel nach der offenen Stelle in meiner Narbe. Ich konnte sie nicht finden und ging zu einer Arbeitskollegin, die mir nur bestätigen konnte, was ich schon gehofft hatte: Die Narbe war zu. Und das ist sie bis heute! Nach ca. drei bis vier Wochen bin ich dann noch mal zum Hautarzt gegangen und habe ihm gesagt, was ich gemacht habe. Er hat nur ungläubig den Kopf geschüttelt und meinte, wenn das wirklich wahr wäre, könnte es nur das Salz im Urin sein, was die Wirkung gehabt haben könnte. Diese schnelle Wirkung hat mich unglaublich fasziniert. Es hatte mich keine Überwindung gekostet, mit Urin zu gurgeln, schon etwas mehr ihn zu trinken, aber diese tolle Wirkung! Es war wie ein Wunder. Ich habe dadurch eine viel positivere Einstellung zu mir selbst gewonnen. Seitdem trinke ich jeden Morgen einen Schluck – zum Vorbeugen – und ich gurgele, wenn in der Firma alle erkältet sind. Übrigens bin ich seitdem zwar noch erkältet gewesen, wenn jeder jeden ansteckt, aber längst nicht mehr so schlimm wie früher. Danach erst habe ich mir Ihr Buch besorgt und es mit großem Interesse gelesen. Ich reibe mir jeden Morgen nach dem Duschen das ganze Gesicht und den Hals mit Urin ein, und ich habe eine wunderbar weiche Haut davon bekommen. Mein Fußpilz ist auch verschwunden, ich benutze meinen Urin bei allen Wehwehchen und Gelegenheiten. Auch zu Fleckentfernen. Ich habe mit vielen Leuten darüber gesprochen. Nur ganz wenige reagieren mit Ekel. Die meisten Leute sind begeistert und probieren es selbst mal aus, oder sie sagen es wenigstens. Eine Sängerin am hiesigen Theater trinkt jeden Morgen ein paar Schlucke –

zur Pflege ihrer Stimme. Als ich meinem Chef meinen Hals zeigte und ihm sagte: Hier, das Geschwür ist zu, hat er gefragt, was ich gemacht habe. Ich habe nur gesagt, mal abwarten, ob es auch zu bleibt, dann erzähle ich es Ihnen. Er meinte darauf: „Ach so, ja dann weiß ich es schon. Urin. Das haben wir früher zu Hause auch benutzt." (Er ist Holländer, 58 Jahre.) Meine Tochter benutzt ihren Urin jetzt auch bei allen sich bietenden Gelegenheiten, auch gegen Pickel, und sie behauptet auch, daß sie eine schöne weiche Haut bekommen hat. Ende Januar 1995 bekommt sie ihr erstes Kind. Natürlich will sie es mit der Schafwollwindel[4] und dem Schaffell probieren – ohne Gummihöschen. Ich bin begeistert und glücklich und danke Gott, daß ich so gut davongekommen bin, und ich find's toll, daß Sie dieses Buch geschrieben haben. Vielleicht gibt's ja noch ein zweites und Sie können meine Story irgendwie verwenden . . .

Anni S. aus Niederzier:
. . . Um Ihr Wissen in der Urinbehandlung zu erweitern, möchte ich Ihnen von der schweren Krankheit meines Vaters, *Sarkom* an der linken Mandel, berichten.

Nach einer Operation und Chemotherapie war mein Vater todkrank und wog nur noch 50 kg, sonst 95 kg. Die behandelnden Ärzte meinten, es bestünde keine Heilungschance mehr. Doch ein Wunder geschah, mein Vater gurgelte heimlich, ohne unser Wissen, täglich mit seinem Urin. Ganz allmählich besserte sich sein Zustand bis zur völligen Genesung. Die Ärzte standen vor einem Rätsel. Doch an den Behandlungserfolg von Urin wollte keiner so recht glauben! Zum Zeitpunkt der Krankheit war mein Vater 63 Jahre alt, mit 87 Jahren starb er an Altersschwäche . . .

Hermann L. aus Augsburg:
Ich bin auf ein hochinteressantes Buch von Dr. Hans A. Nieper gestoßen, dessen Titelblatt ich als Kopie hier beilege. Sie kennen es höchstwahrscheinlich nicht, und des-

---

[4] Vgl. „Ein ganz besonderer Saft – Urin".

halb teile ich Ihnen nachstehend mit, was da in wissenschaftlichen Ausführungen über Krebs auf S. 271 steht:

„Übrigens ist auch Harnstoff in Mengen von 7–15 Gramm täglich von offensichtlich spektakulärer Wirkung gegen verschiedene Krebsformen, selbst fortgeschrittenen Leberkrebs. Obwohl der griechische Krebs-Kliniker Professor Danopoulos 1974 in der britischen Fachzeitschrift LANCET darüber ausführlich berichtete[5], wurde dieser Weg von der ‚Schule‘ nicht weiter beschritten. Diese Therapie ist sehr billig, weitgehend harmlos und auf Dauer anwendbar. Ihr Prinzip besteht ebenso wie bei der Caesium-Therapie in einer möglichen Entfernung von Wasserstoff-Ionen aus den Krebszellen.“

Tuberkulose

Margarethe L. aus Achberg-Liebenweiler:
Ihr Buch über den ganz besonderen Saft ist der wichtigste Beitrag zur globalen Gesundheit in diesem Jahrhundert. Alle Anstrengungen der WHO, „Gesundheit für alle bis 2000“ zu schaffen, bleiben hoffnungslose Ziele ohne ein einfaches, allzeit und überall verfügbares Heilmittel. Es erscheint so einfach und logisch, daß der Mensch – die Krone der Schöpfung – sein eigenes Heilmittel produzieren kann. So wie wir in vielen Bereichen von den Naturvölkern lernen können, von den Tibetern bis zu den Indianern, so gerade bei diesem Tabu-Thema. . . . Heute ist die Tbc weltweit auf breiter Front im Vormarsch – ich erinnere an die faszinierende Lebensgeschichte des schwer an Tbc erkrankten und durch Urin-Therapie geheilten Armstrong – und nirgendwo wird der Nieren-Nektar als Heilmittel propagiert . . .

Werner R. aus Zittau:
An Tuberkulose erkrankt, befand ich mich Anfang der 50er Jahre im Tb-Kurheim in Jonsdorf/Zittau. Mein Zimmergenosse hatte in der Heilstätte Zschadraß/Leipzig eine Plastikoperation bekommen. Er erzählte, daß zu dieser Zeit Patienten, den Eßlöffel versteckt, zur Toilette geeilt waren und dort ihren eigenen Urin getrunken hatten. Auf den Röntgenaufnahmen, die kurz vor den Operationen gemacht wurden, waren keine Kavernen mehr zu sehen, und die Patienten wurden ohne Operation wieder nach Hause entlassen. In Zschadraß wurde quasi am laufenden Band nur operiert. Wenn man bedenkt, daß die Patienten ca. zwei bis drei Wochen vor dem Operationstag in die Heilstätte kamen und auch nicht sofort über die Urintrinkerei erfuhren, das lief ja mehr oder weniger im verborgenen, ist es doch erstaunlich, in welch kurzer Zeit die Urin-Therapie gewirkt hat. Ich nahm mir vor, das Gehörte nicht zu vergessen. Sollte ich einmal unters Messer müssen, wollte ich lieber vorher meinen Urin trinken. Vor einigen Jahren mußte ich plötzlich Blut spucken. Längere Zeit habe ich überlegt, ob jetzt der Zeitpunkt gekommen ist. Dann habe ich drei bis vier Tage einen Eßlöffel voll getrunken. Ich hatte keinen weiteren Auswurf mehr. Anfang Juni 1987 bekam ich von meinem Freund in Leipzig die Nachricht, daß seine 40 Jahre alte Tb wieder aufgebrochen sei. Ich riet ihm zur Urin-Therapie und schrieb, daß ich selber schon getrunken habe. Er rieche schlechter als er schmecke. Weil er einen etwas rauchigen Geschmack hatte, haben wir fortan von der Whisky-Kur gesprochen. Mein Freund lag inzwischen im Robert-Koch-Krankenhaus in Leipzig. Am 15. Juni fing er mit der Whisky-Kur an. Jetzt hatte man aber festgestellt, daß er keine Tb, sondern eine Virus-Lungenentzündung hat. Am 24. Juni sagten ihm die Ärzte zur Visite, der Fleck auf der Lunge sei wesentlich zurückgegangen und auch die Blutsenkung rapid gefallen. Vor Freude darüber hat mein Freund die Urindosis sofort erhöht. Am 4. Juli schrieb er mir, er sei wieder zu Hause. Die Ärzte hätten sich über die schnelle Heilung gewundert. Er hat ihnen aber nicht gesagt, daß er „Whisky“ getrunken hat. Im günstigsten Fall hätten sie ihm geantwortet, wenn er Himbeersaft getrunken und fest daran

---

[5] Vgl. „Blick über den Zaun – Erfolge und Erfahrungen mit Urin“.

geglaubt hätte, wäre vielleicht bei ihm auch eine unheilbare Krankheit auskuriert worden. Außerdem sei er ja auch mit Antibiotika behandelt worden. Antibiotika grenzen den Entzündungsherd nur ein, beseitigen ihn aber nicht. Das muß wohl der Körper selber fertig bringen. Mein Freund teilte seiner Schwester, sie ist Nonne im Kloster Marienstern bei Kamenz, seine Urin-Kur mit. Sie war darüber aber nicht verwundert, denn ihr war bekannt, daß die Bauern im Sorbischen früher gegen Diphtherie gegurgelt haben. Der Freund ist am 14. 7. in Urlaub nach Mamaia geflogen. Mit dem rumänischen Reiseleiter, einem Medizinstudenten, wurde er näher bekannt und erzählte ihm, mit welchem Mittel er sich im Leipziger Krankenhaus vor drei Wochen behandelt hatte. Der war auch nicht darüber erstaunt und sagte, seine Mutter, eine Biologin, beschäftige sich auch mit diesem Thema. Im Medizinstudium werde in den ersten zwei Semestern die Behandlung mit Urin sogar gelesen. In einer geselligen Runde während des Urlaubs erzählte ich von diesem ganz besonderen Saft. Ein Berliner sagte mir dann, er erinnere sich, daß er früher *Bettnässer* war. Als kein Mittel dagegen half, meinte der Arzt, er solle seinen Urin trinken. Das habe er getan und seither habe er keine Beschwerden mehr.

Ich denke, die Natur, in der alles aufeinander abgestimmt und im Gleichgewicht ist, hat dem Menschen auch das Mittel gegeben, alles wieder in Balance zu bringen. Ein Mittel, das der Eskimo genauso wie der Wüstenbewohner sofort zur Verfügung hat.

Zähne und Mund

Es ist ja enorm und läßt vor Respekt schauern, wenn man sich mal richtig vorstellt, was für unterschiedliche „Materialien" aus so einem kleinen, „weichen" Ei und einer so lebendigen Spermie wachsen: außer Haut, Muskeln und inneren Organen inklusive Chemiefabriken noch Haare, Nägel und Zähne. Die weißen „Perlen" im Mund gehören wohl mit zu den härtesten Stoffen, die es überhaupt gibt. Ihnen ist das letzte „Körper"-Kapitel gewidmet. Wegen der Lokalität „Mund" habe ich Berichte über die dritten Zähne und den Gaumen der Einfachheit halber dazugenommen – obwohl dieser Bereich an sich unter „Haut" fiele:

Zähne

Ingeborg B. aus Köln:
. . . Auslöser waren: Akute *Zahnschmerzen* im Urlaub.

Ich habe mit einem Wattebausch mehrmals täglich frischen Urin auf den schmerzenden Zahn gedrückt. Innerhalb von drei Tagen waren die Schmerzen weg und sind auch nicht wiedergekommen. Diese Erfahrung hat mich tief beeindruckt. Ich bedaure, nicht früher davon gewußt zu haben . . .

Rolf E. aus Hamburg:
. . . Ich putze meine Zähne regelmäßig mit Urin. Als mir meine Zahnärztin neulich zwei alte Amalgamfüllungen auswechselte, fragte sie mich bezüglich des Bohrens und der „Luft-Säuberung", ob ich denn überhaupt nichts spüre, denn tatsächlich waren meine Zähne auch hier schmerzunempfindlicher als früher. Ich habe ihr von meiner neuen *„Zahnpasta"* jedoch nichts verraten. Ansonsten fand sie meine Zähne sauber und in Ordnung . . .

Marianne N. aus Roge/Neustadt i. H.:
. . . Ich habe Urin schon bei *Zahnfleischbluten* und bei einem Knoten auf der Brust angewendet (mit Erfolg) . . .

Christel G. aus San Giuliano, Italien:
. . . Ihr ganzes Buch hat mich überzeugt und die indischen alten Herren![6] . . . Hier im Dorf wohnt eine Frau

---

[6] Vgl. „Blick über den Zaun – Erfolge und Erfahrungen mit Urin".

meines Alters. Es hupte jemand vor ihrem Haus, als ich dort war, sie ging runter, da holte sie etwas heimlich raus aus ihrer Plastiktüte. Dann erzählte sie es mir: Kommt alle zwei Tage ein Auto und holt Morgenurin ab. Man würde daraus Medizin für Leute machen, die keine Kinder kriegen könnten. So sagte sie. Bezahlung direkt gäbe es nicht, aber alle zwei Wochen bekommen sie irgendwelche Geschenke, wie eine Tasse oder so. Dann erzählte ich der Frau von Ihrem Buch und meiner Erfahrung und sie sagte, bei *Zahnschmerzen* hätten sie schon immer mit Urin gespült . . .

Eine Leserin, die nicht genannt sein möchte, o.O.:
. . . Den Augen tut es gut, ich kann wieder länger lesen. Habe *Zahnprothesen*, die mir oft Entzündungen im Mund brachten, das ist auch besser . . .

Mund/Kiefer

Joachim F. aus Weingarten:
. . . Ich kann jedem, der jemals mit *Mund-/Kieferproblemen* zu tun hatte, diese Anwendung empfehlen: Gegen Druckstellen einer Oberkieferzahnprothese. Ich habe seit einiger Zeit eine Vollprothese im Oberkiefer und nehme aus Prinzip (nutzlos und zu teuer) keine Haftcreme. Nach Eigenurin-Mundspülungen ist keine Druckstelle mehr vorhanden. Das Verfahren: Morgens spüle ich den Mund mit Eigenurin nach dem „Erststrahl", also mit dem sogenannten „Mittelstrahl", tagsüber mit Eigenurin, so wie sich Möglichkeiten bieten. Allerdings habe ich die Erfahrung gemacht, daß nach der Urinmundspülung mit Wasser (warm oder kalt, ich empfehle warm), nachgespült werden muß, sonst bleibt ein Geruch haften. An der „Heilwirkung" der Urinmundspülung verändert die Nachspülung mit Wasser nichts. Man hat das Gefühl eines Schutzmantels nach der Eigenurinspülung. Ganz fabelhaft. Zahnprothesen (einschließlich Zahnbrücken) sind mit Eigenurin hervorragend zu reinigen, auch eigene

Zähne. Wie im Buch beschrieben: Gegen alle Mundhöhlenentzündungen ein hervorragendes Mittel: die Eigenurinbehandlung . . .

Martin F. aus Wuppertal:
. . . Ich habe im Oberkiefer eine achtgliedrige Brücke mit noch 5 Stützzähnen. Die *Stützzähne* begannen nach 5 Jahren zunehmend zu schmerzen. Ich spülte einige Wochen lang täglich mehrmals und kräftig mit Urin. Nach etwa vier Wochen klangen die *Schmerzen* völlig ab und sind nun seit einem Jahr nicht mehr aufgetreten . . .

Mund/Aphthen

Ursula S. aus Köln:
. . . Ich las, daß manche Leute ihre Mundschleimhaut-Aphthen mit ihrem Urin betupfen. Und weil ich gerade auch drei Stück auf einmal im Mund hatte, brauchte ich nur zu warten, bis ich wieder „mußte", um meine Aphthen auch mal zu bepinseln. Das habe ich mit einem Q-Tip, den ich unter den laufenden Strahl hielt, gemacht. Abscheu hatte ich eigentlich nur kurz, denn ich war sehr neugierig und wollte es unbedingt wissen. Vorher hatte ich von derartigen Behandlungen noch nie gehört. Von Beruf bin ich Arzthelferin und daher weiß ich, daß die meisten Mediziner „solche Sachen" nur geringschätzig belächeln. Und siehe da: am nächsten Morgen hatte der unangenehme Schmerz schon nachgelassen. Daraufhin habe ich auch den ganzen Sonntag noch gepinselt und meine Pickel im Mund sind schneller verschwunden als ohne Behandlung oder mit medizinischen Salben. . . .

Psyche und Urin

Eigentlich ist es falsch: Körper und Seele sind doch eine Einheit. Deshalb wäre die Psyche ja auch in den Teil „Körper" zu integrieren. Wie Sie sehen, ist dieser Bereich doch ein eigener geworden, weil er so große Bedeutung für viele Schreiber-innen zu haben scheint. Denn offenbar sind die psychischen Auswirkungen der Urin-Therapie für manche nicht zu unterschätzen – und sei es nur der Punkt „für sich selbst genießbar werden" – wie es eine Schreiberin ausdrückt. Hier – wieder nur ein kleiner – Ausschnitt aus der Post:

Dr. phil. Kurt W. aus Markt Bibart:
. . . Im Frühjahr 1993 las ich mit viel Vergnügen Ihr Buch. Besonders beeindruckt war ich vor allem von den vielen Fallbeispielen, die die Besonderheit dieses „Saftes" überzeugend unterstrichen. An mir selbst merkte ich eine Wandlung: Waren anfangs Ekelgefühle und eine abwehrende Haltung vorhanden, war ich wißbegieriger geworden. Im Verlauf des Lesens im Buch war ich verblüfft über diese Entdeckung, daß so etwas in mir selbst auch sein sollte und ich es noch nicht mitbekommen hatte. Meine Mitteilungen an meine Umgebung wurden eher abgeschmettert. Niemand schien für dieses Thema spontan offen zu sein, und so stellte ich meine Mission bald wieder ein. Um so befriedigter nahm ich dann aber wahr, daß doch heimlich im Buch geblättert wurde, das ich – jetzt erst recht – offen herumliegen ließ. Trotz meines geweckten Interesses war ich aber selbst noch entfernt davon, spontan einfach mal einen Schluck davon zu probieren als Symbol, jetzt endlich meine Scheu überwunden zu haben. In diesen Tagen, als ich das Buch las und meine Beobachtungen machte, passierte dann Folgendes: Ich hatte seit ca. drei Jahren eine immer wiederkehrende Entzündung der Mundschleimhaut (Aphte). In der Zeit, als ich Ihr Buch las, bekam ich wieder einmal diese lästigen Beschwerden,

und ich dachte mir noch am Abend, eigentlich müßte doch jetzt der Urin helfen, war aber einfach noch nicht mutig genug. Da geschah etwas Überraschendes. Ich träumte in der darauffolgenden Nacht davon, wie ich – ganz unbekümmert – meinen Mund mit Urin spüle, um gerade diese Beschwerden der Mundschleimhaut zu lindern. Am anderen Morgen waren die Beschwerden – die sich zwar erst im Anfangsstadium befanden – völlig verschwunden. Mein Unbewußtes hatte deutlich mehr Mut als ich und hat sich die heilende Kraft sofort zunutze gemacht. Ich selbst hatte das Gefühl, meine ganz besondere Möglichkeit gefunden zu haben, wie ich diesen Saft verabreichen kann . . .

Eva-Maria F. aus Cala Millor/Mallorca:
. . . Am meisten faszinierte mich die Einfachheit! Jede Wahrheit ist einfach, so einfach, daß es fast weh tut. Der Auslöser war bei mir vor allem ein monatelanger stark juckender Hautausschlag. Probiert habe ich Umschläge mit frischem und 2 Tage altem Urin, morgens mit Watte einreiben, Fußbad und z. B. 1 Liter gesammelten Urin vom Tag abends ins Badewasser. In dieser Nacht ging's besser. Inzwischen nehme ich regelmäßig den Morgenharn in einer 30-ml-Flasche und strahle das mit dem Orgonstrahler 30 Minuten ein. Abends nehme ich den letzten Urin, ca. 20 ccm als Klistier. Die Erfolge sind vielfach: Farbe und Geruch des Urins veränderten sich frappant in den ersten drei Tagen, er wurde so hell und klar, wunderschön, kaum Geruch, der Körper wird stark entsäuert! Der Schlaf wurde ruhiger und tiefer, erholsamer. Viele Blähungen lösten sich aus dem Bauchraum, im Kopf, in allen Höhlen (Stirn, Kiefer, Nase) löste sich viel Schleim, die Atmung wird so leicht. Das Gesamtgefühl im Körper ist so total aufgeräumt. Die *Gefühlswelt* ist absolut heiter und froh! Durchblutung in den Zehenspitzen deutlich zu spüren, die Zunge ist manchmal etwas belegter, je nachdem, wie der Körper an der Ausscheidung arbeitet, und manchmal so rosig und sauber wie nie. Die Gelüste und Mengen des Essens sind sehr reduziert, der Körper fühlt keinerlei Mängel. Durch die Uringaben wird er hervorra-

gend versorgt. Das Leben wird unerhört entlastet, und die Haut regeneriert sich und heilt. Ich arbeite mit dem Urin seit ca. drei Wochen. Bewirkt hat das Ganze eine absolut positive Grundeinstellung meines ganzen Lebens!

Den gesammelten Urin des Tages, ca. 1 Liter, gebe ich in eine 10-Liter-Gießkanne für die Pflanzen und Bäume im Garten. Diese Reaktionen dauern wohl etwas länger . . .

Maria T. aus Bottens, Schweiz:
. . . Seit einem Jahr nehme ich Amaroli[1], Mittelstrahlurin, wie es in dem französischen Buch genannt wird, das mir ein guter Bekannter zu lesen gab. Nach einiger Zeit praktischer Anwendung bemerkten meine Tochter und eine Freundin meine zunehmende Gelassenheit und Tatkraft. Ich weihte sie in mein Geheimnis ein, denn ich wollte erst Gewißheit des Erfolges haben. Wie andere Frauen, habe ich aber meinem Mann noch nichts gesagt, trotzdem er Diabetiker ist und ich ihm gerne helfen möchte . . .

Dagmar G. aus G.:
. . . Da ich auch eine sehr empfindliche und mit Ausschlag bedeckte Gesichtshaut hatte, habe ich Urin als Reinigungslotion angewandt. Heute ist meine Haut glatt und der Urin brennt schon längst nicht mehr. Aber was für mich noch tausendmal schöner und wichtiger ist, meine chronische *Psychose* ist seit der äußerlichen Anwendung mit Urin auch langsam, aber stetig besser geworden. Die Medikamente vertrage ich besser, die Angstzustände werden weniger, mein Kopf ist freier geworden. Jeden Morgen und Abend reibe ich mein Gesicht, meinen Hals, Ohren und Nacken mit frischem Urin ab . . .

Andrea G. aus St. Gallen, Schweiz:
Von der Urin-Therapie erfuhr ich lange vor der Urinüberschwemmung Europas. Mein Vater mußte wegen einer Grippe den Arzt kommen lassen. Da der Hausarzt abwesend war, kam sein Stellvertreter Dr. med. U. E. Hasler[2], der eine Urin-Fastenkur empfahl. Nach ca. 2 Tagen ging es meinem Vater wieder blendend. Infolge meiner jetzt ca. 16jährigen Bulimie hatten sich einige körperliche Beschwerden eingestellt, aber ich begann eher aus Neugierde mit dem täglichen Urintrinken (morgens 2–3dl Mittel/Endstrahlurin). Neuland zu betreten, lockte mich ohnehin. Die Wärme des Urins machte mir anfänglich etwas zu schaffen. Jetzt vermisse ich die Wärme, wenn ich mal alten Urin trinke. Anfangs spülte ich das „Zeugs" einfach runter. Nach kurzer Zeit begann ich auf den immer wieder etwas anderen Geschmack zu achten. Auch hatte ich gemerkt, wie ich dem Urin entgegenkomme, so „schlägt" auch er zurück. Wenn ich ihn lieblos aus einem Plastikbecher trinke, schmeckt er entsprechend. Seither trink ich ihn aus einem Bierglas. Nach dem 1. Mal spürte ich eine enorme psychische Erleichterung. Ich hatte einen Tabu-Bereich gesprengt, ich fühlte mich stark und unabhängig, zumindest in diesem Bereich. Es gab mir auch *Kraft*, all meine anderen Zwänge entweder neu anzugehen oder eben zu akzeptieren, so gut es geht. Nach ca. $1/2$ Jahr merkte ich, daß sich einige Beschwerden lautlos weggeschlichen haben. Ich benötige jetzt keine Medikamente mehr. Meine Depressionen sind deutlich weniger tief, auch meine Freßattacken im Rahmen meiner Sucht sind zurückgegangen, zwischendurch sogar über längere Zeit nicht aufgetreten. Ob auch diese Besserungen auf die Urin-Therapie zurückzuführen sind? Vielleicht, man kennt die psychosomatischen Zusammenhänge ja noch viel zu wenig . . .

Eine Ordensschwester aus NRW:
. . . schon beim ersten Lesen schien mir ein Punkt besonders wichtig: Sie schreiben unter anderem: „Bei diesen Gesprächen erfuhr ich, daß – anders als bei unseren Me-

---

[1] Vgl. „Blick über den Zaun – Erfolge und Erfahrungen mit Urin".

[2] Vgl. „Blick über den Zaun – Erfolge und Erfahrungen mit Urin".

dikamenten, die genaue Vorgaben machen, was Anwendung und Dosis betrifft – Urintherapeuten betonen, wie wichtig es ist, daß jeder Mensch für sich herausfindet, was, wie oft und wie lange gut für ihn oder sie ist." Ich bin von Beruf Krankenschwester und den Umgang mit Medikamenten gewohnt; aber bei der Anwendung der Eigenharntherapie habe ich ohne die Meinung der Urin-Therapeuten zu kennen, den Urin als Trinkkur über 14 Tage angewandt, und zwar habe ich in den ersten 3 Tagen fast die gesamte Urinmenge getrunken. An den folgenden Tage habe ich es meinem inneren Gefühl überlassen, welche Dosis an Trinkmenge für mich ausreichend war. Dann hatte ich von einem Tag auf den anderen das Gefühl, du solltest damit aufhören. Dann habe ich entgegen meinem Gefühl noch einige Tage weitergemacht, aber nicht regelmäßig, sondern nur einige Tage in der Woche. Auch habe ich einige Male mir bis zu 10 ml Urin subcutan injiziert, aber ohne Wirkung. Und auch die orale Eigenharntherapie zeigte keinerlei Wirkung mehr. Diese meine Erfahrung wurde mir durch die Aussagen der Urin-Therapeuten, die sie in Ihrem Brief zitieren, bestätigt. Die Wirkung der Eigenharntherapie trat bei mir in den ersten zwei Tagen ein. Ich hatte immer wieder große Schwierigkeiten mit Gefühlsblockaden, *Angst und Panikzuständen*, die im vergangenen Jahr eine psychiatrische und psychotherapeutische Behandlung erforderlich machten. Nach Anwendung der Eigenharntherapie hatte ich plötzlich das Gefühl, daß sich ein Ventil öffnete und alle meine Gefühle aus mir heraus in den Raum strömten und den ganzen Raum ausfüllten. Diese Erfahrung hat eine tiefgreifende Wandlung in mir ausgelöst und somit meine psychische Gesundheit deutlich gebessert. Ich bin zu jeder Zeit in der Lage, die Eigenharntherapie für mich wieder anzuwenden, wenn ich spüre, daß ich das tun soll. Auch der in Indien geprägte Ausdruck „Wasser der Glückseligkeit" hat für mich eine besonders tiefe Bedeutung bekommen; denn ich habe ein unbeschreibliches Glücksgefühl erlebt in den ersten Tagen der Anwendung . . .

Maria T. aus Bottens, Schweiz:
. . . Meine Tochter hat Ihr Buch gelesen, findet es hochinteressant, macht mit und ist ihre bleierne *Müdigkeit* losgeworden. Immer noch zerbreche ich mir den Kopf, wie ich meinem Mann beikommen könnte . . .

Eine Ordensschwester aus NRW:
. . . Vor einigen Monaten wurde ich von einer früheren Mitarbeiterin auf Ihr Buch aufmerksam gemacht. Sie hatte eine starke Allergie an beiden Händen, deren Ursache sie nicht klären konnte. Sie hatte schon die verschiedensten Mittel angewandt und nichts hatte geholfen, doch nach intensiver Behandlung mit Urin ist die Allergie nach kurzer Zeit völlig abgeheilt. Noch ein zweites Mal wurde ich auf Ihr Buch verwiesen durch einen mir bekannten Priester und Psychotherapeuten aus Todtmoss-Reitte. Er hatte die Sendung im Fernsehen mit Alfred Biolek gesehen. So sagte er mir unter anderem, „das Prinzip dieser Selbstbehandlung wäre auch für Sie wichtig". Daraufhin habe ich mich dann an verschiedenen Tagen in einer Buchhandlung in das Buch vertieft, und ich war fasziniert von dem, was da beschrieben wurde von den Menschen, die diese Methode angewandt hatten, und ich wußte, das solltest du auch versuchen. Doch bevor ich von dem Erfolg meiner Urin-Therapie berichte, noch einige Angaben zu meiner Person: Ich bin 54 Jahre alt. Seit 30 Jahren Ordensfrau und von Beruf Krankenschwester. Seit einigen Jahren leide ich zunehmend unter *Angstneurosen = Depressionen*. Nachdem ich mir durch das Lesen Ihres Buches die wichtigsten Informationen über die Behandlung mit Eigenurin eingeholt hatte, habe ich sofort am nächsten Morgen mit der Behandlung begonnen. . . . Sie können sich gar nicht vorstellen, liebe Frau Thomas, welch überwältigende Wirkung gerade in psychischer Hinsicht diese Behandlung hatte und noch hat. Schon gleich nach dem ersten Glas wurde ich von meinen Gefühlen regelrecht überschwemmt. Es waren alle Gefühle da, die man sich nur denken kann: Angst, Freude, sexuelle Regungen. Es war ein solches Durcheinander

und nach und nach Ineinander von Gefühlen, von denen ich regelrecht überschwemmt wurde. Wenn früher solche Situationen auftraten, bekam ich es fast immer mit der Angst zu tun und habe immer sofort versucht, mir irgendwo Hilfe zu holen durch Gespräche. Aber dieses Mal habe ich mich dann in meiner freien Zeit ruhig hingesetzt und habe mir alle Gefühle angeschaut, habe mit ihnen gesprochen, habe nach ihrer positiven oder auch negativen Wirkung und Herkunft gefragt und am Ende war ich ganz beglückt über den Reichtum an Gefühlen, der in mir ist. Beim Trinken meines Urins hatte ich das Gefühl, auf diese Weise total mit mir eins zu werden. Ja, ich bin durch das bewußte Trinken und Schmecken des Urins mir selbst zur Nahrung und Speise geworden. Ich bin für mich selbst genießbar geworden. Meine Gefühle haben sich inzwischen wieder normalisiert, und ein ganz neues Gefühl von Leben beginnt in mir zu wachsen. Ich bin jeden Tag wieder neu beglückt, daß ich leben darf, und das spüren auch die Menschen, mit denen ich täglich zusammen bin. Schon oft wurde mir gesagt: „Dir geht es gut, das merkt man.“ Oder: „Du wirkst jetzt so ausgeglichen.“ Oder: „So kenne ich dich sonst gar nicht.“ . . .

Maria G. aus Halle:
. . . Ich möchte betonen, daß mein *Lebensgefühl sofort positiver* wird, wenn ich den Urin trinke. Die Freude am Tun wächst. Das konnte ich kürzlich wieder testen, als ich vierzehn Tage lang mit der Trinkkur ausgesetzt habe . . .

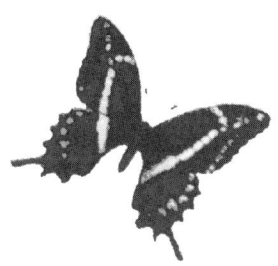

Von Fremden lernen

Da mittlerweile einige der Inder, die ich im Nachgang zu meinem Buch *Blick über den Zaun – Erfolge und Erfahrungen mit Urin* angeschrieben hatte, auf mein zugesandtes Frage-Geländer geantwortet haben, sollen Sie wenigstens einen Teil der Antworten in diesem Band als Nachlese bekommen.

Mich hat schon immer beschäftigt, warum es in der Geschichte offenbar häufig schwierig gewesen ist, von Armen und Fremden etwas zu lernen und anzunehmen. Zum Beispiel die Polarforscher von den Inuit, die dort seit Jahrtausenden ohne Technikaufwand so leben und überleben, daß sie weder auswandern mußten noch ausstarben. Daß die westliche Zivilisation sie zerstört hat, weil sie sie aus ihren Bahnen warf und mit Alkohol und Waffen unterminierte, scheint nur typisch für unsere unachtsame menschen- und naturzerstörende Grundtendenz zu sein. Auch die Beduin-inn-en, die Aborigines in Australien, die Anden-Indianer-inn-en, die zum Teil bei Temperaturschwankungen von vierzig Grad zwischen Tag und Nacht – manchmal ohne Öfen und Feuer – leben, könnten uns Dinge lehren, die den Einklang mit der Welt offenbar leichter ermöglichen. Die Kunst wäre, eine sensible Synthese zu suchen, die das Schwere dieser Art von Existenz mindert und das Kluge daran integriert. Wie läßt sich zunächst offenes Interesse und Respekt ohne Ekel vor dem entwickeln, was unsere Vorfahren, was Arme und Fremde taten und wußten, um sich zu helfen? Wer kann wie Sinn für den Gewinn darin wecken, der jenseits von Einträglichkeit darin stecken könnte? Wen freut und wen ärgert, wie viele Forschungsbemühungen dahineingesteckt werden, nicht weises Vorhandenes zu nutzen und zu verbessern, sondern immer Neues, was garantiert zerstörerisch ist, zu entdecken? Ist es nicht klar wie Kloßbrühe, daß das Herummurksen an den Genen unweigerlich zu irgendwelchen Katastrophen führen wird, weil

Leute, „die nicht mal wissen, wie vor 150 Jahren ihre Vorfahren geheißen haben" (wie es ein Hörer mal so trefflich auf den Punkt brachte), Strukturen aus Jahrtausenden glauben verändern zu dürfen, die in der Natur von sich aus nie freiwillig vorkommen würden? Die, die von diesen Forscher-inn-en sagen, daß sie – lediglich mit blanken Edelmotiven (Verhinderung von Behinderungen und Abschaffen der Hungerkatastrophen) verbrämt – ihren Geschäftssinn und Größenwahn pflegen, übersehen, daß darunter sicher auch welche sind, die tatsächlich Gutes erwirken möchten.

Mit Urin-Therapie hat das alles insofern zu tun, als sich hier Erkenntnisse anbieten, die seit Jahrtausenden existieren und mit Händen greifbar sind. Würde es sich nicht lohnen, die erst mal zu verstehen und alles das näher anzuschauen, was es bereits nachweislich, verträglich und in allen Kontinenten über so lange Zeiträume gibt. Wie gewinnbringend wäre es zu begreifen, wie die Fellach-inn-en oder Lapp-inn-en ihre Nahrung über Monate in der Wüste bzw. in der Kälte konservierten, bevor wir die Matsch-Gene in den Tomaten verändern oder mit Gammastrahlung unser Obst, das inzwischen ausschließlich nach Größen und optischen Gesichtspunkten produziert wird, garantiert ungesünder konservieren?[1] Ob es nicht hilfreich sein könnte, den Inuit vorurteilsfrei ihre Methoden, Kleidung haltbar zu machen, abzuschauen, statt unsere mit giftigem Formaldehyd so zu überziehen, daß

---

[1] Anm. d. Aut.: Kleiner Seitenpfad: Das führt zu EG-Handelsklassen, die z. B. Äpfel in solcher Größe vorschreiben, daß Kinder sie weder mit den Händen halten, geschweige ganz aufessen können. Nicht überall ist, was groß ist, auch gut. Und wenn schon Früchte keine Macken mehr haben dürfen – wie sieht es dann bald mit uns Menschen aus. Die Anti-Gen-Forschungs-Initiativen haben sich ja deshalb den Spruch auf die Fahnen geschrieben: „Erst die Kuh, dann Du". Was viele Aktive ärgert, ist die Resignation vieler Bürger-inn-en. Schließlich funktioniert auch dieser Bereich nach dem alten Spruch: „Wer kämpft, kann verlieren. Wer nie kämpft, hat immer verloren" – und sei es auch nur mit Briefen an Zuständige und Presse.

sie Allergien und Krankheiten hervorrufen und sogar in dem Ruch stehen, die Erbinformationen zu verändern? Könnte es nicht uns allen nützen, Methoden des Einmietens, des Dörrens und Konservierens bei den Nomadenstämmen im Himalaya zu erforschen, statt mit Tiefkühlern, Kühlanlagen, Fleisch- und Apfelbergen dem Interventionswahnsinn der Landwirtschaft ohne ein Wort des Prostestes zuzuarbeiten und zugleich Strom in solchen Mengen zu benutzen, daß die, die immer noch für die Atomenergie plädieren, auf diese Weise heimliche Zuarbeit erfahren?

Was sind die Hindernisse, von anderen Völkern lernen zu können, auch von solchen, die über wenig Buchwissen und wissenschaftliche Erkenntnisse verfügen, dafür aber vielleicht andere Erfahrungs-Weisheit und Qualitäten anzubieten hätten?

Was nutzt mehr als Schuldzuschieberei? Wer klärt Menschen darüber auf, daß zu jeder Handlung Menschen gehören, die etwas machen und solche, die zulassen, daß es gemacht wird, oder es mit sich machen lassen? Heute machen weltweit vor allem Ingenieure und Kaufleute. Welchen Einfluß hat das auf Werte und Tabus? Wie wiederholt sich hier der „Pendelschlag der Geschichte"? Z. B. Neuauflage: Untergang des römischen Reiches? Wer bemüht sich heute noch um den Baum der Erkenntnis, damit wir nicht im Urwald des Wissens – für dessen Ausweitung die Computer ebenso sorgen wie für die Abholzung der gewachsenen Wälder – verlorengehen? Um den Aspekt, von anderen zu lernen, geht es auch bei diesen Briefen aus Indien. Lesen Sie selbst:

H. S. aus Bombay:
. . . Hier die Antworten auf Ihre Fragen:

Seit wann benutzen Sie Urin? Seit 1984. Wogegen, wie genau, Menge, Anwendung? Ich war an Krebs erkrankt und hatte kein Vertrauen mehr in allopathische Medikamente. Ich trank dreimal täglich, ca. 100 ml frischen Urin.

Wer gab Ihnen den Hinweis? Ich hatte Bücher und andere Quellen studiert.

Wo bewahren Sie den Urin auf? Wie lange? Wie reinigen Sie das Gefäß? Wie vermeiden Sie Geruch? Im allgemeinen verwende ich immer frischen Urin. Aber für die äußerliche Anwendung bewahre ich den Urin in Glasflaschen über Nacht auf. Ich reinige die Gefäße mit warmem Wasser. Den Geruch verhindere ich dadurch, daß ich die Ernährung ganz bewußt zusammenstelle. Ich nehme vermehrt Blattgemüse und Obst zu mir. Ich verzichte völlig auf den Genuß von Zwiebeln, nicht-vegetarischer Ernährung, Alkohol, stark gewürzten, in Fett gebackenen und stark gesalzenen Speisen. Es hat mich sehr beeindruckt, daß der Urin seitdem angenehm duftet. Resultate?

Ich persönlich hatte 100 % Erfolg. Ich habe mit Urin-Therapie folgende Krankheiten behandelt: Leberkrebs: etwa 1 Jahr. Hautprobleme: etwa 6 Monate. Magen-Probleme: etwa 6 Monate. Einschätzung? Was ich daran besonders schätze? Das Wichtigste ist für mich die Wahl der Nahrungsmittel. Am meisten schätze ich bei Urin-Therapie, daß sie keinerlei Nebenwirkungen hat. Was mir daran nicht gefällt? Für mich gibt es an Urin-Therapie keinen Kritikpunkt. Zusammenfassung: Urin sollte nicht getrunken werden:
- nach Sex
- bei Zuckerkrankheit
- bei Nierenbeschwerden.

Reaktionen: Nachdem ich persönlich so großen Erfolg mit Urin-Therapie gehabt habe, fragen mich regelmäßig Hunderte von Patienten um Rat. Ich habe gute Erfahrungen gemacht, und das Puzzle setzt sich immer mehr zusammen. Ich habe nicht einen einzigen Fall von Ablehnung bzw. Ekel zu verzeichnen . . .

V. G. aus Bhhavnagar:
. . . Hier die Antworten auf Ihre Fragen:

1. 1957 las ich „The water of Life" von Armstrong. Ich sah darin sofort die vielversprechende Möglichkeit, die

Gesundheit vieler Menschen zu verbessern. Wie üblich, experimentierte ich erst für mich allein. Das war im Mai 1958. Während 20 Tagen trank ich täglich 100 ml Morgenurin und rieb mich außerdem mit altem Urin ein. Da mein Körper übersäuert war, neigte ich zu jähzornigen Reaktionen. Als ich diesbezüglich eine Verbesserung feststellte, erzählte ich meiner Familie und meinen Freunden davon.

In meiner Familie ist Urin inzwischen das einzige Medikament, und es geht uns im Vergleich zu anderen gesundheitlich besser. Ich bin jetzt 67 Jahre alt, gesund und munter. Ich benutze die Urin-Therapie, wenn es nötig ist. Allerdings trinke ich seit drei Jahren regelmäßig 200 ml, reibe mich einmal täglich mit 6 Tage altem Urin ein, bade meine Augen in frischem Urin und ziehe auch ein wenig frischen Urin die Nase hoch, den ich dann ausspucke.

2. Niemand hat es mir beigebracht. Ich habe experimentiert und die Behandlung meinen Bedürfnissen entsprechend angelegt.

3. Ich habe 6 Glasflaschen, die ich im Badezimmer aufbewahre. Jeden Tag verbrauche ich eine davon. Ich reinige sie anschließend mit Wasser und Bürste und fülle frischen Tagesurin ein.

4. Die Frage nach dem Geruch betrifft nur den alten Urin, mit dem man sich massiert. Man muß es eben ein paar Minuten aushalten. Der Geruch schadet ja nicht. Was den Geruch von frischem Urin betrifft, so ist er von der Ernährung und dem Grad der Konzentration abhängig.

5. Das Ausmaß der Resultate variiert. Es hängt vorwiegend von der Lebensweise, der Ernährung, der Anwendungsmethode, Dauer usw. ab. Jedoch kann das Ergebnis verbessert werden, wenn man unter Kontrolle eines Therapeuten eine Urin-Fastenkur durchführt. Die Ergebnisse sind dabei fast immer positiv, erfolgreiche Behandlungen werden in 30 bis 95 % der Fälle berichtet, was wiederum vom Grad der Erkrankung und dem Zeitpunkt, zu dem mit der Urin-Therapie begonnen wurde, abhängt. Doch wenn man mit chemischen Medikamenten vergleicht, so erzielt die Urin-Therapie bessere Resultate. Bei Hauterkrankungen, Erkältung, Verdauungsstörungen, Bluterguß, Prellungen, Arthritis wird von beeindruckenden Erfolgen berichtet. Bei Krebs ist verglichen mit Chemotherapie oder Bestrahlung die Urin-Therapie vorzuziehen. Außerdem hat Urin-Therapie auch eine positive Auswirkung auf das emotionale und mentale Befinden. Doch man sollte sich trotzdem nicht allein auf U.T. verlassen. Andere, nicht chemische Therapien können und müssen damit kombiniert werden, um Wirkung, Geschwindigkeit und Ausmaß zu verstärken. Urin-Therapie ist nicht das „einzig wahre Allheilmittel", obwohl es besser als viele andere wirkt.

6. Einer der wichtigsten Aspekte von Urin-Therapie ist SWASHRAYA (Selbstbedienung). Es stärkt das Selbstbewußtsein und die Willenskraft. Man wird bewußter, sowohl in der Behandlung von Krankheit als auch im Umgang mit der Gesundheit im Bezug auf Lebensführung, Ernährung usw. Ganz nebenbei kann man jeden Morgen von Farbe, Geschmack, Geruch, Menge und Beschaffenheit des Urins den Gesundheitszustand ablesen. Man verbessert die Abwehrkraft des Immunsystems und hat weniger Angst vor Ansteckung. Moskitos bleiben übrigens fern. Urin-Therapie macht die Haut rein, das Haar wird geschmeidig und glänzt, die Verdauung wird reguliert, Vitalität und Energie wachsen, Altersbeschwerden verschwinden, der Schlaf ist ruhig und tief . . . Nicht zuletzt: Urin-Therapie basiert auf ethischen Grundsätzen und steht konträr zu jedem Profitdenken.

7. Ich möchte nachdrücklich die Wirkung von Urin-Therapie betonen. Doch ich schätze Menschen, die mit vernünftigen, bescheidenen Erwartungen die Therapie beginnen. Da jeder das Mittel dazu hat, es jederzeit kostenlos anzuwenden und nur sehr wenig Erfahrung dazugehört, ist es möglich, Urin-Therapie zu dreifachem Nutzen anzuwenden: zur Heilung, zur Vorbeugung und zur Erhaltung der Gesundheit.

8. Was ich weniger mag, ist übertriebener Enthusias-

mus, Behauptungen und Forderungen. Ich lehne auch Urin-Therapie-Mißbrauch ab.

9. Ich denke oder würde gerne glauben, daß Urin-Therapie bevorzugt vor anderen Therapien benutzt werden wird. Ich glaube vorhersehen zu können, daß Mediziner Urin gegen alle möglichen Krankheiten injizieren werden. Ich könnte ihn mir als zuverlässiges Heilmittel bei psychischen Erkrankungen vorstellen. Und ich schlage vor, daß Urin-Therapie in jedem Haushalt als Heilmittel benutzt wird, um endlich von der Abhängigkeit, die Doktoren und allopathische Medikamente schaffen, loszukommen.

10. Ihr Fragebogen hat mich sehr gefreut. Formulierung und Methode halte ich für nützlich und ansprechend. Möge die Menschheit Nutzen ziehen aus dem gesammelten Wissensschatz der Urin-Therapie, den Ihr Buch enthält.

Herzlichen Dank für Ihre methodische Arbeit. Ich wünsche Ihnen viel Erfolg ...

V. P. M. R. aus Bombay:

... Die Fakten: Ich benutze meinen Urin seit 25 Jahren. Ich bin zeit meines Lebens bei guter Gesundheit gewesen, doch ich wollte die hormonelle Ausgeglichenheit, die Körperkraft und Fähigkeiten erhalten.

Ich nehme täglich ca. 100 ml Urin zu mir, mal etwas mehr, mal weniger. Ich benutze Urin nicht zum Einreiben, aber ich tropfe frischen Urin in die Augen, da ich vor sieben Jahren den grauen Star durch Urin-Therapie geheilt habe. Ich habe seitdem keine Beschwerden an den Augen mehr. Ich sehe alles klar und deutlich, und das im Alter von 79 Jahren.

Erste Informationen über Urin-Therapie habe ich alten indischen Überlieferungen über Ayurweda entnommen. Dann las ich John W. Armstrongs Buch „Water of Life".

Praxis: Ich fange meinen Urin entweder in einem Ton- oder Stahlgefäß auf, in dem ich ihn auch aufbewahre. Ich reinige den Behälter nur mit Wasser.

Ich versuche den Geruch nicht zu überdecken, denn

Gerüche sind sehr wirkungsvoll bei Herzbeschwerden, um Nervenkrankheiten zu heilen und besonders, um die Hirnanhangdrüse zu aktivieren.

Resultate: Speziell bei Hautproblemen aller Art ist Urin-Therapie sehr wirkungsvoll. Bei Erkrankungen des Magen-Darm-Traktes sowie des Nervensystems hilft Urin-Therapie nach einer gewissen Zeit auf sanfte Weise.

Allgemein: Die Behandlung schlägt oft deshalb nicht so gut an, weil der Patient nicht wirklich mithilft (v. a. was Diät und regelmäßige Anwendung des Urins betrifft).

Einschätzung: Das Wichtigste wäre, die Menschen zum Umgang mit Urin-Therapie zu erziehen und zu beraten. Denn es ist keine Frage von Akzeptieren, Ablehnung und Ekel, sondern es hängt von der Einstellung, der Erziehung und der Art der Annäherung ab.

Reaktion: Ich genieße meinen Urin freudig. Ich habe niemals Ekel empfunden ...

C. P. aus Bombay:

... Fakten: Ich begann am 8. 5. 1978 mit der Urin-Therapie, um meine Gesundheit und Fitness zu erhalten. Ich trinke ein Glas Urin am frühen Morgen – als Gefäß benutze ich rostfreien Stahl – und ein Glas abends, vor dem Schlafengehen.

Anwendung: Ich spüle meine Augen täglich mit Urin (mindestens zweimal). Ich bewahre den Urin in einem Plastik-Augen-Bad auf, das speziell in Indore hergestellt wird. Ich habe 4000 Stück davon kostenlos in ganz Indien verteilt.

Wie ich dazu kam: Ein Onkel mütterlicherseits lag im Sterben, er war 78 Jahre alt, und man hatte ihm höchstens noch 14 Tage zu leben gegeben. Da er kein Vertrauen mehr zu der Behandlung hatte, begann er Urin zu trinken. Er wurde wieder gesund, und statt mit 78 Jahren zu sterben, lebte er noch 25 Jahre. Er starb vor drei Jahren im Alter von 103! Nach diesem Erlebnis begann auch ich Urin zu trinken.

Wo ich den Urin aufbewahre? Wenn ich Husten habe,

sammle ich meinen Urin in einem kleinen Fläschchen für Nasentropfen, das ich im Schrank aufbewahre. Niemand wird davon belästigt. Ich bewahre Urin höchstens 4 bis 5 Tage auf. Das Gefäß reinige ich mit klarem Wasser ohne Seife. Ich habe keine Probleme mit dem Geruch. Ich putze das Bad immer nach der Anwendung mit frischem Wasser.

Resultate: Ich habe 100 % Erfolg bei Erkrankungen wie Husten, Augenschmerzen, Schmerzen in den Beinen u. ä.

Ich trinke den Urin und massiere ihn in aufsteigender Richtung in die Haut ein. Die Dauer der Behandlung schwankt und hängt von der Krankheit ab. Normalerweise ist ein Patient nach ca. zwei Wochen geheilt.

Einschätzung: Meiner Meinung nach ist Urin das Wasser des Lebens. Um Krankheit vorzubeugen ist Urin-Therapie ein Muß.

Was mich stört, ist, daß die Leute soviel Vorbehalte haben. Wenn sie sich darauf einlassen würden, könnten sie alle gesund und glücklich leben. Die Leute müssen lernen, mit Urin-Therapie umzugehen, und wir sollten versuchen, ihnen den Ekel zu nehmen. Eine umfassende wissenschaftliche Untersuchung wäre wichtig, deren Ergebnisse dann veröffentlicht würden. In der ganzen Welt müssen die Menschen lernen, ihre Einstellung zu Urin-Therapie zu verändern. Es ist ein gutes Zeichen, daß so viele Ärzte in Indien bereits die Urin-Therapie publik machen. Ich selbst veröffentliche Artikel in Ghujarati . . . .[2]

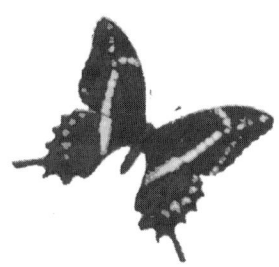

---

[2] Vgl. „Blick über den Zaun – Erfolge und Erfahrungen mit Urin.“

Kreatives

Schade, auch für den Spaß bleibt zu wenig Platz. Die kreativen Auswirkungen, die der Urin z. T. hervorgebracht hat, haben mich bei der Lektüre der Post oft schmunzeln oder laut lachen lassen. Hier wenigstens ein paar Kostproben:

Ingeborg B. aus Büdingen:
. . . ein Vers zu Biolek:
Der Biolek vom Boulevard
der hat ja leider wenig Haar,
Durch Bio-Kur mit Frisch-Pipi
bekäm er Locken wie ein Jung-Hippie,
ein Bio-Wunder würde wahr!

Ihre Sendung bei Biolek hat meine Schwägerin zu poetischen Höhenflügen veranlaßt, deren Ergebnis Sie anliegend sehen mögen. Im übrigen haben wir mit Erfolg viele Dinge so behandelt, so auch meine immer wieder auftretende Allergie am Unterschenkel, deren Ursache ich bisher nicht herausfinden konnte. Schlaflose Nächte und Kratzen, bis alles blutete, waren in wenigen Tagen vorbei.

**Lim-urin-icks aus bio-logischem Reimebau
(nur für Erwachsene)**
Salvatore aus Turin
trank morgens seinen Urin.
Das tat ihn stärken
bei Amors Werken.
Jetzt wollen die Frauen nur ihn!

Der Ludwig aus Laufen
braucht keine Drogen zu kaufen.
Er schwört auf Pipi
und krank war er nie.
So spart er Geld einen Haufen.

Dem Oswald aus Oberseemen
half kein Reiben und kein Kremen.
Er sah Bio's Boulevard
da wurde ihm klar:
sein Pipi hilft bei diesen Problemen!

Sepp aus Illertissen
tat in seinen Kaffee pissen.
So trank er ihn täglich,
er war sehr verträglich
und gab ihm den Reiz, den gewissen.

Waldemar aus Eichen
hatte leider einen Weichen.
Er trank sein Pipi,
das half wie noch nie.
Jetzt kann er alles erreichen.

Selbsthilfegruppe Urin-Therapie Gießen:
Ein kleines Gedicht zur Urin-Therapie:
Urin – Urin, der fließt achtlos dahin,
wird behandelt wie der letzte Dreck.
„Bleibt mir nur damit weg!",
lautet die Meinung landauf und landab,
wie nur bringe ich diese Leute auf Trab.
Liebe Leute, probieren – probieren,
denn das geht noch immer über studieren.
Und der Erfolg, stellt sich bald ein,
Urin vertreibt manch' Zipperlein.
Mein Ziel wär's, Sie zu motivieren,
nicht immer nur neue Tabletten zu probieren.
Wir wissen zwar noch gar nicht, was da alles
dahintersteckt,
Frau Thomas jedenfalls war es, die die Geister geweckt.
Und für so manche runde Figur,
ist Urin eine tolle Schlankheitskur.
So wird sich der Ekel dann bald verlieren,
Urin kann man mixen (aber immer weiter probieren!).
Die Ärzte sollten wir öfters loben, statt zu klagen,

damit wir uns auch weiterhin alle gut vertragen.
Wie heißt es da: „Ohne Moos ist nichts los",
aber der Urin fließt noch immer kostenlos.

Elisabeth H. aus Bonn:
Hat der Mensch ein Zipperlein,
kribbelt es im Wadenbein.
Oder quälen ihn extreme,
Warzen, Pickel und Ekzeme.
Sind die Hände rauh und wund,
und die Nerven auf dem Hund.
Klappt es vorn und hinten nicht,
dann ist er ein armer Wicht.
Um die Übel zu vertreiben,
wird der Arzt ihm viel verschreiben.
Wochenlang – in einer Tour,
macht er dann 'ne Pillenkur.
Ganze schluckt er und auch halbe,
er verreibt die beste Salbe,
überall, wo's juckt und sticht,
doch die Übel weichen nicht.
Gab ihm doch Herr Doktor Knittel (Name frei erfunden)
nur die allerbesten Mittel
und, was man nicht begreifen kann,
das Teuerste, es schlug nicht an.
Chemie, sie wirkt nicht immer Wunder,
drum, willst du fit sein wie 'ne Flunder,
dann nimm den Saft aus deiner Blase,
er ist Balsam für die Nase.
Für die Augen und die Stirne,
kurzum, für die ganze Birne.
Selbst beim größten Seelenleid,
oder Frühjahrsmüdigkeit,
auch bei Muskeln, die erschlafft,
hilft der ganz besondere Saft.
Er ist wirklich ganz famos,
steril und völlig kostenlos,
hält er stets, was er verspricht,
'ne Nebenwirkung – gibt es nicht.

Außerdem und das ist Klasse,
schröpfst du keine Krankenkasse.
Flott wird sie aus dem Schneider sein,
und du gehst nicht vor Trübsal ein.

Hurra – hurra, ich hab's geschafft,
trink morgens den besonderen Saft.
Er ist so klar wie edler Wein,
ich sage „Prost" und dann – hinein.
Ich hoff, der Saft aus meiner Blase,
vertreibt die Pickel von der Nase.
Vielleicht sogar die Tränensäcke
und all die miesen Altersflecke.
Die Augen werde ich betupfen,
Doch, auch bei Halsweh oder Schnupfen.
verwende ich nur noch „Urin",
der besser ist als Medizin.
Hausmittel sind nicht zu verachten,
ich schluck, ich reib und werde warten.
Würd mein Gesicht glatt wie ein Po,
dann wäre ich unendlich froh.

Georg und Ria R. aus Köln:
Meiner lieben Mutter zum Geburtstag

Das Uringedicht
(fürcht Dich vor der Pinkel nicht!)
Zum 80. Geburtstag wünschen wir Dir alles Gute,
Wir schenken Dir ein kleines Buch,
ein äußerst seltnes Exemplar, das
nachdem's im Fernsehn vorgestellt,
leider gleich vergriffen war.
Es handelt von 'ner Medizin,
nicht Salbe, Pille, Creme
nicht Pharmaka, Penicillin,
ganz einfach, hier die Medizin
ist Dein eigener Urin
Ob Pickel, Schwellung, blauer Fleck
nach ein paar Stunden alles weg.

Ob Warzen, Geschwüre, Arthritis, Magen,
ob innen, außen, überall,
das Zeug ist einfach ideal.
Statt Trauben-Tee und Gurkenscheiben,
die Pinkel auf dem Bein verreiben,
Dein Leben lang, was es auch sei,
hast Du die Medizin dabei
umsonst und frisch wohltemperiert.
Man pinkelt in ein Gläschen
(auch anderes Gefäßchen),
nicht anfangs gleich den ersten Strahl
und nicht die letzten Tropfen,
auch sind verschieden die Geschmäcker,
die Pinkel gestern war nicht lecker.
Du siehst, dann steigt auch mit der Zeit
die Erlebnisfähigkeit,
was mich so freut, zu spät ist's nie
für diese Uralt-Therapie.
(Ohne Zustimmung der Apothekerinnung)

Dietrich W. aus Vaihingen:
Hinweg nimmt Krankheit, Schmerz und Qual
der „ganz besondre Saft":
des Morgens warmer Mittelstrahl
bewirket Heil und Kraft
Es traue jeder seinem Saft
und finde das normal . . .
Ob Carmens Buch dies Ziel wohl schafft?
Ich wünsch' ihm den Pokal!

Bisher nur entfernt von positiven Wirkungen des Urins wissend, „gab mir Ihr Buch den Rest". Es war eines jener Geschenke, die ich zuerst mit Skepsis betrachtet, dann mit zunehmender Neugier gelesen und schließlich mit einer Mischung aus Staunen und Entdeckerlust verschlungen habe.

Eine schöne jahreszeitlich bedingte Grippe mit ordentlichen Halsschmerzen gab dann den Anlaß für die erste urologische Mutprobe: es kostete einige Überwindung, und mit Hängen und „Würgen" (im wahrsten Sinne des Wortes) schaffte ich es, mit dem eigenen Urin zu gurgeln. Es war zum Kotzen. Der Geschmack übertraf alle negativen Vorstellungen . . . Aber der Erfolg war durchschlagend! Schon nach wenigen Minuten hatte ich kein Halsweh mehr, der unangenehme Geschmack ließ schnell nach und das allgemeine Befinden verbesserte sich sichtlich. Bei zweiten und dritten Mal war es schon nicht mehr so schlimm, und mit zunehmender Häufigkeit (2 bis 3 x täglich) gewöhnte ich mich daran. Inzwischen kuriere ich schon fast selbstverständlich jede auf den Hals schlagende Erkältung mit meinem warmen Mittelstrahl. Und zwar mit gleichbleibendem Erfolg. Das Beste an der ganzen Sache ist aber die veränderte Einstellung zu mir und meinem Körper. Das neue positive Verhältnis zu den Vorgängen rund um den Urin hat mich neugierig gemacht . . .

Wulli H., Lothar S., Die Machtwächter:
. . . mit Amüsement und Interesse haben wir Ihr Buch gelesen und die Praxis natürlich sofort nachgeschoben. Alles, was juckt und beißt, Magensäure nach Saufen (Wulli), Gurgeln bei hartnäckiger Bronchitis und viele andere Kleinigkeiten haben wir, bisher jedenfalls, erfolgreich behandelt. Von Ekel keine Spur. Als Musiker schlage ich vor, das Pausenmotiv von Radio Köln, je nach Tageszeit, mit Text zu unterlegen:

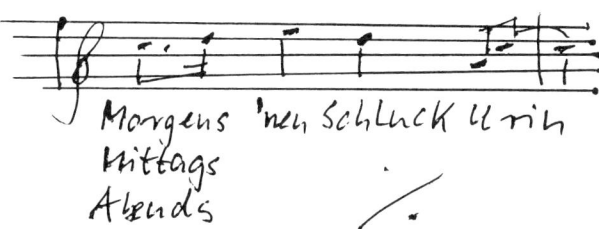

Als sonstigen, noch nicht vertonten, Text möchten wir beisteuern:

Trink nicht Kaffee, noch Tee, noch Wein, nipp nicht am kühlen Biere. Genieß, was ohnehin schon Dein, den warmen Saft der Niere!

Thema: Sprache

Theres E.-M. aus Dotzigen, Schweiz:

. . . „Gestern hatte ich einen vergnüglichen Abend!" sagte meine Freundin zur Begrüßung. „Ja, wo bist du denn gewesen?" „Hier in der Küche – mit einem Buch." Sie reicht mir ein Buch. Ein ganz besonderer Saft – Urin. Eher befremdet schaue ich meine Freundin Elisabeth an. „Mit was für einem Seich gibt die sich jetzt ab?" denke ich. Ich bin verunsichert. Elisabeth schmunzelt: „Dein Mienenspiel sollte man jetzt filmen können. Am besten ist, du nimmst das Buch und liest es selber." Das war vor einigen Wochen, und ich habe es seither gelesen . . .

Zuerst etwas zu Vespasian. Im Kanton Wallis, im französischsprechenden Teil, sagt man zu einem öffentlichen WC „une vespasienne". Das sagte mir ein alter Herr (Geburtsjahr vor dem ersten Weltkrieg), als wir uns darüber unterhielten, daß Geld nicht stinkt. Ob dieser Ausdruck im französischen Sprachraum weit verbreitet ist, weiß ich nicht.

Die Bezeichnung Walker trifft man in der deutschsprachigen Schweiz regelmäßig an. Es ist heute ein Familienname, der auch im Englischen vorkommt.

Vor etwa 30 Jahren schwärmten wir als Teenager für einen (amerikanischen?) Filmstar namens Robert Fuller. Ob hier noch die römische Berufsbezeichnung nachklingt? Es gibt auch den Regisseur Samuel Fuller.

Gibt es in der hochdeutschen Sprache auch so viele verschiedene *Ausdrücke für Wasser lassen, urinieren*? In unserem Dialekt, Berndeutsch, heißt das so: Seiche, seikke, schiffe, bisle, Bisi mache = Kleinkindersprache, pisse = Schüler/innensprache, brunze, brünzle, e Brunne mache = veraltet.

Nun eine Doktorgeschichte mit Roß-Seich.

Micheli Schüpbach war ein berühmter Heiliger in Langnau im Emmental im 19. Jahrhundert. Also: Ein Bauer sollte den Urin seiner Frau am Markttag nach Langnau zu Micheli Schüpbach bringen. Zuerst muß er das Pferd aus dem Stall holen und vor den Wagen spannen. Er beobachtet, daß das Pferd sich eben anschickt, Wasser zu lassen. Schnell leert er den Inhalt des Gütterli (= Fläschchen) aus und hält es zum Auffüllen unter den reichlichen Urinstrahl des Pferdes. In der stillen Freude, dem Doktor einen Streich zu spielen, fährt der Bauer los. Wie ihm aufgetragen ist, bringt er das Gütterli in die Arztpraxis. Er solle, bevor er heimfahre, wieder vorbeikommen und die Arznei abholen, läßt ihm der Doktor ausrichten. Nach seiner Heimkehr übergibt der Bauer seiner Frau ein kleines Stoffsäcklein. „Lue, das isch d'Ruschtig (= was gerüstet/bereit gemacht ist) vom Dokter!" sagt er und grinst heimlich. Er ist sehr neugierig und schaut zu, wie seine Frau das Säcklein öffnet. Und was ist darin? Eine Handvoll Hafer!

Jetzt fällt mir noch eine Redensart ein: „Das isch zum Haaröl seicke!" Man drückt so eine Verwunderung/sein Entsetzen über etwas aus, das ungewöhnlich, erstaunlich, befremdlich ist. Ob diese Redensart eher familiär ist oder weiter verbreitet ist (oder war?), weiß ich nicht. Ich habe sie seit meiner Jugend nie mehr gehört und brauche sie selber selten und nur im Familienkreis. Klingt darin noch an, daß Urin einmal zur Haarpflege gebraucht worden ist?

Und jetzt kommt der Moment, wo der Frosch ins Wasser springt. Würde ich oder würde ich nicht? Urin trinken? Wohl kaum. Ich kann es mir zum jetzigen Zeitpunkt nicht vorstellen. Ich habe im Hinterkopf auch die Idee, ich sollte zuerst Vegetarierin werden. Als Mittel gegen Fußpilz, als Umschlag bei Prellungen, als Lotion zur Hautpflege . . . ohne weiteres . . .

Tiere und Pflanzen, Haus, Hof und Handwerk

Hier einige Zuschriften, die vom Instinkt der Tiere berichten:

Tiere

Eveline S. aus München

. . . Ein Arbeitskollege hat mir Ihr Buch empfohlen. Ich war ganz begeistert davon. Zuvor hatte ich das Buch „Der *Delphin* ein Geschöpf des 5. Tags" gelesen. Darin steht, daß Delphine ihren Urin gegenseitig trinken und wir Menschen überhaupt ein gestörtes Verhältnis zu unseren Körperflüssigkeiten haben. Bevor ich Ihr Buch gelesen habe, dachte ich, die Delphine machen das, weil sie kein Ekelgefühl kennen. Jetzt weiß ich aber, sie machen das krankheitsvorbeugend und um sich zu heilen. Nun stand für mich fest, das probierst du . . .

Hans-Peter G. aus Otzberg:

. . . In meiner Familie hörte ich schon ganz früh von einem Erfolg mit der Urinbehandlung: Mein Großvater verlor im Ersten Weltkrieg sein Bein. Nach der Amputation kam es zum Wundbrand, und die Ärzte gaben ihn auf (mangels Antibiotika im Lazarett). Als er mit seinem wunden Bein vor dem Lazarettzelt saß, kam ein *Hund* vorbei, *leckte* ihm die Wunde und *pinkelte* sodann über die Wunde. Mein Opa ließ ihn dies mehrmals tun und das Bein heilte tatsächlich schon nach kurzer Zeit aus. Dies war wohl mein erster Kontakt mit der Medizin Urin in meiner Kindheit; meine Großeltern sagten, daß er nur deswegen überhaupt überlebt habe . . .

R.T. aus Köln:

. . . Hiermit schildere ich Ihnen ein altes Volksrezept aus Bulgarien *gegen Läuse* und zur Förderung des Haarwuchses bzw. zur Stärkung des Haares

1 EL Schmalz

1 EL Petroleum

1 EL eigenen frischen Urin

Die Zutaten mischen, mit der Mischung das Haar einreiben und den Kopf mit Plastikfolie abdecken (wie eine Packung). 2–3 Stunden ziehen lassen, dann mit Haarshampoo auswaschen. 2-3mal wöchentlich anwenden . . .

Eva S. aus Steinwenden:

. . . Als Ausbilderin für die meist deutschsprachigen Schädlingsbekämpfer im Dienste der US-Streitkräfte Europa bin ich ab 1983 in eine Art autodidaktisches Aufbau-Studium geraten, das es in Deutschland an keiner Uni mehr gibt, obwohl vieles davon ursprünglich aus Deutschland kam.

Methoden für die *umweltschonende Ungezieferbekämpfung* im menschlichen Nahbereich (engl.: Urban Integrated Pest Management) sind das Objekt meiner langjährigen Leidenschaft. Nach über 11 Jahren bin ich in Fachkreisen zwar weithin bekannt, aber immer noch sehr einsam. Pestizide sind eine Art Religion.

Kopfläuse: Dagegen sollte ein Saunabesuch ausreichen. Reicht ein Besuch? Sicher hat einer Ihrer Hörer ein paar Läuse zum Probieren?

Urin: Meine Mutter, geboren 1927, hat ihre Kindheit auf einer Farm im Amazonasdschungel erlebt. Sie erzählt, daß ihr Vater immer das Pipi der Kinder zum *Desinfizieren* benutzt hat, wenn eine *Kuh gekalbt* hat; angeblich auch bei den Geburten der Kinder . . .

Pflanzen

Bei Pflanzen scheint es eine langbekannte Tradition der Anwendung zu geben. Hier nur einige Beispiele:

Irene K. aus Altenkirchen:

Es war in Ostpreußen 1932, ich war noch ein Kind, da bekamen unsere *Stachelbeeren Mehltau.* Meine Mutter fragte den Gärtner, der den Garten angelegt hatte, ob er ein Mittel gegen diese vernichtende Krankheit kennt – er flüsterte ihr etwas ins Ohr – sie nickte und schmunzelte. Als dann die erste Frostperiode einsetzte, erklärte Mutter allen, daß von nun an „gespendet" werden mußte. Neben der Toilette im Badezimmer stand für diesen Zweck ein Eimer, den Vater, Mutter und vier Kinder zu benutzen hatten – das 14 Tage lang. Die „Spende" kam täglich in eine Gießkanne mit Brausekopf und wurde von oben über die kahlen und frosterstarrten Stachelbeeren gesprüht. Im folgenden Jahr trugen die Sträucher dicke, gesunde Beeren – das bis zur Flucht 1944.

Als mein Mann und ich mit 2 Kindern 1963 eine Dienstwohnung mit Park und Garten bezogen, fanden wir u.a. versteckt zwischen vielen vernachlässigten Obstbäumen auch eine Reihe verkümmerter Stachelbeersträucher, die übervoll mit kleinen, schwarzen Mehltaufrüchten behängt waren. In der ersten Frostperiode ordnete ich nun meiner Familie auch das „Spenden" an und tat das, was meine Mutter einst gemacht hatte. Der Erfolg war großartig!!

1979 zogen wir dann in unseren inzwischen gebauten „Altensitz" mit großem Garten, der natürlich auch Stachelbeeren hatte. Bis 1992 waren die Ernten reichlich, doch unerwartet zeigte sich plötzlich ein ganz starker Mehltaubefall. Natürlich wurde wieder „gespendet" – doch wir waren nur noch 2 Personen! So mischte ich 1:1 Urin-Wasser und sprühte damit. Mein Mann versuchte an 2 Sträuchern eine chemische Behandlung. Beide Bemühungen blieben ohne Erfolg. Ich nehme an, daß der Urin nur pur bei Frost über die Äste gesprüht werden muß.

In Ostpreußen wurden die *Pferde,* wenn sie *Mauke* (Hauterkrankung bei Tieren) hatten, von ihren Pflegern sehr erfolgreich mit frischem Männerurin behandelt.

Prophylaktisch bekamen die *Schweine* mitunter etwas Menschenurin gegen *Rotlauf* ins flüssige Futter. (R. ist eine meldepflichtige Schweinekrankheit).

Wenn man den Urin in einem formschönen Glas- oder Kristallgefäß (spricht man nicht von der Mitternachtsvase?) auffängt, ist der anerzogene Ekel viel geringer . . .

Annemarie O. aus Heeßen:

. . . Als meine Kinder noch nicht erwachsen waren, besuchte unsere Familie Verwandte, die etwas ländlich wohnten, zu gegebener Zeit. Diese Verwandten hatten einen kleinen Vorgarten mit vielen Blumen und üppig wachsender dunkelgrüner, man sagt sattgrüner *Petersilie.* Ich bewunderte diese immer! Sie gaben uns dann auch immer beim Abschied ein Sträußchen mit. Eines Tages, als wir wieder mal zu Besuch waren, sah ich durch Zufall, wie sie den vollen Nachttopf von den beiden Jungs auf bzw. über die Petersilie kippte. Da war es bei mir vorbei und von da an nahm ich keine Petersilie mehr mit. Ich war entsetzt! Heute denke ich darüber ganz anders! Auch meine *Grünpflanzen,* die ich reichlich habe, gieße ich seit dem 23. 01. 94 mit Eigenurin, etwa 1:1. Da kann man das Geld für teuren Dünger lieber für Vitamingaben verwenden.

Es müßten viele Menschen zum Nachdenken angeregt werden und manche Mark und manchen Weg zur Apotheke könnte man sparen, wenn man mehr über den kostbaren Saft aus der körpereigenen „Firma" nutzen würde . . .

Hans H. aus Meckenheim:

. . . Auf die Anwendung im Garten hat mich vor ca. 20 Jahren eine Gärtnerin gebracht: einmal jährlich bei Regenwetter $^1/_2$ Urin und $^1/_2$ Wasser auf den *Rasen.* Außer Mähen braucht das Gras keinerlei Pflege mehr. Kein Gießen bei extremer Trockenheit, kein weiteres Düngen, kein Vertikutieren. Je nachdem, wer fragt, sage ich, warum unser Rasen stets so frisch aussieht. Überzähliger, konzentrierter Urin landet im Spätherbst/Winter auf den

Beeten, im Frühling/Sommer auf dem Komposthaufen. In meinem Garten gibt es weder Kunstdünger noch „Pflanzenschutzmittel". Die Pflanzen – und ihre Außenhaut – sind derart kräftig, daß ein paar sogenannte „Schädlinge" ihnen nicht viel anhaben können. Außerdem halten Ohrenkneifer die Blattläuse im Zaum usw. Es lebt alles, nichts wird – wie bei der Chemie – ermordet und den Geschmack der *Tomaten* sollten sie mal mit dem dieser holländischen Giftkugeln vergleichen!

Solange ich zurückdenken kann, hatte ich eine belegte Zunge. Seit dem morgendlichen Uringurgeln ist das vorbei. Urin als Putzmittel (Scheiben), prima! Farbverdünnung: Wird noch probiert. Allerdings dürften dann Farbreste nicht mehr lagerfähig sein.

Mathilde P. aus St. Veit, Österreich:
. . . Urin, 3–4mal verdünnt, verwende ich schon Jahre als Dünger für meinen *Rasen*. Pur verbrennt er alles. Ich habe es einmal probiert . . .

Margarete K. aus Essen:
. . . Ich selbst zog meinen *Lauch* groß damit. Es waren selbst gesäte, zarte Schwächlinge am Anfang und gelegentliche Beigaben nur mit diesem Saft ließen sie zu strammen Stangen heranwachsen zu meiner großen Freude . . .

Helma W. aus Gelnhausen/Hailer:
. . . Paprikasamen einige Stunden in frischem Urin eingeweicht und parallel dazu Samen in Wasser eingeweicht: Es ist fast nicht zu glauben, aber der in Urin eingeweichte Samen entwickelte viel stärkere und größere Pflanzen . . .

Eleonore M.-G. aus Würzburg:
. . . Am meisten hat mich die *Abfallverwertung* fasziniert: Aus pflanzlichem Abfall wird duftende, überaus wertstoffhaltige Erde (Mutter Erde wird gefüttert) und aus menschlichem Abfall, Urin, wird Heilstoff für die Menschen. Einleuchtend . . .

Haushalt und Handwerk

Immer mehr Leser-innen berichten vom Urin-Einsatz in Haushalt und Handwerk. Manche kennen ihn aus der Tradition. Viele testen neu von B wie Brille bis W wie Wäsche:

Eine Leserin, die gern ungenannt sein möchte:
. . . Meine *Blumen* dünge ich, die *Böden, Fliesen, Möbel,* all das reinige ich damit. Die Böden glänzen, als wären sie frisch eingelassen. *Spiegel, Teppiche,* alles wird schön. Ich fülle Urin in Flaschen ab, und wenn ich putze, habe ich alles kostenlos und brauche die Hände nicht mit Handschuhen zu schützen. Sie sind nachher weich, riechen nicht nach Urin, sondern nach Heu. Ich bin sehr glücklich darüber . . .

Frau I. Z. aus Stuttgart:
. . . Im Krieg *färbten wir Wolle* ein, um ein „neues" Kleidungsstück zu bekommen, die aber beim Waschen schrecklich auslief. Da riet mir eine Tante, doch Urin ins Färbebad zu geben, und es war wie ein Wunder, die Wolle verhielt sich, wie wenn sie Indanthren gefärbt wäre . . .

Gerhard G. aus Verden:
Aus der Nachkriegszeit ist mir noch in Erinnerung, daß selbst gesponnene *Schafwolle* mit Walnußblättern gefärbt, in Urin *farbecht* gemacht und schließlich zu Pullovern und anderen Dingen verarbeitet wurde, eine Methode, an die sich seinerzeit noch unsere Großmütter aus ihrer Kindheit erinnerten.

In der Anlage füge ich eine Fotokopie aus einer Beschreibung der Stadt Lobenstein bei, aus dem armen, aber landschaftlich sehr reizvollen Südosten Thüringens. Dort ist der pinkelnde „Fäßleseecher" sogar im Rathausturm verewigt . . .

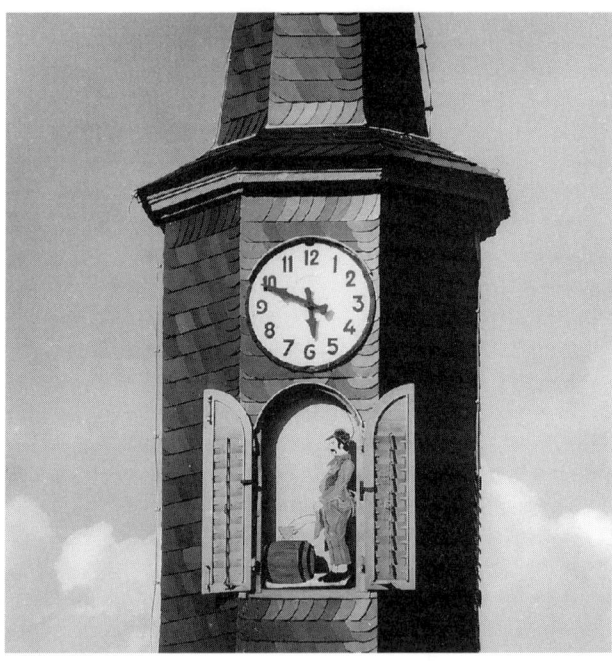

Diese Abbildung, die den „Fäßleseecher" im Rathausturm der Stadt Lobenstein zeigt, wurde uns zugesandt von Frau Ursula O. aus Bochum.

Der Fäßleseecher im Rathausturm

Seit dem 18. Jahrhundert verdienten sich viele Einwohner Lobensteins – nachdem der Bergbau nicht mehr viel hergab – als Weber ihr täglich Brot. Ihre Stoffe fanden zunächst guten Absatz, so daß es um 1820 über dreihundert selbständige Tuchmacher und vier Manufakturen mit nahezu zweihundert Beschäftigten gab. Als die mechanischen Webstühle Englands billigere Stoffe herstellen konnten, und weil Lobenstein überdies bis 1895 auf die Verkehrsanbindung der Eisenbahn warten mußte – schlitterte die Zunft der Tuchmacher in eine tiefe Absatzkrise. Um halbwegs kostengünstig zu produzieren, sparte man, wo man konnte – so an den Anschaffungskosten der ab-

schließenden Appretur für die gewebten Tuche. Schließlich versah der menschliche Urin die gleichen Dienste. Deshalb stand bald in jeder Webstube ein Fäßchen zum Harnlassen bereit, in das jeder hinein-„seechen" mußte. Der darin enthaltene Harnstoff, so sagt man, soll den Wäschestücken Festigkeit und beim anschließenden Bleichen eine vorzügliche Weiße verliehen haben. Bald bezeichnete der Volksmund nicht nur die Weber, sondern alle Einwohner der Stadt als „Fäßleseecher". Und weil die Lobensteiner Humor besaßen, bekannten sie sich auch zu ihrem Spitznamen. Als man 1862 das klassizistische Rathaus anstelle des abgebrannten alten am Markt errichtete, stellte man die Figur eines pinkelnden Handwerksburschen ins Turmfenster. Dort steht er noch heute, der fröhliche Lobensteiner „Fäßleseecher".

Erna R. aus Amberg, 92 Jahre:
. . . Meine Mutter ist in Abertham im Erzgebirge aufgewachsen und hat mir schon vor einigen Jahren erzählt, daß in der dortigen Handschuhfabrik ein großes Holzfaß dastand, und die Männer (es haben dort nur Männer gearbeitet) mußten alle dort hineinpinkeln, denn damit wurde dann das *Handschuhleder gegerbt.* Als ich dann im Fernsehen Herrn Biolek sah, da fiel mir diese Erzählung meiner Mutter wieder ein. Ich selber hatte dauernd sehr rauhe und rissige Fußsohlen und Hornhaut dazu. Nun probierte ich es sofort aus. Und siehe da, meine Füße waren sofort weich wie Samt. Wenn ich es nicht selber ausprobiert hätte, würde ich es nicht glauben . . .

Eine Leserin aus Bonn, die nicht genannt sein möchte:
. . . Ich traue mich noch immer nicht, mein *Universal-Putzmittel* zu offenbaren: es reinigt wunderbar alle Bodenfliesen, Möbel, Kunststoff sowie Holzoberflächen; das Putzwasser ist schön dreckig, meine Hände schön sauber, und es kostet keinen Pfennig. Ganz zu schweigen von dem Verpackungsmüll, den ich so einspare. Aber eigentlich sollte es laut gesagt werden. Wann getraue ich mich?

Ich warte sehnsüchtig, bis ich meinen gesammelten Urin zur Textilreinigung und zur Haarwäsche benutzen kann. Meine Familie lasse ich vorerst in Unwissenheit. Ebenso werde ich meinen Mann erst später aufklären. welches Deodorant ich benutze, womit ich nun die Zähne putze und daß derselbe Saft mein Sonnenschutzmittel ist. Im Märchen ist vom Wasser des Lebens die Rede, sollte damit am Ende unser Harn gemeint sein? . . .

Schwester Clementine M. aus Meitingen:
. . . Gestaunt habe ich über die *Reinigungskraft. Alte Möbel* leben auf und Blumen erblühen zusehends . . .

Christa B. aus Wuppertal:
. . . Daß man/frau den Urin auch im Haushalt einsetzen kann, war mir neu. Neugierig geworden legte ich heute sofort los. Erstes Versuchsobjekt war meine Brille; Resultat: Vorzüglich. Zweiter Versuch waren die Fenster; Resultat: s.o. Der dritte Versuch galt den Topfpflanzen, die heute mit einem Urin-Wasser-Gemisch gegossen wurden. Resultat muß natürlich abgewartet werden. Was mich am meisten fasziniert ist der Gedanke, daß ich ab sofort mit gutem Gewissen das Putzwasser in den Garten schütten kann. Es ist wirklich ein erhebendes Gefühl der Unabhängigkeit, Eigenurin sowohl am Körper als auch im Haushalt verwenden zu können . . .

Eine Leserin aus Stuttgart, die gern ungenannt sein möchte:
. . . Ich meine, mich weniger schlapp und energielos zu fühlen. Bemerkenswert sind auch meine *Fenster und Spiegel,* die vom selbstproduzierten Putzmittel und Putzwasser blitzen und länger sauber bleiben. Zuletzt erwähne ich noch die Üppigkeit meiner Blumen und Tomatenpflanzen. Ein Schwapp Saft in die Gießkanne bewirkte das. Sonst benutze ich keinen Dünger. Mein Mann, meine Tochter und Schwiegersohn lehnen leider noch jeden Versuch ab. Auch wähle ich vorsichtig aus, wem ich von meinen Erfahrungen erzähle . . .

Ferdinand O. aus Hamburg:
. . . Wenn ich trotzdem kritisiere, so betrifft es Ihren Gesprächspartner Dr. Mielke, der die Urinbehandlung der Schwerter ins Reich der Fabel verbannen wollte. Hier irrt Herr Dr. Mielke. Hätte er sich mit Stahlfachleuten über dieses Thema unterhalten, hätte er sicher eine andere Auskunft bzw. Erklärung erhalten. Je nach Legierung wird *Stahl* in Luft, Öl, Wasser oder in Salzbädern gehärtet (glühend abgeschreckt). Weil Urin ein besonderer Saft ist, wurde dieser zum Härten benutzt. Außerdem war Salz in einigen Gegenden sehr rar und schwer zu beschaffen. Ich selbst habe in den 30er Jahren einen findigen Uhrmacher gekannt, der seine feinen Bohrer in Urin gehärtet hat.

Armin R. B. aus St. Georgen:
. . . Ich hatte die Angewohnheit, auf unserem Grundstück ein Stück *Blech* anzupinkeln – die Stellen, an denen der Urin abging, blieben vollkommen *rostfrei*, die anderen Stellen, an denen kein Urin war, fingen durch normales Wasser an zu rosten . . .

Karlheinz G. aus Kassel:
. . . Zur Gewinnung von Alaun wurde über Jahrzehnte in Oberhaufungen Mengen Urins gesammelt, den man für die *Aufbereitung des Alauns* benötigte.

Winfried B. aus Haan:
. . . Wenn Urin in Pappbechern aufbewahrt wird, kann man die *Harnstein/Salpetersalze* besser *ernten* als in einem Glasbehälter. Das getrocknete und gemörserte Salz wird zusammen mit Kalisalzen bei der Sprengstoff- und Brandmittelherstellung verwendet. (Lies die Bibel, Lutherübersetzung, Hesekiel 47/9–12.)

Mit einem Keramik-, Glas- oder Porzellangefäß. Zwei verschiedene, nicht edle Metalle mit unterschiedlicher Kernladungszahl, Atomzahl und dem „besonderen Saft" (statt Säure) läßt sich eine *Gleichstrombatterie* anfertigen, mit nicht näher bestimmter Volt- und Ampèrezahl.

Variiert nach Aufbau des Gerätes und der frischen U-Saft-Konzentration.

Gartenbautip: *Vertreibung* (nicht Tötung) von *Wühlmäusen, Maulwurf*. Der Gang wird freigelegt und freigehalten. Der nach Ammoniak riechende Urin des Gärtners. Der U-Saft ist nach mehreren Tagen alkalisch, stark riechend. Der „ganz besondere Saft" wird nach Bedarf immer wieder in den Gang des Tieres geschüttet. Biologisch abbaubar und billig und wirksam.

Fragestellung: Wie kann man die *Oxid-Schicht von Buntmetall* entfernen? (Kupferarmband). Mit dem ganz besonderen Saft. Verfahrensweise: In ein Keramik- oder Porzellangefäß wird Alufolie gelegt. Isoliermaterial (kleine Steinchen) befinden sich zwischen dem Kupfer und der Folie. U-Saft in das Gefäß und 1 Tag warten. Dank Ionen-Wanderung wird das Kupfer glänzend, sauber und rein . . .

Wäsche

Eine Leserin aus Köln, die gern ungenannt sein möchte:
. . . Habe einen dünnen Wollrock, der war voll mit starken Flecken. Ich habe Urin ins Wasser gemischt und den Rock über Nacht eingeweicht. Am nächsten Tag *gewaschen*. Der Rock ist so sauber geworden wie neu. Für die Topfpflanzen sollte man nicht allzuviel Urin nehmen . . .

Ingrid P. aus Sassnitz/Rügen:
. . . Urin ist das beste *Fleckenmittel*, das ich je ausprobiert habe. Da ist noch etwas: Wir hatten uns ein Schaffell aus Polen mitbringen lassen. Das stank wie eine ganze Herde. Zu verderben war nichts, also haben wir ca. 5 Tage draufgepullert, dann so, wie es war, eine Stunde in lauwarmem Wasser eingeweicht, tüchtig gespült, dann gewaschen mit Shampoo, gespült, lauwarm mit Essigzusatz. Jetzt schlafe ich drauf . . .

Frau D. H. aus München:
. . . Angetan von der Lektüre war mein erster Weg die Staatsbibliothek München. Hier wollte ich mehr zum Thema erfahren. Ich ging zum Schlagwortkatalog und wurde fündig unter „Urin". Hier stand nun klar und deutlich Urin-Sekte. Ich war schon voll begeistert und hoffte, daß sich hier neue Welten auftun werden. Meine Phantasie ging mit mir durch. . . . gab es also schon Sekten auf diesem Gebiet. Wie mögen die nur zelebriert haben . . . Was soll ich sagen, was fand ich dort? Das ernüchternde Wort Ur-Insekten. Ein Interpunktionsfehler! Ich habe so laut gelacht. Und jedem, dem ich von meinem Interesse an Urin-Wissen erzähle, gebe ich auch diese Anekdote zum besten. Nachrichten aus meiner Praxis? Auch zum Lachen, denn ich bin eine Abenteurerin:

1. Ich habe Wäsche mit Urin gewaschen, blitzsauber und wohlduftend nach dem Trocknen in der Sonne.

2. Ich reibe mich mit dem Morgenurin meines Freundes (20 Jahre jünger als ich) ein . . .

Selbsthilfegruppen

Ich weiß nicht, wie es Ihnen beim Lesen der Post ergeht. Mir wird – je öfter ich sie las (das brachte die Erstellung dieses Bandes ja mit sich) – immer deutlicher, wieviel oft in Nebensätzen, in scheinbaren Randbemerkungen zum Ausdruck kommt und wieviel Reichtum in Erfahrungen steckt, die dem schlichten Wissen um Fakten in einigen Punkten doch überlegen sind. Schließlich berücksichtigen sie das Spezielle, das bei einer Verallgemeinerung eben häufig unter den Tisch fallen muß. Und es fasziniert mich, wieviel lebendige Bilder mir viele Zuschriften gezaubert haben. Richtig Kino im Kopf. Ich denke sogar, daß ich wüßte, wie die Schreiber-innen und ihre Umgebung aussehen (natürlich wird es meist nicht stimmen). Aber dieser Einblick in fremde Leben macht für mich jede Art von Mitmach-Arbeit so wertvoll und einmalig. Ich kann vergleichen, mich abgrenzen, mich wieder erkennen, mir über Achtung und Verachtung, über Anders- und Vertraut-Sein klarer werden und so viel Neues erfahren.

Das ist auch ein Gewinn, den sich jeder Mensch selbst verschaffen kann, wenn er sich einer Selbsthilfegruppe anschließt. Wie schon eingangs erwähnt, verdanke ich solchen Gruppen viel an Erfahrung und Erkenntnissen, die mir kein Buch, kein TV, kein Radio, keine Vorlesung hätte vermitteln können. Als Haltung erlernte ich dabei eine Art „Puzzlesteinchen-Wahrnehmung" zu nutzen, die davon ausgeht, daß jeder Mensch einen Teilbeitrag leistet – auch die nicht so Klugen, die Unsympathischeren und nicht nur die Gebildeten, die Lebensklügeren, die Charmanten und Angenehmen. Die zum Reiben, die meine Geduld herausforderten, haben mich auf Dauer oft mehr gelehrt – über das Leben und über mich selbst. Ich mußte nur schaffen, mich tiefer zu interessieren, Spielregeln zum Begrenzen finden und vor allem nicht alles von allen zu er-

warten. Das „Himmlische im Teuflischen" und das „Teuflische im Himmlischen" zuerst aushalten und später positiv nutzen zu lernen, war besonders hilfreich. Solche Gruppen können gerade auf dem Gebiet der Urin-Anwendung mit seiner individuellen Spezialität besonders große Bedeutung haben. Deshalb folgt im nächsten Teil die Ermutigung und Technik, wie solche Gruppen gegründet und leichter durchgehalten werden können (Alle Gruppenverläufe haben eine systematische Berg- und Tal-Struktur). Also:

Wer eine Selbsthilfegruppe gründen möchte, kann

a) in einer Zeitung, am schwarzen Brett im Supermarkt, in der Gemeinde, der Schule, der Universität etc. inserieren,

b) eine Anzeige kostenlos in einem Annoncenblatt oder kostenpflichtig in einer Zeitung aufgeben. Zum Beispiel mit dem Inhalt: Urin-Therapie: „Wer hat altes oder neues Wissen oder Interesse am Thema. Selbsthilfegruppenmitglieder gesucht. Treffen 1 Mal zwei Stunden, dienstags von 20 bis 22 Uhr, erstes Treffen am: . . . um . . . in . . .“

c) auf einer Lesung spontan eine Liste auslegen und mich vorher darauf aufmerksam machen.

Wichtig ist, dazu einen neutralen Raum in einem Bürgerzentrum, einer Gemeinde, einer Volkshochschule oder dem abgeschlossenen Hinterzimmer einer Kneipe zu finden.

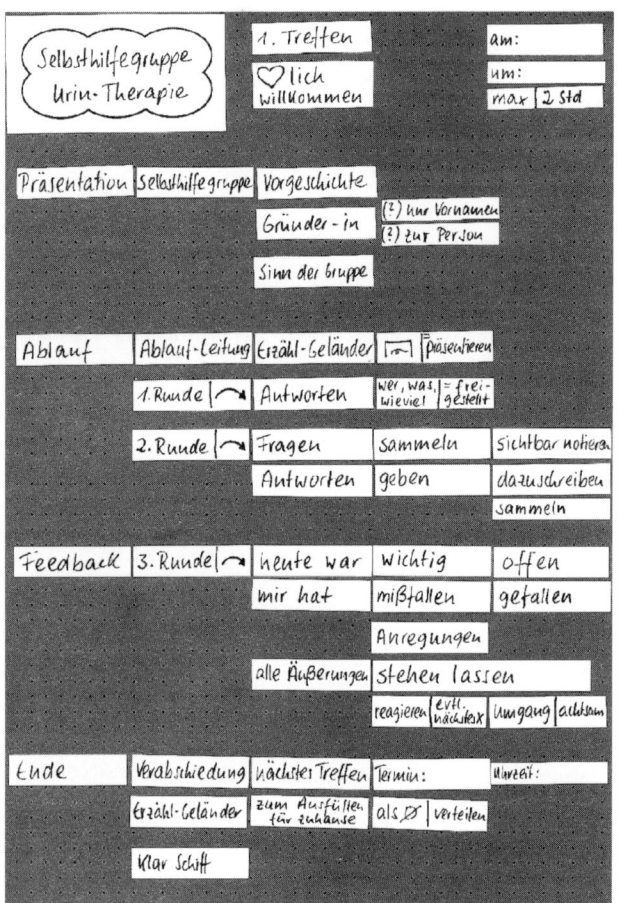

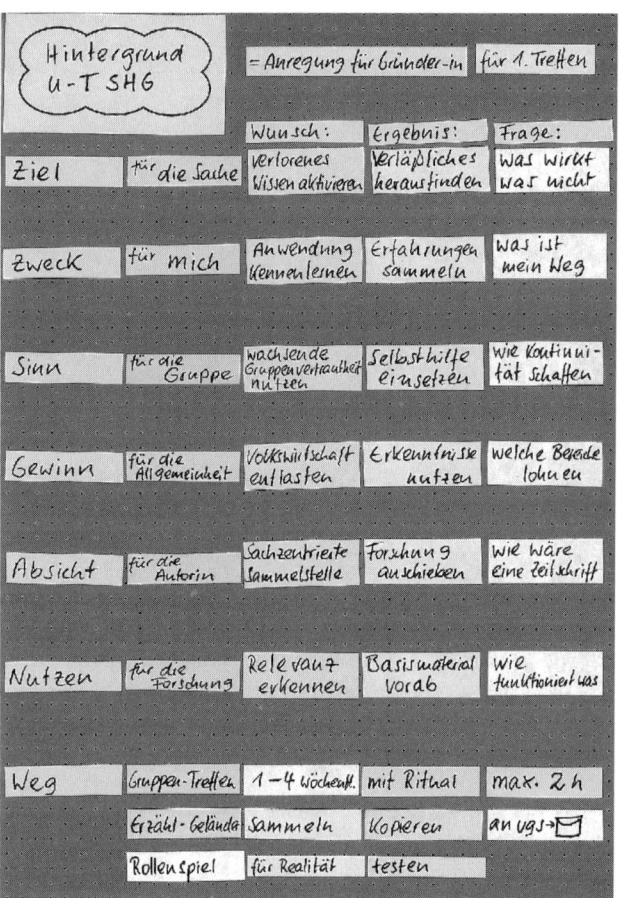

Wer eine Selbsthilfegruppe gründet, kann sich leichter tun, wenn er Visuale (so heißen visualisierte Seiten) dazu nutzt.

Für Interessierte:

Alle abgebildeten Visuale sind eigentlich farbig und können mit Tisch-Präsenter und Klebe-Pits unter dem Stichwort „SHG-Urin-Therapie" gegen Rechnung über die vgs verlagsgesellschaft, Breite Str. 118–120, 50667 Köln, angefordert werden.

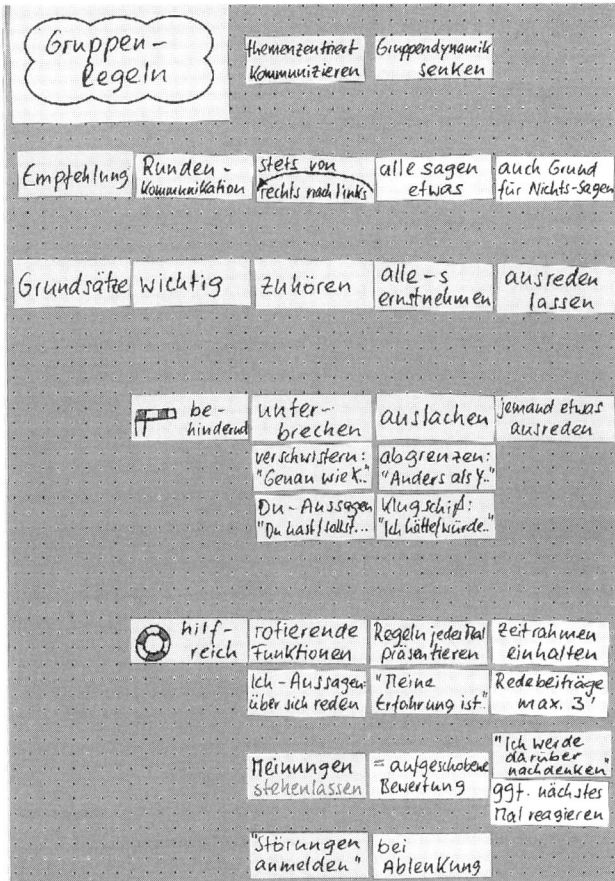

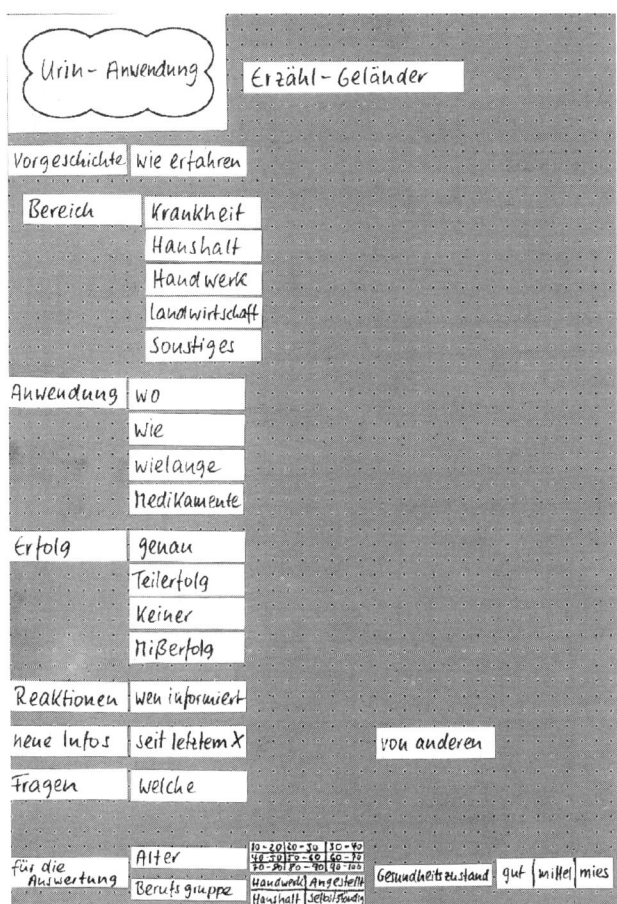

Am zweiten Abend lohnt es sich, zur Einführung ein Ritual zu etablieren, das allen Beteiligten die Sicherheit gibt, wie sie sich gruppennützlich verhalten können. Wer am nächsten Abend bereits auf vorgedachtem Niveau einsteigen möchte, kann ein „Erzähl-Geländer" kopieren und es zu Hause in Ruhe ausfüllen (entweder mit Pits, das sind farbige Klebezettel, oder schlicht mit der Hand auf die Kopie schreiben). Die Pits haben den Vorzug, durch die Farben die Gewichtung der Aussage deutlich zu machen: gelb für Information, rot für wichtig, weiß für offen/ungeklärt, grün für erwünscht und grau für unerwünscht/störend.

Nach der normalen Anfangsaufgeregtheit, die sich nach einiger Zeit legt, können alle, die es möchten, ohne Aufgeregtheit (wichtig: immer freiwillig) und Furcht, etwas Wichtiges zu vergessen, ihre Punkte vorstellen. Gepittet lassen sich die Erkenntnisse später sammeln, klastern (= zu Sinntrauben zusammenfügen) und später fix und tiefsinnig auswerten.

Die Ablaufleitung kann nach kurzer Zeit, wenn das Ritual etabliert ist, rotieren, so daß naturgegebene Leitungskämpfe oder Neidereien minimiert werden.

Die kopierten Ergebnisse oder die ausgefüllten Originale werden in einer Mappe abgeheftet und gesammelt, so daß die Entwicklung der Gruppe, die Aufs und Abs der Erkenntnisse auf diese Weise dokumentiert werden. (Über eine Kopie freue ich mich natürlich sehr, um so Ihr Material für interessierte Forscher-innen, die sich ja sicher auf die Dauer noch zahlreicher finden dürften, zentral zur Verfügung stellen zu können. Sie erhalten Nachricht, wenn es soweit ist.)

Je nach Zeit (zwei Stunden nicht überschreiten) kann die Gruppe außerdem im Rollenspiel ausprobieren, wie Sie am besten mit Ihrem Mann/Ihrer Frau/Ihren Kindern/ Ihrem Arzt, Ihrer Ärztin, mit Eltern, Freunden und Freundinnen, mit Kolleg-inn-en über Urin-Themen reden können, wenn es Ihnen schwerfällt. Wenn Sie keine Erfahrung damit haben: macht nichts. Das Rollenspiel-Ablauf-Geländer und die Beschreibungen, die hier folgen, haben sich über 100mal bewährt (soviel Gruppen haben uns nach Erscheinen des Buches „Die Hausfrauengruppe" berichtet, daß sie – an diesem „Rezept" orientiert – eine oft jahrelange, fruchtbare Gruppenarbeit gestartet hätten). Beides entstammt meiner eigenen Erfahrung innerhalb von sechs Jahren Rollenspiel-Selbsthilfe-Gruppen und aus neun Jahren wöchentlicher Fortbildungs-Seminare zum Thema „Kommunikation optimieren", die ich über jeweils 30 Abende veranstalte.

Gebrauchsanleitung für das Rollenspiel:

(Überarbeitete Fassung aus „Die Hausfrauengruppe oder wie 11 Frauen sich selbst helfen", Hg. von C. Thomas, Hamburg 1978 und 1988)

Um das Rollenspiel bei anderen vorzuführen, entwickelte die als Hausfrauengruppe getarnte Rollenspiel-Gruppe eine neue Form. Denn es wurde klar, daß – wenn es erkenn- und erlernbare „Spielregeln" gäbe, wie bei „Mensch ärgere dich nicht", „Schach" o. ä. – sich die Kompetenz der einzelnen viel rascher entwickeln könnte, als wenn die Gruppenmitglieder über eine längere Anfangsphase auf die „wissenderen" Leiterinnen angewiesen bleiben. Ein solches Verfahren würde zwar Erfahrungsunterschiede nicht verleugnen, könnte aber, gerade am Anfang, eine Art gemeinsames Geländer für alle anbieten. Dieses Geländer sieht folgendermaßen aus:

1. Jede Woche meldet sich – auf Nachfrage des-der Leiter-in vom letzten Mal – ein-e neue-r Leiter-in. Die Gruppe wartet, entweder bis sich jemand freiwillig gefunden hat oder sie hat die Vor (?)-Namen alphabetisch untereinander auf ein A4-Blatt geklebt, daneben ein Pit „Leitung heute" in grün = Wunsch. Und dieses Pit wandert schlicht nach unten.

2. Die Leitung präsentiert den Ablauf nach dem Eingangsschwätzchen.

3. Die Leitung vom letzten Mal kann es übernehmen, die Gruppenregeln, wenn es welche gibt, zu präsentieren und zu checken (wir haben mit einer äußerst hilfreichen Kurzform von TZI = Themenzentrierte Interaktion nach Ruth Cohn zum Senken der Gruppendynamik sehr segensreich gearbeitet: Kann zugeschickt werden.) – es sei denn, die Gruppe arbeitet auch hier mit einem Pit „Check heute", das ebenfalls auf der Namensliste rotiert.

4. Es folgt – angestoßen von der Leitung – eine Runde

a) wie ist meine Arbeitsfähigkeit heute (damit Kopfweh nicht als Muffigkeit mißverstanden wird)

b) was ist mir vom letzten Treffen hängengeblieben

c) die Präsentation des Erzählgeländers und

d) neue Spielvorschläge (z. B. „Wie kann ich meinen Mann schonend darüber informieren, daß ich Urin anwende/anwenden will", „Wie rede ich gelassen und offen mit meinem verschlossenen Hausarzt?", „Wie hindere ich meine Schwester daran, mich mit ‚Pipinelke' aufzuziehen?", „Wie bringe ich meiner Putzhilfe bei, daß ich erfreut wäre, wenn sie die Fenster mit ihrem Urin putzte?", „Wie setze ich beim Pflegepersonal durch, daß meine gelähmte Schwester Urin-Einreibungen erhält?" usw.). Die Leitung des Abends ist übrigens immer als letztes dran.

5. Eine Runde – mündlich oder mit Pits (= nonverbal und damit kränkungsfreier – zur Abstimmung, welcher Spielvorschlag angenommen wird. Die einfache Mehrheit entscheidet. Bei Patt gibt es eine erneute Runde zwischen den Favoritenvorschlägen.

6. Wer das Problem eingebracht hat, stimmt die notwendige Anzahl von Mitspieler-inne-n ein und spielt beim ersten Rollenspiel nicht mit.

7. Das erste Rollenspiel heißt: „Das Spiegelspiel", d. h., die Spieler-innen sollten sich bemühen, der-dem Betroffenen möglichst genau einen Spiegel vorzuhalten, wie er-sie sich in der Situation verhalten hat oder sich erwartungsgemäß verhalten wird. Das hat den Vorteil, daß die anderen nicht sich selbst spielen und der-die Betroffene sich wiedererkennen, sozusagen im Spiegel sehen kann. Deshalb spielt der-die Vorschläger-in auch beim ersten Spiel nicht mit, während die Spielerinnen ihre Fähigkeit trainieren, sich einzufühlen und mal „in andere Schuhe zu steigen".

8. Gefühle und Sache sagen: Also möglichst nicht: „Das war gut/schlecht, daß du das gemacht/gesagt hast", sondern „Mich freute/ärgerte Aussage X/Handlung Y. (Dadurch kann Kränkung und Isolation vermieden werden). Als erstes schildern die Spieler-innen, welche Gefühle in ihnen beim Spielen ausgelöst wurden, und zwar in der Reihenfolge: Darsteller der Hauptrolle, d. h., des-der Vorschlagenden zuerst, dann, gestaffelt nach der Wichtigkeit der Rollen, die anderen Spieler-innen. Danach geben Zuschauer-innen (alle oder je nach Zeit 2–4) den Spieler-inne-n eine Rückmeldung über die Gefühle, die bei ihnen entstanden sind, wie z. B. Belustigung, Ärger, Langeweile, Freude, Beklemmung. Da die Person, die das Rollenspiel vorgeschlagen hat, meist

auf den heftigsten Gefühlen „sitzt", sollte sie als erste nach den Spieler-inne-n und vor den anderen Zuschauer-inne-n zu Wort kommen dürfen. Sie sollte auch eine Rückmeldung dafür geben, wie echt das Spiegel-Spiel war, d. h., ob die Situation ziemlich genau wie im Leben oder in der Erwartung wiedergegeben wurde. Denn daraus können sich Konsequenzen für die nächsten Spiele ergeben, in denen sich ja nur die Hauptperson verändern soll und nicht die Mitspieler-innen (Z. B. der ablehnende Arzt wird nicht plötzlich von sich aus Urin-Therapie-zugänglich). Der Vorteil dieses Verfahrens ist, daß alle so deutlich erleben können, wie sehr ein Mensch Einfluß auf das Verhalten anderer nehmen kann, indem er oder sie sich unterschiedlich verhält; oder anders ausgedrückt, daß zu einer Situation immer zwei gehören: jemand, der oder die etwas macht und jemand, der oder die etwas mit sich machen läßt. Um Urteile (Verurteilungen) zu vermeiden, ist es nützlich, immer wieder darauf zu achten, daß Sätze, die mit „Ich fand" oder „Du hast" anfangen, häufig verletzender wirken können, und alle Sätze, die mit „Ich hätte/würde/man müßte anfangen entweder einen anderen kleinmachen – Klugschiß – oder einen neuen Spielvorschlag enthalten. Da es gerade am Anfang so schwer ist, die eigenen Gefühle zu erkennen und zu benennen, kann ich mir mit der Frage, ob ich mich wohl oder unwohl gefühlt habe, eine Erleichterung für das Gefühle-Kennenlernen verschaffen. Danach kann ich trainieren, den ersten Satz mit „Ich war..." (wütend, erfreut, traurig, sauer, belustigt etc.) zu beginnen.

9. Es folgt: Die „unerwünschte Variante".

In diesem Spiel darf Verhalten ausprobiert werden, das sich kaum jemand normalerweise traut, oder eines, das er oder sie für unmöglich hält (Anschleimen, Zurückschreien etc.). Diese Variante hat nicht nur den Vorteil, den Spiel-Spaß karikaturesk zu erhöhen. Vor allem wird negatives Verhalten durch diese „Spiel-Vorschrift" salonfähig gemacht. Gerade in neuen Gruppen versuchen sich viele Mitglieder ja ausschließlich von ihrer besten

Seite zu zeigen und trauen sich ohne diese Spiel-Regel deshalb nur zögerlich, selbst in fremden Rollen einen Miesling/ein „Sumpfhuhn" zu spielen. Gruppenmitglieder können so Verhalten erproben, das sie sich in Wirklichkeit nie zu zeigen wagen oder an den Tag legen dürfen, z. B.: Der-die Betroffene schreit – wenigstens mal im Spiel – den Chef an (z. B. : wie er dazu komme, bloßstellende Bemerkungen über Urin-Therapie zu machen, nachdem er oder sie sich ihm anvertraut hatte). Er oder sie erlebt unter Umständen eine „Reinigung" oder zumindest, was ihm oder ihr dabei passiert. Im Klartext: Dieses Spiel ist nie eine Empfehlung.

10. Es folgt: Gefühle sagen wie unter Punkt 8.

11. Die „erwünschte" Variante.

Das dritte Spiel unter diesem Motto trägt dem Bedürfnis Rechnung, nun doch zu versuchen, eine Lösung zu finden, obwohl den Beteiligten sehr schnell klar wird, daß Rollenspiele keine Rezeptblöcke sind, sondern Verhaltensalternativen bewußt machen und das Reflexions- und Reaktionsvermögen schärfen und trainieren.

12. Gefühle sagen wie unter Punkt 8.

13. Danach können, wenn die Zeit reicht, beliebig viele Einfälle für neues Verhalten in weiteren Spielen ausprobiert werden.

14. Es folgt eine Resultat-Runde: Was hat mir heute abend gut gefallen, war mir am Thema und am Spiel wichtig, was ist offengeblieben, und – taktisch rücksichtsvoll am Ende – was hat mir nicht gefallen. Hier darf nach Herzenslust bewertet werden.

Wichtig!!: sowohl bei dieser Runde als auch beim Gefühle-Sagen im Rollenspiel: Keine Widerrede, keine Rechtfertigung oder Diskussion (ganz besonders nicht in der Anfangsphase). Lernen zuzuhören, auszuhalten, anzunehmen oder gar stehenzulassen, auch wenn jemand völlig anderer Meinung ist. Dieser Punkt ist zwar sehr schwierig, aber es lohnt sich ganz besonders, ihn einzuüben, weil dadurch die Offenheit steigt und Verschiedenartigkeit gewinnvoller eingebracht werden kann. (Klüger werden geht auch ohne, daß jemand

ständig Einblicke in den eigenen Prozeß vermittelt, sondern erst mal „innen" sortiert).

15. Zum Schluß wird der Leitung eine positive Rückmeldung über die Ablaufleitung gegeben. Die Vorteile dieser Prozedur, die gerade am Anfang besonders gern auf Widerstände stößt, sind:

– die Leitungsrolle wird langfristig mit weniger Angst übernommen, da die Person weiß, daß sie „nachher nicht zur Schnecke gemacht wird"

– positives Verhalten kann auf Dauer langfristig verstärkt werden, weil die Gruppe Parameter für erwünschtes Verhalten ausspricht und so etablieren hilft

– auch wortlos wächst die Erkenntnis, daß Verhalten, das nicht erwähnt wird, offenbar keine Zustimmung findet

– die Gruppenmitglieder können lernen, erfreuliches Verhalten genauso rasch zu registrieren wie negatives (bei manchen eine von der Schule gründlich ausgetriebene Wahrnehmung)

– die Teilnehmer-innen können üben, echt und nicht verlogen oder scheinheilig (fällt vielen gar nicht so leicht) Anerkennung zu äußern

Und das Schwierigste: als Leitung zu

– lernen, veröffentlichte Anerkennung freudvoll-gelassen anzunehmen (auf die – mit der „Stehenlassen"-Regel zu verhindernden „Bauchtänze" können Sie sich schon freuen).

Die Spiele sollten übrigens möglichst echt sein und an jemandes realem Problem – nachträglich oder vorsehbar – anknüpfen. Im ersten halben Jahr empfiehlt es sich, sie nicht zu persönlich-intim sein zu lassen. Erst wenn sich alle Gruppenmitglieder sicher und vertrauter fühlen, kann sich die Gruppe an viel persönlichere Spiele herantrauen und auch das Geländer je nach eigenem Fortschritt verändern[1], wenn sie Lust dazu hat.

Die Punkte 1. – 15. enthalten die Konsequenzen aus den vielen schmerzlichen (neben den lustigen, gewinn-

---

[1] Vgl. „Vistem – der klare schnelle Weg zur Sache, C. Thomas, Weinheim, 1996.

bringenden und herzwärmenden) Erfahrungen. Die wird jede Gruppe zwar ohnehin machen müssen. Aber das Geländer kann eine Hilfe sein, diese tieferen „Gruppentäler" erst dann zu durchschreiten, wenn die Gemeinschaft schon stabil genug dafür ist und die notwendiger- und nützlicherweise auftretenden Spannungen dann besser und gefahrloser verarbeiten kann.

Der feste Zeitrahmen ist übrigens besonders wichtig: Zwei Stunden. Egal, wie spannend es ist und auch wenn es verführerisch scheint, nicht länger machen und möglichst pro Woche einmal regelmäßig.

Für alle, die auch nur einen Hauch von Interesse an solcher Arbeit finden, jedoch glauben, daß ihnen der Mut fehlt:

Die Devise lautet: Einfach mal probieren. Doofer wird man nie bei so etwas. Es kann Spaß und klüger machen, mich in Kontakt mit neuen, anderen Menschen bringen, zu denen eine verbindliche, ganz neuartige haltbare Beziehungsform entstehen kann (z. B. habe ich mit den Selbsthilfegruppen-Mitgliedern von 1975 bis heute Kontakt.) Und außerdem kann mich die Gruppe über eine so wichtige Sache wie den Urin und meinen Körper, meine Seele und die Beziehung dazu in diesem Punkt etwas lehren, was ich allein schlechter zuwege brächte. Darüber hinaus wäre noch möglich, durch neue Erkenntnisse zu diesem Komplex vielen Menschen zu nützen und damit einem wertvollen Thema dienlich zu sein. Ich habe Ihnen hier nur einen – zugegebenermaßen erfolgreich erprobten Weg für eine Selbsthilfegruppe vorgestellt. Natürlich funktionieren Gruppen auf vielfältige Weise und jeder Zusammenschluß muß seine eigene Methode finden. Daß das klappt, belegt z. B. auf eindrucksvolle Weise die Selbsthilfegruppe Gießen seit zwei Jahren, die ganz anders arbeitet.

Erfahrungen der Selbsthilfegruppe Gießen

Gottfried J. aus Gießen, (der verdienstvolle Gründer):
. . . Meine Erfahrungen fingen im Sommer 1993 an. Ich hatte immer rissige Hände, war schon beim Hautarzt, der konnte mir auch nicht helfen. Durch Ihr Buch versuchte ich, sie zu behandeln. Von außen einreiben – was mir auch spontan gelang. War also erst mal begeistert. Aber es kam wieder, die Hände wurden wieder rissig. Da begann ich den Urin zu trinken, von dem Zeitpunkt an verschwanden die Risse an den Händen ganz. Das dauerte ca. 2 Monate. Mein zweites Problem waren meine Erkältungen, die in den letzten Jahren immer schlimmer wurden, mit Fieber, und sie dauerten immer länger. Durch das Trinken von Urin habe ich seit Ostern 1993 keine Erkältung mehr. Wenn, dann nur einen leichten Schnupfen, das ist dann auch alles. Als positive Nebenwirkung kann ich berichten, daß mein Sodbrennen und leichte Herzbeschwerden verschwunden sind. Es ist einfach wunderbar, sich selbst helfen zu können. Wenn mir das früher jemand gesagt hätte, kaum zu glauben. Auch mein ganzes Wohlbefinden hat sich verbessert. Und ich habe noch etwas Neues herausgefunden: Morgens nüchtern 1 Glas Urin, Frühstück erst um 10 Uhr, ist gut für die schlanke Linie, und ich fühle mich prima.

Habe am 15. Juni Frau Allmann besucht, um wieder Neues zu erfahren, was für die Gruppe immer gut ist. Frau Allmann hat ja noch mehr Erfahrung und kann mir bei der praktischen Anwendung sehr gut helfen. Mein Wunsch wäre es, wenn sich noch mehr Selbsthilfegruppen bilden würden, damit die Basis noch breiter wird. Davon ginge dann ein gewisser Druck aus, der eine positive Wirkung hat . . .

Gottfried J.
. . . die Selbsthilfegruppe aus Gießen meldet sich wieder. Ich habe vor einigen Wochen ein Urinfasten in Wal-

denburg gemacht. Es waren acht Tage, wo ich nichts gegessen habe. Die Flüssigkeit bestand aus: ca. 2 l Urin, 2 Tl Tee, 1,8 l Wasser. Ist mir sehr gut bekommen, es wurde mir Blut vorher und nachher abgenommen. Blutwerte waren sehr gut.

Zur Selbsthilfegruppe Gießen: Wir treffen uns jeden ersten Freitag im Monat in der Friedrichstraße um 20 Uhr. Begrüßung von mir und das Wichtigste, was zu berichten ist, dann stellt sich jeder vor (Blitzlicht), ca. zehn Minuten, so kommt auch jeder zu Wort. Dann wird versucht, im einzelnen die Probleme anzugehen, auch weitergeben an Ärzte, die sich mit der Urin-Therapie beschäftigen. Denn noch fehlt es an Ärzten, die sich mit der Urin-Therapie auseinandersetzen. Durch das letzte Buch „Blick über den Zaun" kommen wesentlich mehr Anrufe, aber auch sehr große Problem-Fälle. Mein neuer Vorstoß ist, Medizinstudenten zu gewinnen, die sich mit der Urin-Therapie beschäftigen wollen oder die Doktorarbeit darüber schreiben wollen . . .

Adressenliste

(erstellt von Ingeborg Allmann)

Selbsthilfegruppen
Selbsthilfegruppe Gießen, Tel.: 06 41-49 36 45
Wolfgang Brandt sen., Wielandstr. 39, 40211 Düsseldorf
Renate Olbrich, Jungstr. 16, 60486 Frankfurt
Rudolf Müller, Giebelkamp 5, 30966 Hemmingen
Irene Lammermann, Lützowstr. 11, 32312 Lübbecke
Ulla Kinon, Untertorstr. 16, 65760 Eschborn
Karlheinz Hildenbrand, Waldenser Str. 21a,
76307 Karlsbad
Ingeborg Allmann, Laurenbühlstr. 26,
88441 Mittelbiberach (SHG in Biberach und Riedlingen)
Michael Leufke, Marktplatz 17, 89073 Ulm

Außerdem Adressen von Ärzt-inn-en bzw. Naturheilpraktiker-inne-n,
die mit der Urin-Therapie praktizieren (nach Postleitzahlen geordnet):
Deutschland:
Felix Wolfgang Claußnitzer und Moritz Gurczynski, Veilchenweg 5, 02827 Görlitz
Jochen Bischoff, Jonas-Cohn-Str. 72, 02827 Görlitz
Gerhard Jakobi, Lidicestr. 15a, 04349 Leipzig
Marianne Jeniche, Ottomar-Jeschke-Str. 63, 12555 Berlin-Köpenick
Marianne Meilert, Hotel Kranichsberg, Naturheilpraxis, An der Schleuse 3–4, 15569 Woltersdorf
Elke Born, Laschendorf 33, 17213 Malchow
E. Pop, Bremerstr. 29, 21073 Hamburg
Gerrtraud Böhm, Borsteler Ch. 110, 22453 Hamburg
Jutta Schlüter, Mindermannweg 79, 22609 Hamburg
H.-J. Rackow, Marsweg 4, 23562 Lübeck (Beratung)
Eckart Nave, Friedrichstr. 7, 27383 Scheeßel
Hans Höting, Twiedelftsweg 13, 28279 Bremen, Tel.: 04 21/82 56 77
Sabine Becker, Melanchthonstr. 6, 31515 Wunstorf
Ralf Jürgens, Mühlenstr. 16 c, 32257 Bünde
Axel-Joachim Schalm, Detmolder Str. 8, 33102 Paderborn
Dr. Matejka, Wilhelmshöher Allee 262, 34131 Kassel
Winfried Ducke, Frankfurter Str. 6, 36119 Neuhof
Dr. Roy, Dunantstr. 4–6, 41517 Grevenbroich
Clara Herb, Aachener Str. 312, 50933 Köln, Tel.: 02 21/54 15 19. Praxis:
Mo–Fr von 16h30–19h, Sa von 9–13h.
Christa Moritz, Heerstr. 16, 53111 Bonn
Dr. Reza Schirmohammadi, Postfach 2163, 53937 Schleiden
Ulrich Hecker, Bassenheimerstr. 33, 56220 Kettig
Claudia Breitenbach-Blanckart, Oberstr. 56, 56329 St. Goar
Hartmut K. Nagel, Reginenstr. 16, 59069 Hamm
Dr. phil. Harald Hosch, Merklinghauserstr. 45, 59969 Hallenberg

Dr. Peer Winter, Finkenstr. 3, 63069 Offenbach
Gabriele Cooleen Heydrich, Biebererstr. 269,
63071 Offenbach
Dr. Astrid Lenz, Siemensstr. 9b, 63263 Neu-Isenburg
Thomas Wolf, Rottweg 2, 63872 Heimbuchenthal
Helga Krumbein, Zeppelinring 10, 65468 Trebur
Heidrun Munsch, Rhönstr. 8, 65520 Bad Camberg
Ulla Kinon, Untertorstr. 16, 65760 Eschborn
Michael Busse, Hildastr. 8, 68782 Brühl
Margot Jäger, Linzer Str. 4, 70469 Stuttgart
Helga Schuler, Liliencronstr. 5, 70619 Stuttgart
Hannelore Grieb, Hennenburgstr. 17, 71134 Aidlingen 2
Manfred Walz, Im Zwinger 5, 71229 Stuttgart
Inge Wüst, Fachärztin f. Allgemein Medizin,
Bachwiesenstr. 5, 72525 Münsingen
Irmtraud Harsch, Rilkeweg 13, 72622 Nürtingen
Vaclav Frydl, Marktstr. 9, 72793 Pfullingen
Peter Kreutzer, Plochinger Str. 37, 73257 Köngen
Dr. Johann Abele, Schloßstr. 73527 Schwäbisch Gmünd
Dr. Marija Heinzelmann, Reichenbergerstr. 8,
73550 Waldstetten
Volker Siegle, Im Schulzengarten 10,
74722 Buchen-Einbach
Karlheinz Hildenbrand, Waldenser Str. 21a,
76307 Karlsbad (s. SHG)
G. und M. Lauer, Oberw. Hauptstr. 63,
77948 Friesenheim
Klaus Neugebauer, Weidmattenstr. 2,
77815 Bühl-Vimbuch
Dr. Dietrich, Freiherr v. Gillhaußen, Mühlenstr. 10,
78269 Volkertshausen
Paul Klotz, Friedhofstr. 3, 78315 Radolfzell
Dr. Gertrud Pollmächer, Anselm-Feuerbach-Platz 2,
79100 Freiburg
Joachim Henke, Kartäuserstr. 37, 79102 Freiburg
Dr. Marianne Laskowski, Mozartstr. 6,
79104 Freiburg
Eugenie Reber, Schauinslandstr. 6,
79189 Bad Krotzingen

Eberhardt Waldschmidt, Hauptstr. 41,
79336 Herbolzheim
Adelheid Krähenmann, Gartenstr. 7a,
79669 Zell im Wiesental
Dr. Maria Goerdeler, Daphnestr. 6, 81925 München
Barbara Correns, Midgardstr. 10–12, 82327 Tutzing
Dr. Thomas Körfgen, Wolf-Dietrich-Str. 1,
83395 Freilassing
Monika Hackl, Von-Eichendorff-Ring 8, 84405 Dorfen
Dagmar Schlosser, Zugspitzstr. 28c, 85591 Vaterstetten
Dr. Ingrid Riedel, Hoher Weg 11, 86152 Augsburg
Heidi Teichmann-Klitzner, Alpenstr. 11a,
86932 Pürgen
Dr. Halina Kowalska-Hünten, Mühlhaldenweg 14,
87509 Immenstadt
Dr. Wasylewski, Grüner Turm Str. 14,
88212 Ravensburg
Dr. Jochen Welte, Jägerstr. 12, 88250 Weingarten
Christiane Kuhn, Jahnstr. 12, 88400 Biberach
Dr. Schreiägg, Lessingstr. 18, 88499 Riedlingen
Michael T. Leufke, Postfach 2801, 89018 Ulm
Günther Dobler, Wagnerstr. 12, 89160 Dornstadt
Birgit Neffe, Webergasse 10, 89284 Pfaffenhofen
Ayin Marion Kirchner, Heidenheimer Str. 9/3,
89475 Gerstetten
Angelika Dennerlein, Eschenauer Hauptstr. 21,
90542 Eckenthal-Eschenau
Wolfgang Podmirseg, Karmelitenplatz 3a,
93326 Abensberg
Sigrid Hotaki, Seifartshofstr. 11, 96450 Coburg
Gerhard Schwab, Neuwiesenstr. 21,
97828 Marktheidenfeld

Schweiz:
Dr. med. U. E. Hasler, Oberer Graben 12,
9000 St. Gallen
Naturheilpraktiker Hans Rupp, Gossauerstr. 49,
9100 Herisau

Dr. C.T. Schaller, Editions Vivez Soleil, 32, Avenue Petit Senn, 1225 Chêne Bourg/Genf
Susanne Lüthi, Riehenstr. 7, CH – 4127 Birsfelden
Walter Grubenmann, Weiherstr. 4, CH – 9432 Kloten
Dr. Kellenberger, Platz 234, CH – 9432 Platz

Österreich:
Dr. Hans Bernleitner, Meidlinger Hauptstr. 80,
A – 1120 Wien

Sollten Sie schriftliche Anfragen an eine der Selbsthilfegruppen oder an Ärzt-inn-e-n bzw. Naturheilpraktiker-innen richten, denken Sie bitte daran, unbedingt frankierte Rückumschläge beizulegen.

„Wegzehrung"

Als „Wegzehrung" möchte ich Ihnen fast zum Abschluß noch einige von vielen Zuschriften anbieten, die von Instinkt und Freiheit, von Typischem und Exemplarischem oder Besonderem handeln, bevor Wissenschaftliches den Band beendet:

Einstiegserfahrung

Gabriele K. aus Bergisch Gladbach:
... Das Tollste finde ich und das Überzeugendste auch die Anwendung bei *Prellungen, Verbrennungen und kleinen Wunden.* Wenn ich direkt Urin drauf tue, wirkt es tatsächlich durchschlagend. Keine blauen Flecke, keine Brandblasen und die Wunden schließen sich innerhalb eines Tages, ohne sich wie sonst zu entzünden. Es ist wie ein Wundermittel. Wer noch Ekelschwellen hat wie ich, kann sich *so leicht davon überzeugen,* daß es tatsächlich nützt.

Rundum-Einsatz

Herta B. aus Düsseldorf:
... Nein sowas, daß ein Buch so in den Alltag eingreifen kann, habe ich nicht geahnt. Es lag im Buchladen. Ich hatte gar kein Geld übrig, und doch habe ich die letzten Pfennige zusammengekratzt (bin Studentin). Im nachhinein habe ich mich gefreut. Viel Geld gespart seither. Fing an mit Bad putzen. Dann Fenster. Als nächstes Fußpilz. Dann Zähne putzen. Schließlich schlimme Halsentzündung: am Abend war's weg. Dann neugierig geworden: ein Tröpfchen am Morgen und Urin im Glas stehen lassen: Wölkchenbildung beobachtet, Gelbvariationen bewundert, wechselnden Geschmack bestaunt. Schließlich morgens Yoga gemacht: 10 Minuten und einmal ganz einreiben, Haar mit Öl eingefettet und mit altem Urin ausgewaschen. Tatsächlich: es schäumt. Aber das Mischungsverhältnis und das Alter des Urins müssen stimmen. Lotion: eine Sache der Vergangenheit. Griechenlandurlaub: nur Urin, kein sonstiges Mittel mit Sonnenschutzfaktor 20, was ja nichts anderes heißt als ein schweres Medikament. Buch jetzt schon zweimal verschenkt. Hinweis: Preis zahlt sich 10fach aus. Bilanz: Danke ...

Anwendung mit Gespür

Katharina G. aus Essen:
... Seit ich vor anderthalb Jahren Ihr Buch gelesen habe, fing ich aus reiner Neugier und mit viel Skepsis an, das Beschriebene zu testen. Erst einreiben, dann Gurgeln, Halsgeschichten und Zahnweh (Supererfolge). Später trinken, dann nur noch schlückchenweise. Später probierte ich auch Klistiere, von denen ich das Gefühl habe, wenn ich das einmal die Woche mache, es mir und meinem Darm sehr gut tut. Nun aber kommt's: In den Sommerferien war ich auf den Kanaren. Ich habe kein Sonnenschutzmittel außer Urin benutzt. Das ging prima: Kein Sonnenbrand, allerdings habe ich mich auch nicht mitten in die Sonne geknallt, bin aber wunderbar braun geworden. Nur am Dekolleté bekam ich Pickel über und über, die bei Urin-Therapie nur noch röter wurden. Ich vermute, das ist eine Reaktion auf den Nachtschweiß und das nichtentsalzene Waschwasser, das unser Haus versorgte (in dieser Region ist das Wasser sehr knapp). Daher probierte ich alten Urin, das half spürbar. Irgendwie bin ich damit nicht so konsequent, weil mir frischer doch sympathischer ist und ich den Geruch des 3–7 Tage alten Urins nicht mag. Dann habe ich diese Stelle gar nicht mehr eingerieben und die Pickel gingen auch gleich weg. Das heißt, da schien mir der frische Urin dazu beizutragen, daß Pickel herauskamen. Nun weiß ich

nicht, ob die Pickel sozusagen eine homöopathische Heilreaktion waren und etwas Altes zutage förderten oder doch eine Negativ-Reaktion. Ich werde die Sache weiter beobachten, obwohl mein Dekolleté jetzt wieder spurenfrei ist und habe festgestellt, daß eine gelegentliche Pause vielleicht auch nützlich sein kann, statt stur zu sagen: Das nützt und nun wende ich es an, auch wenn ich negative Reaktionen sehe. Auf jeden Fall danke ich Ihnen, daß sie mich zu viel Nachdenken über mich selbst gebracht haben und dazu, nicht einfach blind irgend etwas zu tun, sondern mit Sinn und Verstand. Daß Urin positiv wirkt, hat diese Erfahrung in keiner Weise erschüttert . . .

Eigene Urin-Forschung

Helma N. aus Remscheid:
. . . Ich habe mein Badezimmer inzwischen in ein richtiges Laboratorium verwandelt und experimentiere mit meinem Urin. Ich verwahre ihn in Flaschen und beobachte ihn. Es wird mir immer klarer, daß sich etwas daraus ablesen lassen muß: Allein die Farbfülle, die Wölkchen, die sich an ganz verschiedenen Stellen absetzen und an der Stelle, egal wie man das Glas dreht oder wendet, also rechts, links, oben oder unten. Manchmal setzt sich wie Weinstein Salz am Boden oder am Rand ab, der ganz schwer wieder abzuwaschen geht. Dann wieder bleibt der Urin klar und hell und frisch in der Farbe, ein anderes Mal wird er dunkelbraun und undurchsichtiger. Dann wieder trübt er sich total ein, manchmal bekommt er eine Haut obendrauf. Auch die Temperaturunterschiede sind ganz erstaunlich: von fast kalt bis richtig heiß. Das Dumme ist, daß ich die Sprache meines Urins nicht lesen kann, denn ich bin sicher, daß ich auf diese Weise eine Menge Informationen über mich bekommen könnte. Wissen Sie, wo so etwas nachzulesen ist? Und ob man mit diesem Salz, das sich absetzt, irgend etwas machen kann? Ich bin total neugierig geworden . . .

Weitere Experimente

Wilhelm L. aus Weidling, Österreich:
. . . Ich vermute, daß veraschte Harnsedimente sehr wahrscheinlich eine viel größere Heilwirkung hätten. In Parallele zur Eigenaschendüngung der Pflanze. (Da das Umwandeln von Fremdorganischen zum Eigenorganischen über die Zwischenstufe Mineral dem Schwachen oder Kranken nicht genügend gelingt.)

Nun lese ich, daß ein Dr. Busse, mangels Medikamente im letzten Krieg, Exkremente verascht hat, und so Typhuskranke mit viel Erfolg geheilt hat: Jupiter Verlag, Postfach, CH-3000 Bern 8

Vielleicht besorge ich mir eine Zentrifuge und verasche mein Sediment. Veraschte Kartoffelkäfer, bei Weißglut in einen Goldschmelzofen, haben meinen Garten seit 15 Jahren frei von Kartoffelkäfern gehalten (1 Teelöffel auf 100 qm, mit Sand verdünnt.) Die Asche war irgendwie sehr „edel", porzellanartig . . .

Urin und Reinlichkeitsbegriff

Günter B. aus Leipzig:
. . . Als HNO-anfälliger Mensch habe ich bereits gute Erfolge erzielt! Letztlich sind doch alle Ausdünstungen und Ausscheidungen nichts weiter als organische und anorganische Chemie. Viele Menschen schlucken gedankenlos Tabletten und Tropfen nach dem Motto: „Was nicht gut schmeckt, hilft oft." Bei Urin gilt es, den Ekel abzubauen, denn er schmeckt nicht schlechter als die penetranteste Arznei. Und schließlich wird Harnsäure auch synthetisch hergestellt und teuer verkauft. (Harnsäure ist ein Bestandteil des Urins.) Letztlich bleibt die peinliche Frage: Warum wird oft so betonte Reinlichkeit nach dem Wasserlassen an den Tag gelegt? Das Händewaschen, ist das nicht eine Neurose? Viele Menschen trennen die Handtuchbereiche in unten, Mitte, oben. Sachlich betrachtet, sehe ich in dieser Differenzierung wenig Sinn und viel Ekel . . .

Sören W. aus Frankfurt:
... Bevor ich Ihnen von meinen Erfahrungen mit meinem Urin berichte, muß ich Ihnen recht geben, daß Menschen, die ihren eigenen Urin inner- oder äußerlich anwenden, ein *großes Stück Freiheit* gewinnen und ein *natürlicheres Verhältnis zu ihrem Körper* haben. Freunde, Bekannte oder Kollegen, denen ich davon erzählt habe, daß ich Wunden mit Urin behandele etc., reagierten zwar selten mit den Worten „Das ist ja eklig", dafür aber oft mit Spott und Hohn. Ich denke mir, es ist weniger die Vorstellung, Urin zu verwenden, sondern mehr mein freimütiges Bekenntnis, daß ich so etwas mache ...

Über Weisheiten

Babette A. aus Köln:
... Beim Lesen des Buches ist noch mehr passiert. Zuerst hab' ich mal so durchgeblättert und bin auf die Leserbriefe gestoßen. Viele verschiedene Leute – ähnliche Erfahrungen. Ich mußte weinen, was für mich zu einem Anzeichen geworden ist, daß ich einer Wahrheit begegnet bin. (Ich muß dann weinen, aus Erleichterung und Freude, daß ich endlich „richtig bin", angekommen bin, und vielleicht aus Mitleid oder Trauer, weil's so lange gedauert hat.) Diese Quelle der Weisheit wiederzuentdecken und zu integrieren, ist ein wunderschöner und befreiender (heil-machender) Schritt ...

Ute S., aus Badershausen:
... Anläßlich der Jahrestagung des Vereins Gesundheitskasse e.V. gab ich u. a. meine Erfahrungen als rohköstlicher Eigenharntherapeut weiter. Einschlagender und in Liebe überzeugendster Satz war jener auf Seite 8 vom *Kreislauf der Natur*, in der nichts umsonst ist, alles zurückkehrt, Sinn hat ...

Teufelskreis

Iris M. aus Soltau:
... Ich finde – Sie sind dieses Thema noch etwas isoliert angegangen, wenngleich Sie es in Vergangenheit und Zukunft eingebunden haben. Aber vielleicht haben Sie auch recht mit der Form, denn Sie haben ja schon viele Menschen erreicht. Ich habe Ihr Buch auch als Anfang verstanden und bitte Sie, weiterzumachen.

Sie sprechen in Ihrem Buch von der Erfahrung der persönlichen Freiheit. Ich habe festgestellt, der Weg ist noch weit. Eigentlich kenne ich meinen Körper kaum; z. B. den Geschmack des Urins kenne ich nicht. So werde ich anfangen, die Erfahrungen aus Ihrem Buch für mich zu nutzen, und ich werde Ihnen mitteilen, wie es mir ergangen ist. Zum Schluß möchte ich Sie mit einem Zitat von Andreas Lentz aus einem Kalender „Indianer und ihre Kinder" bewegen, Geduld zu haben:

„Nicht nur ist unsere moderne Industriegesellschaft ein Verbrechen an der Natur des Menschen. Unsere Erziehung vergewaltigt den in jedem Menschen angelegten biologischen Plan, der eine Anbindung an die Natur und an die Weisheit der Erde vorsieht. Ohne diese Anbindung aber sind wir dumm und blind – und voller Angst. Und aus dieser Angst, Dummheit und Blindheit heraus halten wir jenen Industrialismus in Gang, der unsere Lebensgrundlagen zerstört. Diesen Teufelskreis können wir nur durchbrechen, wenn wir gerade in bezug auf die Erziehung Grundlegendes verändern. Der alte, unverdorbene Wissensschatz der Indianer, ihre von der Natur geprägte Lebenserfahrung kann uns hier entscheidende Denkanstöße geben, die wir so notwendig brauchen."

Instinkt

Eine Leserin aus Blankenheim, die nicht genannt sein möchte:
... Lange bevor ich mir Gedanken darüber machte, ob

eine Behandlung mit Urin Sinn hat, *probierte ich es aus einem inneren Trieb heraus* aus. Ihr schönes, aufschlußreiches und tolles Buch über das „verachtenswerte Pipi" bekam ich erst jetzt in die Hand. Alles stimmt! Meine Theorie haben Sie in wunderbarer Weise bestätigt. Herzlichen Dank. Hoffentlich schicken Ihnen die Chemiefritzen nicht die Mafia bzw. betriebseigene Killer auf den Hals . . .

Urin-Inhaltsstoffe

Fritz H. aus Berlin:
. . . In jüngster Zeit fiel mir eine von einer Naturheilpraktikerin empfohlene Broschüre über uralte Methoden der UrinTherapie, deren Interpretation und Anwendung in russischer Sprache in die Hände.

Erst mal wird der Wirkungsmechanismus des menschlichen Urins auf den Organismus des Menschen beschrieben. Unser Urin erweist sich als wundervolle Flüssigkeit mit vielen einzigartigen Eigenschaften. In der Broschüre werden ausführlich uralte Methoden analysiert und eine Reihe heilsamer Mechanismen modern interpretiert. Auf der Grundlage dieser Angaben wird eine völlig andere Auslegung der Anwendung von Urin für die Stabilisierung und Festigung der Gesundheit vorgeschlagen. Es werden konkrete Beispiele aus der Praxis dargestellt. Die vorliegende Arbeit erweitert entscheidend die Vorstellungen des Lesers über alternative Heilmethoden und eröffnet völlig neue Perspektiven. Zur weiteren Illustration ein kurzer Auszug aus dem Kapitel „Interpretation uralter Methoden der Urin-Therapie":

Auf die Frage: Warum Urin die Grundlage aller Medikamente sei? wird geantwortet:

Im Kampf mit jeder Krankheit korrigiert der Organismus seine lebenserhaltenden Systeme mit dem Ziel, die Krankheit zu überwinden und wieder gesund zu werden. Alle diese Korrektive spiegeln sich sofort im Urin wider. Nicht umsonst ist die Urinanalyse einer der wichtigsten Anhaltspunkte zur Beurteilung einer Krankheit oder auch nur des allgemeinen Gesundheitszustandes. In Abhängigkeit von der Spezifik und der Schwere der Krankheit werden in größeren oder kleineren Mengen Hormone, Fermente, Antikörper und selbst solche Stoffe produziert, die im gesunden Organismus fehlen, im kranken jedoch Medikament sind. Besonders viele solcher Stoffe bilden sich bei der Entblockade der Reservemöglichkeiten des Körpers. Alle diese Stoffe bzw. ihre Bestandteile gelangen letztendlich in stark konzentrierter Form in den Urin. Das bedeutet, daß der eigene Urin eine Verdichtung aller Korrektive des Körpers ist, und zwar in einer solchen Dosis, daß sie dem Schweregrad der jeweiligen Erkrankung entspricht. Einige Beispiele zeigen, welche Stoffe welche Wirkung auf diese oder jene Erkrankung haben können.

So ist im Urin Cortison enthalten, das als Medikament bekannt und weit verbreitet ist. Es wird bei vielen Erkrankungen angewandt, einschließlich Asthma und Entzündungen. Es hilft dem Körper, mit dem Streß fertig zu werden. Die Nieren produzieren solche Fermente, die das Vitamin „D" aktivieren. Das heißt, daß Urin bei Rachitis und anderen Erkrankungen, die durch Vitamin-D-Mangel hervorgerufen werden, angewandt werden kann. Im normalen menschlichen Urin ist ein stark gefäßerweiterndes Element enthalten, das nach seinen Fähigkeiten, den Blutstrom in den Koronargefäßen des Herzmuskels zu erhöhen, an Nitroglyzerin erinnert. Diese Eigenschaft nutzt Dr. Magan Lal Salaria (Indien) zur Stabilisierung des Herzens bei Operationen. Er verabreicht den Patienten vor der Operation ihren eigenen Urin . . .

Weg und Stolz

Johanna H., o. O.:
. . . Schon seit einiger Zeit hatte ich mir vorgenommen, Ihr Urinbuch zu lesen, weil alle davon redeten. Ein richtiges Interesse hatte ich noch nicht, denn Urin war für mich immer etwas gewesen, was nach unten abfloß und

höchstens den Arzt interessierte. Eines Tages brachte mein Mann mir das besagte Buch mit, aber es verschwand erst einmal im Bücherschrank. Es fiel mir dann allerdings wieder ins Auge, weil es durch sein Format ja etwas herausragt.

Im letzten Frühjahr plagte mich dann, wie jedes Jahr, der Heuschnupfen, nachdem ich im Winter schon mit asthmatischen Beschwerden gekämpft hatte und meine Nebenhöhlen waren seit meiner Kindheit eine traurige Geschichte für sich. Mit einem Wort – es ging mir ziemlich schlecht, besonders auch deshalb, weil ein Lungenfacharzt mir mit fast drohender Gebärde einimpfen wollte, daß ich nach allen Tests eine echte Asthmatikerin sei und ich mich entsprechend verhalten müßte. Das war mir richtig aufs Gemüt geschlagen, und ich bemühte mich auf verschiedene Weise um mein seelisches Gleichgewicht. Glücklicherweise war mein HNO-Arzt in der Lage, meine Not zu erkennen und bot mir Akupunktur und schonende Medikamente an, dazu noch natürliche Maßnahmen, die ich selber übernehmen konnte. Damals konnte ich mir noch nicht vorstellen, daß ich völlig ohne Medikamente zurechtkommen würde – in so naher Zukunft. An einem Freitag im Mai bekam ich dann noch einmal von einer Minute zur anderen einen Asthmaanfall und konnte die Nacht nur sitzend im Bett verbringen. Das hat eine solche Wut in mir ausgelöst, weil kein Mensch mir wirklich helfen wollte – ich fühlte mich furchtbar im Stich gelassen und wußte, wieder einmal, daß nur ich allein die Lösung des Problems finden konnte. Das war der Punkt, an dem mir seltsamerweise Ihr Buch wieder einfiel. Samstags habe ich es dann in einem Zug gelesen, wie man ein Glas leert, wenn man sehr durstig ist, und am nächsten Tag fing ich an zu „kuren". Ich stand sehr früh auf und sammelte meinen Urin in einem Glas und merkte plötzlich, daß sich da ganz viel in mir abspielte. Das Glas fühlte sich so warm an – bauchwarm – und das sollte ich trinken? Ich ließ das Glas abkühlen und mischte den Urin mit Orangensaft. Nun schien es mir erträglicher – aber was würde passieren.

Würde mein Magen sich umdrehen, würde ich mich vielleicht doch mit diesem „Ausscheidungsprodukt" vergiften? Die aufgezeichneten Erfahrungen rückten weit weg – ich war jetzt dran, ich mußte eigene Erfahrungen machen. Ich schloß die Augen – und trank, Schluck für Schluck – und wunderte mich, wie salzig der Orangensaft schmeckte. Als das Glas ausgetrunken war, hatte ich ein unbestimmtes Schuldgefühl. Was hatte ich getan? Ich kam mir vor wie eine Kannibalin, die sich selbst verzehrte. Mir war klar, darüber würde ich niemals sprechen. Noch an diesem Tag konnte ich meine lebensnotwendigen Nasentropfen und alle anderen Medikamente wegstellen, denn ich war und blieb beschwerdefrei. Am zweiten Tag entschloß ich mich, Nägel mit Köpfen zu machen und ließ den Orangensaft weg. In mir fand etwas statt wie eine Revolution! An den darauffolgenden Tagen erfüllte mich ein unglaubliches Gefühl von Freiheit und Dankbarkeit. Eine neuerworbene Unabhängigkeit stimmte mich heiter und zuversichtlich. Seitdem ist der morgendliche Trunk (bauchwarm) zur täglichen Gewohnheit geworden. Ich fühle mich danach angenehm erfrischt, ähnlich wie nach einer Tasse Kaffee, den ich seitdem nicht mehr trinken mag. Inzwischen habe ich überhaupt nicht mehr das Bedürfnis darüber zu schweigen, und deshalb schreibe ich Ihnen, liebe Frau Thomas, ein herzliches „Danke für Ihr wichtiges Buch" . . .

Annette C. aus Tübingen:
. . . Mit großer Freude lese ich, daß Ihre Erfahrungen sich mit meinen decken. Mir persönlich ist es immer wieder wichtig, daß jeder Mensch sein eigener „Arzt" ist – sein kann. Die Urin-Therapie ist besonders gut geeignet, mit dem eigenen Instink wieder vertraut zu werden, um zu entdecken, *was ist „gut" für mich* und was „schadet" mir. Nicht von der Erziehung, vom „verkopften" Wissenschaftsglauben aus den Körper behandeln, sondern selbst einen neuen Zugang zu sich entdecken – liebevoll (würdevoll) mit Urin und sich umgehen lernen. Bei der Urintherapie gehen wir von übermittelten Informationen

aus. Der Körper bekommt die Rückmeldung durch den Eigenurin, was „stimmt" bzw. was „fehlt" und kann entsprechend „gegensteuern". Die ärztlichen Vertreter verstehen die Urintherapie als „Reiztherapie", die das Immunsystem anregt und die Selbstheilungskräfte aktiviert ...

Dr. Kurt W. aus Markt Bibart:
... Bei Völkern mit niederer Kultur läßt sich die Ansicht nachweisen, der *Harn sei der Sitz der Seele* und der Lebenskraft (vgl. Handwörterbuch des deutschen Aberglaubens). Bei uns zivilisierten Menschen scheint der Bezug zu dieser Kraft fast verlorengegangen zu sein, der Erfolg Ihrer Sendung, Ihres Buches und meine eigenen Erfahrungen, belegen für mich jedoch, daß das schlummernde Potential weckbar ist. Mir als Psychologen und Psychotherapeuten macht diese Erfahrung wieder einmal auf verblüffende Weise klar, daß unsere Seele vor allem auch da ist, wo wir sie überhaupt nicht vermuten, und wo wir meistens erst einmal eine gehörige Portion Abwehr haben. Vieles wäre dazu – auch aus psychologischer Sicht – noch zu sagen, aber das ist im Moment vielleicht gar nicht unbedingt nötig. Übrigens hatte ich jetzt während der Weihnachtsfeiertage erstmals wieder Beschwerden an der Mundschleimhaut. Diesmal hat ein (reales) Betupfen mit Urin sofortige Besserung (nach einem Tag) gebracht ...

Zum Bündeln

Prof. Dr. med. O. Uhlenbruck, Institut für Immunbiologie der Universität zu Köln (leider stark gekürzt)[1]:
... Ihr Buch läßt mir keine Ruhe, denn als Immunbiologe kann man einiges dazu sagen: In den fünfziger Jahren (1950/52) entdeckten Prof. Igor Tamm, ein Virusforscher und sein Schüler Frank L. Horsfall im menschli-

chen Urin ein kohlehydrat- („zucker-") reiches Glykoprotein, welches in der Lage war, Grippeviren an sich zu binden ... Es hat sich gezeigt, daß Blasentumoren sehr viel von diesen TF Antigenen auf ihrer Zelloberfläche haben. Immunisiert man jetzt Menschen mit einem solchen Tumor mit TF-haltigen Glykoproteinen (man könnte das auch mit grippevirusbehandeltem Harnmuzin tun!), so wird die Immunabwehr gegenüber diesen Tumoren gestärkt.

Urin-Therapie-Forschungsprojekt

Hier also der erste wissenschaftliche Silberstreifen am Horizont. Lesen Sie selbst (leider stark gekürzt):

Dr. Uwe Hobohm, Universität Bremen:
Zunächst möchte ich mich kurz vorstellen. Ich bin Zellbiologe und Bioinformatiker und arbeite derzeit an meiner Habilitation. Ich habe Ihr Buch und das von Coen van der Kroon über Urin-Therapie gelesen. Trotz einer anfänglichen Skepsis – es gibt einfach zu viele Sensationsberichte über alternative Heilmethoden, die sich bei näherem Hinsehen als heiße Luft entpuppen – habe ich einmal einige Arbeit investiert, um in der wissenschaftlichen Literatur nachzulesen, wieweit die Berichte über erfolgreiche Urintherapie mit wissenschaftlichen Erkenntnissen, insbesondere im Rahmen der Forschung in der Immunbiologie, zusammenpassen. Je mehr ich las, desto mehr schwand meine Skepsis, und mittlerweile denke ich, daß Urintherapie, um es kurz auszudrücken, immunologisch einen gewissen Sinn macht. Ich habe begonnen, eine Zusammenfassung in populärwissenschaftlicher Form zu schreiben, einen Teil des Artikels lege ich Ihnen in einer vorläufigen Fassung zu Ihrer Information bei.

Ich wäre daran interessiert, die Urintherapie einmal genauer unter die Lupe zu nehmen in einer Form, die auch wissenschaftlichen Anforderungen genügt. Dazu

---

[1] Interessierte können Details beim Verlag nachfragen.

gibt es eine Reihe von Möglichkeiten – Laborexperimente, klinische Doppelblindstudien usw. Als erster Schritt wäre aber eine statistische Auswertung sinnvoll. Dazu ist es notwendig, daß die Daten in kohärenter Form und vollständig vorliegen. Ich habe deshalb einmal einen Fragebogen ausgearbeitet, den ich Ihnen gleichfalls beilege.

Urintherapie im Lichte wissenschaftlicher Erkenntnis

Persönliche Erfahrungen und Briefe zur Urintherapie sind zahlreich und zum Teil beeindruckend. Wie stimmen diese Erlebnisse mit dem gegenwärtigen Stand wissenschaftlicher Erkenntnisse überein?

Zunächst, es gibt keinerlei wissenschaftliche Literatur, biologisch oder medizinisch, die sich mit der Erforschung der Urintherapie als solcher befaßte. In der biologisch-medizinischen Datenbank „Medline" sucht man nach der Stichwortkombination „urine therapy" vergeblich. Das bedeutet entweder, das Phänomen Urintherapie ist noch nicht als interessanter Fragenkomplex entdeckt worden – sehr unwahrscheinlich in der derzeitigen Phase intensivster Forschung zu allem und jedem – oder das Phänomen Urintherapie wird nicht als seriös angesehen in der wissenschaftlichen Sphäre.

Versuchen wir einmal, Ignoranz, Vorurteil und Demagogie beiseite zu lassen und uns auf die Fakten zu konzentrieren. Gibt es wissenschaftliche Fakten, die in Übereinstimmung mit den vielen Beobachtungen der Anwender von Urintherapie stehen oder diese Beobachtungen vielleicht sogar unterstützen? Fakten, die möglicherweise nur noch nicht mit Urintherapie in Zusammenhang gebracht worden sind? Die Antwort ist: ja, es gibt Fakten, und zwar insbesondere aus der Immunbiologie.

Orale Immunisierung

Jeder hat in seiner Kindheit eine Schutzimpfung gegen Kinderlähmung bekommen. Das passiert gewöhnlicherweise in Form eines Stücks Zucker, das mit einer nicht pathogenen Variante des Kinderlähmungsvirus präpariert ist – einem sogenannten attenuierten Virus. Dieser harmlose Virus führt zur Produktion von Antikörpern und Gedächtnis-T-Zellen – eine Untergruppe der weißen Butkörperchen, die jahrelang im Blut und in der Lymphe zirkulieren können. Antikörper und T-Zellen wirken dabei auch gegen die pathogene Form des Virus – eine Immunisierung hat stattgefunden. Diese Immunisierung wurde offensichtlich über den Magen abgewickelt. An diesem Vorgang ist wichtig, daß Fremdproteine, die oral eingenommen werden, ins Blut- und Lymphsystem gelangen und dort eine Immunantwort auslösen können.

Wie könnte Urin bei Infektionen helfen?

Urin enthält, wie gesagt, Antigene. Ein geringer Teil der Antigene, die über den Magen aufgenommen werden, werden nicht oder wenig abgebaut, sondern gelangen ins Blut und können dort vom Immunsystem erkannt werden.

Wahrscheinlich führt man durch Urintherapie dem Körper einige Antigene zurück, nur in einer anderen Form, über einen anderen Weg (oral) und in einer anderen Konzentration als bei der ursprünglichen Infektion. Es scheint möglich, daß durch einen solchen zweiten „Kick" eine Stimulierung der Immunantwort stattfindet. Allerdings muß man an dieser Stelle auf einen scheinbaren Widerspruch zur gängigen Lehrmeinung bezüglich oraler Immunisierung aufmerksam machen. Möglicherweise ist der Widerspruch aber auch nur scheinbar, denn man versucht durch Urintherapie ja keine Vakzinierung zu bewirken, also eine dauerhafte Immunisierung gegen einen Erreger, der einem gesunden Körper zugeführt wird, sondern es geht darum, bei einer bestehenden Infektion, bei der das Immunsystem ja bereits auf Hochtouren läuft, eine zusätzliche Stimulation zu bewirken. Dabei können auch Antigene oder Antigenfragmente hilfreich wirken.

Krebs

Was haben Krebszellen und Krankheitserreger gemeinsam? Beide werden vom Immunsystem attakiert: Krebszellen werden normalerweise vom Immunsystem ebenso erkannt und vernichtet wie Krankheitserreger. Das wird allein durch die Beobachtung nahegelegt, daß AIDS-Patienten, bei denen das Immunsystem beschädigt ist, und immunsupprimierte Patienten – z. B. nach einer Organtransplantation – deutlich mehr Krebs bekommen als gesunde Menschen. Fehlen wichtige Bestandteile des Immunsystems, dann können sich Tumoren leichter entwickeln: bei Mäusen kann man durch UV-Licht Hautkrebs induzieren, der aber später normalerweise vom Immunsystem vernichtet wird. Wenn man dasselbe bei Mäusen tut, denen die sogenannten CD8+-T-Zellen fehlen, wachsen die Tumoren ungehindert. Umgekehrt kann man das Immunsystem durch geeignete Maßnahmen stimulieren: so konnte man beispielsweise durch einen Antikörper, der die Erkennung von Krebszellen durch Killerzellen verbesserte, bei 8 von 10 Krebspatienten Heilung finden, während es in einer Kontrollgruppe von weiteren 10 Patienten nur bei einem Patienten eine Verbesserung gab. Krebszellen haben auf ihrer Zelloberfläche Eiweiße sitzen, beispielsweise die sogenannten Streßproteine, die auf gesunden Zellen nicht nachzuweisen sind und die die Krebszelle möglicherweise dem Immunsystem als entartete Zelle kenntlich machen. Krebszellen werden dann wie virusinfizierte Zellen von Killerzellen vernichtet. Nichtsdestotrotz kann es offenbar passieren, daß in einigen wenigen Fällen eine entartete Zelle der Immunbeobachtung entgeht, aus Gründen, die wir noch nicht kennen, und diese Zelle wächst, teilt sich und bildet Metastasen oder einen soliden Tumor. Auch bei Krebs findet man charakteristische Proteine oder ihre Abbauprodukte im Urin. Krebszellen produzieren viele Proteine in höheren Mengen als gesunde Zellen. Einige dieser Proteine können im Blut und auch im Urin als sogenannte Tumormarker nachgewiesen werden. Ähnlich wie bei einer Infektion könnte man also spekulieren, daß Urin eine Stimulierung auch gegen Krebszellen bewirkt, um eine Immunreaktion zu bewirken, die aus unbekannten Gründen vielleicht zunächst zu schwach war. So konnte man in Laborexperimenten mit Urin Krebszellen dazu stimulieren, einige für das Immunsystem wichtige Erkennungsproteine (MHC-II und ICAM-1) in größeren Mengen zu produzieren. Die Substanz im Urin, die diese Stimulierung hervorrief, war wahrscheinlich das sogenannte Interferon-gamma, ebenfalls ein wichtiges Immunprotein.

Zusammenfassung

Es gibt keine wissenschaftlichen Beweise für die Wirkung von Urintherapie – niemand hat bislang beispielsweise klinische Studien durchgeführt. Aufgrund immunologischer Fakten kann man sich jedoch ein Modell für eine mögliche Wirksamkeit der Urintherapie denken. Es basiert auf folgender Evidenzlinie:

1. Im Urin finden sich Antikörper und Antigene.

2. Diese gelangen bei oraler Uringabe zum Teil unverdaut über die Schleimhaut in den Blutkreislauf (wahrscheinlich gilt das gleiche bei rektaler oder nasaler Zuführung).

3. Oral eingenommene Antigene können eine Reaktion des Immunsystems bewirken.

4. Die Reaktion des Immunsystems hängt davon ab, auf welchem Weg und in welcher Dosis das Antigen in den Körper gelangt. Dabei können geringere Dosen auch stärkere Reaktionen hervorrufen.

Es ist somit vorstellbar, daß Urintherapie im Falle mancher Infektionen oder auch bei manchen Krebsfällen eine Stimulation des Immunsystems bewirkt, die eine effektivere Bekämpfung des Krankheitserregers bzw. der Krebszellen ermöglicht.

Urintherapie-Fragebogen

Dieser Fragebogen soll die Statistik über Urintherapie verbessern. Obwohl bereits viele Erfahrungsberichte vorliegen, werden zur statistischen Absicherung eine möglichst große Menge kohärenter und vollständiger Datensätze benötigt, die wissenschaftlichen Ansprüchen genügen. Viele Anwender haben bereits über ihre Erfahrungen berichtet, und wir hoffen, daß das so bleibt. Bitte füllen Sie diesen Fragebogen aus und senden ihn an:

Dr. Uwe Hobohm
Universität Bremen, FB-II Biologie
Möwenstraße 18
27726 Worpswede

Sie können den Fragebogen anonym, also ohne Namen und Adresse einsenden. Wir würden es begrüßen, wenn Sie zumindest die Wohngegend angeben, beispielsweise eine größere Stadt in der Nähe, um mögliche regionale Unterschiede zu erkennen. Sie können aber auch für mögliche Rückfragen oder ein mögliches späteres Interview Ihre persönlichen Daten angeben. Im letzteren Fall garantieren wir absolute Anonymität. Ihre Daten werden nicht an Dritte weitergegeben, sondern ausschließlich zur wissenschaftlichen Erforschung der Urintherapie verwendet.

Dieser Fragebogen ist in drei Abschnitte gegliedert:
1. Urintherapie zur Heilung einer Krankheit oder Unpäßlichkeit
2. Urintherapie als generelle, vorbeugende Maßnahme
3. Allgemeine Angaben

Bitte lesen Sie den Fragebogen nach Möglichkeit einmal durch, bevor Sie an die Eintragungen gehen. Unsere Erfahrung hat gezeigt, daß die Fragebögen dann genauer ausgefüllt werden, und es wird vermieden, daß Sie in Abschnitten, in denen Sie mit freiem Text antworten können, Angaben machen, die später noch einmal in einer konkreten Frage behandelt werden.

Wenn Sie zusätzlich eine Kopie an die Autorin schicken, ist im Fall von Unwägbarkeiten eine doppelte Sicherheit eingebaut (Anm. der Aut.): Carmen Thomas, c/o vgs verlagsgesellschaft, Breite Str. 118–120, 50667 Köln.

1. Urintherapie zur Heilung einer Krankheit oder Unpäßlichkeit

(Bitte überspringen Sie diesen Abschnitt, falls Sie Urintherapie ausschließlich generell oder aus Gründen der Vorbeugung benutzen, nicht aber zur Heilung)

Urintherapie zum Zwecke der Heilung
Welche Krankheit möchten Sie heilen oder haben Sie geheilt durch Urintherapie?

_____

Heilerfolg
Urintherapie führte zur vollständigen
Heilung/Genesung ❐
Urintherapie führte bislang zur teilweisen
Heilung/Genesung ❐
Urintherapie war bislang ohne Heilerfolg ❐

Heilungsdauer
(Bitte überspringen Sie diese Frage, wenn es keinen oder nur teilweisen Heilerfolg gab)
Der Heilerfolg stellte sich ein nach etwa

_____ (Tagen, Monaten, Jahren)

Teilweiser Heilerfolg
(Bitte beantworten Sie diese Frage nur bei teilweisem Heilerfolg)
Wenn wir vollständigen Heilerfolg als 100 Prozent definieren und Mißerfolg als 0 Prozent, zu wieviel Prozent, schätzen Sie, war Urintherapie bislang erfolgreich?
Die Heilung/Genesung war bislang zu etwa _____ Prozent erfolgreich.

Heilungsprozeß
(Bitte überspringen Sie diese Frage, falls Urintherapie bislang erfolglos war)

Die Heilung verlief ziemlich gradlinig bis zum
gegenwärtigen Punkt ❒

Nach einer anfänglichen Verbesserung gab es eine
Phase des Heilungsstillstands ❒

Nach einer anfänglichen Phase des Heilungsstillstands
gab es eine Verbesserungsphase ❒

Trotz insgesamt einer Verbesserung gab es auch
Phasen des Heilungsrückschritts ❒

Dokumentation der Heilung

(Bitte überspringen Sie diese Frage, falls Urintherapie
bislang erfolglos war)

Der Heilungsprozeß wurde von mir selbst
schriftlich fixiert   Ja ❒   Nein ❒

Der Heilungsprozeß wurde von einem
Arzt beobachtet   Ja ❒   Nein ❒

Vorherige schulmedizinische Behandlung

Gab es, bevor Sie Urintherapie zur Heilung anwendeten,
eine schulmedizinische Behandlung   Ja ❒   Nein ❒

Art der schulmedizinischen Behandlung

(Bitte überspringen Sie diese Frage, wenn es vorher keine
schulmedizinische Behandlung gab)

Bitte beschreiben Sie mit einigen wenigen Stichworten,
welcher Art die schulmedizinische Behandlung war:

_____

_____

_____

_____

_____

_____

Erfolg der vorherigen schulmedizinischen Behandlung

(Bitte überspringen Sie diese Frage, wenn es vorher keine
schulmedizinische Behandlung gab)

Schulmedizinische Behandlung führte zur
vollständigen Heilung/Genesung ❒

Schulmedizinische Behandlung führte zur teilweisen
Heilung/Genesung ❒

Schulmedizinische Behandlung war ohne Heilerfolg ❒

Dauer der vorherigen schulmedizinischen Behandlung

(Bitte überspringen Sie diese Frage, wenn es vorher keine
schulmedizinische Behandlung gab)

Die vorherige schulmedizinische Behandlung dauerte
etwa _____ (Tage, Monate, Jahre)

2. Urintherapie als generelle, vorbeugende Maßnahme

(Bitte überspringen Sie diesen Abschnitt, falls Sie Urin-
therapie ausschließlich zur Heilung einer Krankheit oder
Unpäßlichkeit verwenden)

Urintherapie als vorbeugende oder generelle Behandlung

Bitte geben Sie in ein paar Worten an, für welchen
Aspekt des Lebens Sie glauben, daß Urintherapie
nützlich sein könnte (Zum Beispiel: „Ich trinke Urin,
weil ich glaube, er verhindert oder mildert Infektionen
und verhilft allgemein zu besserer Gesundheit"):

_____

_____

Wurde dieser Zweck erreicht?

Bitte beschreiben Sie mit einigen Worten, ob der Zweck
Ihrer generellen Urinanwendung erreicht wurde (Zum
Beispiel: „Meine Gesichtshaut ist seit dem Beginn der

Anwendung von Urin pickelfrei, mein Ziel wurde vollständig erreicht")

_____

_____

_____

3. Allgemeine Angaben:

Geschlecht und Alter
Ich bin   Mann ❐ Frau ❐ Alter _____

Methode der Anwendung
(Bitte nur ein Kreuz)
Ich benutze Urin extern (z. B. auf der Haut)   ❐
Ich trinke Urin   ❐
Ich mache rektale Einläufe   ❐
Ich mache Nasenspülungen   ❐
Ich mache Injektionen   ❐

Dauer der Anwendung
(Wie lange haben Sie die Urintherapie angewendet?)
Ich habe Urintherapie etwa _____ angewendet.

Wiederholung
(Bitte machen Sie Ihre Eintragungen entweder unter „regelmäßig" oder „unregelmäßig")
Ich benutze Urintherapie in regelmäßigen Intervallen ❐
(Bitte schreiben Sie, wie oft etwa Sie anwenden)
Etwa alle _____ (Stunden, Tage, Wochen)
Ich wende Urin in unregelmäßigen Abständen an   ❐
Bitte schreiben Sie die Abstände in wenigen Worten (Beispiel „Ich streiche Urin einige Male pro Monat auf meine Gesichtshaut"):

_____

_____

_____

Zeitpunkt des Urin-Auffangens
Ich fange meinen Morgenurin gleich nach dem Schlafen auf   ❐
Ich fange manchmal Morgenurin auf, manchmal zu anderen
Tageszeiten   ❐
Ich fange meinen Urin zu einer anderen Tageszeit auf ❐
Falls Sie nicht den Morgenurin nehmen, bitte beschreiben Sie, wann Sie ihn auffangen:

_____

Reife des Urins
(Bitte kreuzen Sie entweder frisch oder älter an)
Ich benutze frischen Urin   ❐
Ich benutze älteren Urin, der etwa _____ alt ist.

Aufbewahrungsbehälter
(Benutzen Sie gewöhnlich frischen Urin, dann überspringen Sie bitte diesen Abschnitt)
Ich benutze Plastikbehälter   ❐
Ich benutze Glasbehälter   ❐
Ich benutze Einmalgefäße   ❐
Ich verwende den Behälter mehrmals und wasche zwischendurch aus   ❐

Aufbewahrungstemperatur
(Benutzen Sie gewöhnlich frischen Urin, dann überspringen Sie bitte diesen Abschnitt)
Ich bewahre Urin bei Raumtemperatur auf   ❐
Ich bewahre Urin im Kühlschrank bei etwa 4 Grad auf ❐
Ich bewahre Urin in der Tiefkühltruhe bei etwa minus 18 Grad auf   ❐

Menge
Ich benutze homöopathische Konzentrationen, deshalb sind die Mengen sehr gering   ❐
Ich benutze ein paar Milliliter pro Anwendung (in der Größenordnung eines Fingerhuts)   ❐

Ich benutze etwa eine Tasse Urin pro Anwendung ❐
Ich benutze eine andere Menge, nämlich (bitte beschreiben Sie mit wenigen Worten, wieviel Urin Sie pro Anwendung verwenden): _____

Urin und Ernährung
(Bitte entweder Ja oder Nein ankreuzen)
Ich benutze Urin nur während des Fastens Ja ❐ Nein ❐
Ich bin Vegetarier   Ja ❐ Nein ❐

Urinverdünnung
Ich verdünne meinen Urin nicht   ❐
Ich verdünne meinen Urin mit etwa _____
(Zum Beispiel: „Ich verdünne meinen Urin mit etwa der doppelten Menge Saft")

Geschmacksgewöhnung
(Bitte überspringen Sie diesen Abschnitt, falls Sie Urin nicht trinken)
Ich trinke Urin und habe mich an den Geschmack gewöhnt
    von Anfang an   ❐
    nach ein paar Tagen   ❐
    nach einigen Wochen   ❐
    nach Monaten   ❐
Ich versuche nunmehr seit _____ Tagen, mich an den Geschmack zu gewöhnen, aber es ist mir noch nicht gelungen. Es kostet mich jedesmal Überwindung, ihn zu trinken.   ❐

Meine ursprüngliche Einstellung zu Urintherapie
Ich habe mit Urintherapie angefangen, obwohl ich sehr skeptisch war   ❐
Zu Anfang war ich weder skeptisch noch enthusiastisch, sondern einfach offen   ❐
Ich habe von vornherein an Urintherapie geglaubt ❐

Vorübergehende körperliche oder seelische Phänomene
Gab es während der Anwendung der Urintherapie vorübergehende körperliche oder seelische Veränderungen, die Sie nicht unbedingt erwartet hätten? Wenn ja, beschreiben Sie Ihre Beobachtungen mit ein paar Worten (Zum Beispiel: „Ich beobachtete mehrmals ein etwa 2 Tage andauerndes Jucken zwischen den Zehen"):

_____

_____

_____

Urintherapie in Zusammenhang mit anderen Lebensaspekten
Hatten Sie das Gefühl, die erfolgreiche Anwendung von Urintherapie hing deutlich zusammen mit weiteren Lebensaspekten, z. B. einer gesunden Ernährung, Sport, weniger Streß, Sonnenlicht usw.   Ja ❐ Nein ❐
Falls ja, bitte beschreiben Sie die zugehörigen Aspekte kurz (Zum Beispiel: „Die erfolgreiche Anwendung hing klar mit einer fleischarmen Ernährung zusammen"):

_____

_____

_____

Informationsquellen
Wo haben Sie ursprünglich von Urintherapie erfahren?
Durch die Familie   ❐
Durch einen Freund/Freundin oder Bekannten   ❐
Durch ein Buch   ❐
Über Fernsehen/Radio   ❐
Durch einen Zeitungsartikel   ❐
Auf einer Reise   ❐
Durch eine andere Informationsquelle   ❐

Kommentar

Bitte fühlen Sie sich frei, einige persönliche Worte abzugeben. Das kann jeden Aspekt der Urintherapie betreffen, den Sie bislang erlebt haben, und von dem Sie glauben, er könnte interessant für die wissenschaftliche Auswertung Ihres Fragebogens sein.

_____

_____

_____

_____

Persönliche Angaben

Bitte denken Sie daran, daß uns anonyme Daten ebenso willkommen sind wie persönliche. Wir wären Ihnen dankbar, wenn Sie die Region angeben würden, in der Sie leben, um mögliche regionale Unterschiede analysieren zu können. Falls Sie nicht in einer größeren Stadt leben, bitte geben Sie eine größere Stadt in Ihrer Nähe an:

Land _____

Stadt _____

Bitte geben Sie Ihre volle Adresse an, wenn Sie bereit sind, weitere gezielte Nachfragen zu beantworten. Diese Angaben unterliegen selbstverständlich dem Datenschutz, d. h. sie dürfen ohne Ihre Einwilligung nicht an Dritte weitergegeben werden oder zu anderen Zwecken als der wissenschaftlichen Erforschung der Urintherapie verwendet werden.

Name _____

Straße _____

PLZ-Stadt _____

Telefon _____

Register

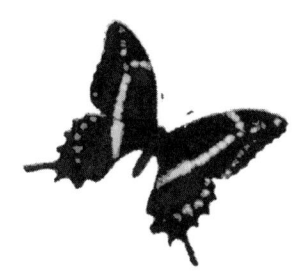

Carmen Thomas

Ein ganz besonderer Saft – Urin

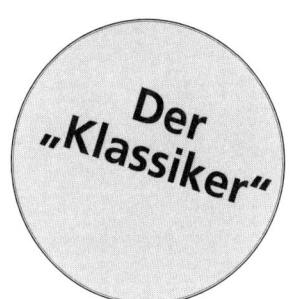

Der „Klassiker"

Als Folge einer Radio-Live-Sendung von und mit
Carmen Thomas zu dem ungewöhnlichen Thema *Urin*
entstand aus unzähligen Hörer-Reaktionen, einer Flut
von Erzählungen und Zuschriften dieses Buch.

Da geht es zum Beispiel um:
- Halsschmerzen, die nach ein paar Stunden weggegurgelt sind
- hartnäckige Warzen, die für immer verschwinden
- Arthrose, die durch Einreibungen mit Urin gelindert wird
- Wunden, die blitzschnell heilen
und vieles mehr.

Von der Autorin geschickt mit medizinischen, historischen
und kulturgeschichtlichen Hintergründen verwoben,
ist das Ergebnis ein ungewöhnliches Lesevergnügen und
ein Ratgeber zugleich.

vgs verlagsgesellschaft Köln

Carmen Thomas

Blick über den Zaun

Erfolge und Erfahrungen mit Urin

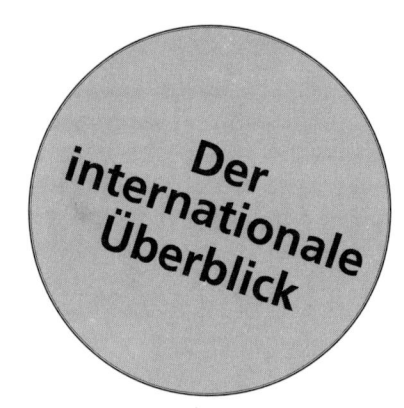

Merkwürdigerweise ist das Thema Urin-Therapie
in den letzten Jahren in allen Kontinenten wieder
aktuell geworden. Carmen Thomas gibt in diesem
Buch einen spannenden weltweiten Überblick,
der den Leser in zahlreiche europäische Nachbar-
länder sowie nach Amerika, Afrika, Australien und
Asien schauen läßt.

vgs verlagsgesellschaft Köln

Coen van der Kroon

Die goldene Fontäne
Geschichte und
Anwendung der Urin-Therapie

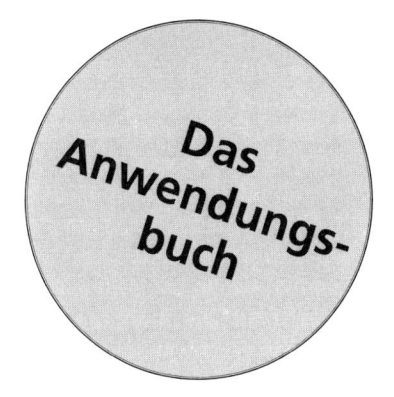

Das Anwendungs- buch

Mit einem Vorwort
von Carmen Thomas

Coen van der Kroon gibt detaillierte Anleitungen
zur Durchführung der Urin-Therapie je nach
Beschwerden, Krankheiten, Ernährungsweise oder
Kombination mit Nikotin, Alkohol, Medikamenten.
Der Leser wird behutsam an – inneren oder äußeren –
Umgang und Nutzung des Eigenharns herangeführt,
um eine mögliche Schwellenangst zu überwinden.
Die Rezepte beruhen sowohl auf wissenschaftlichen
Forschungsergebnissen als auch auf eigenen und über-
lieferten Erfahrungen und weltweiten Recherchen
historischer wie moderner Quellen östlicher und
westlicher Kulturen.

vgs verlagsgesellschaft   Köln

Carmen Thomas

Berührungsängste? Vom Umgang mit der Leiche

Warum ist es heute so vielen Menschen gleichgültig, was mit ihnen oder geliebten Menschen in den zwei bis fünf Tagen, die die meisten nach ihrem Tod noch unter den Lebenden verbringen, geschieht?

Carmen Thomas sprach mit Menschen über ihre Berührungsängste und mit solchen, die sie überwanden und sich um Leichen gekümmert haben – privat oder professionell. Die Schilderungen zeigen: ein würdiger Umgang mit den Toten beeindruckt die Lebenden zutiefst, kann sie trösten und vielleicht auch den Gestorbenen den Übergang vom Leben zum Tod erleichtern.

vgs verlagsgesellschaft Köln